病いの共同体

ハンセン病療養所における患者文化の生成と変容

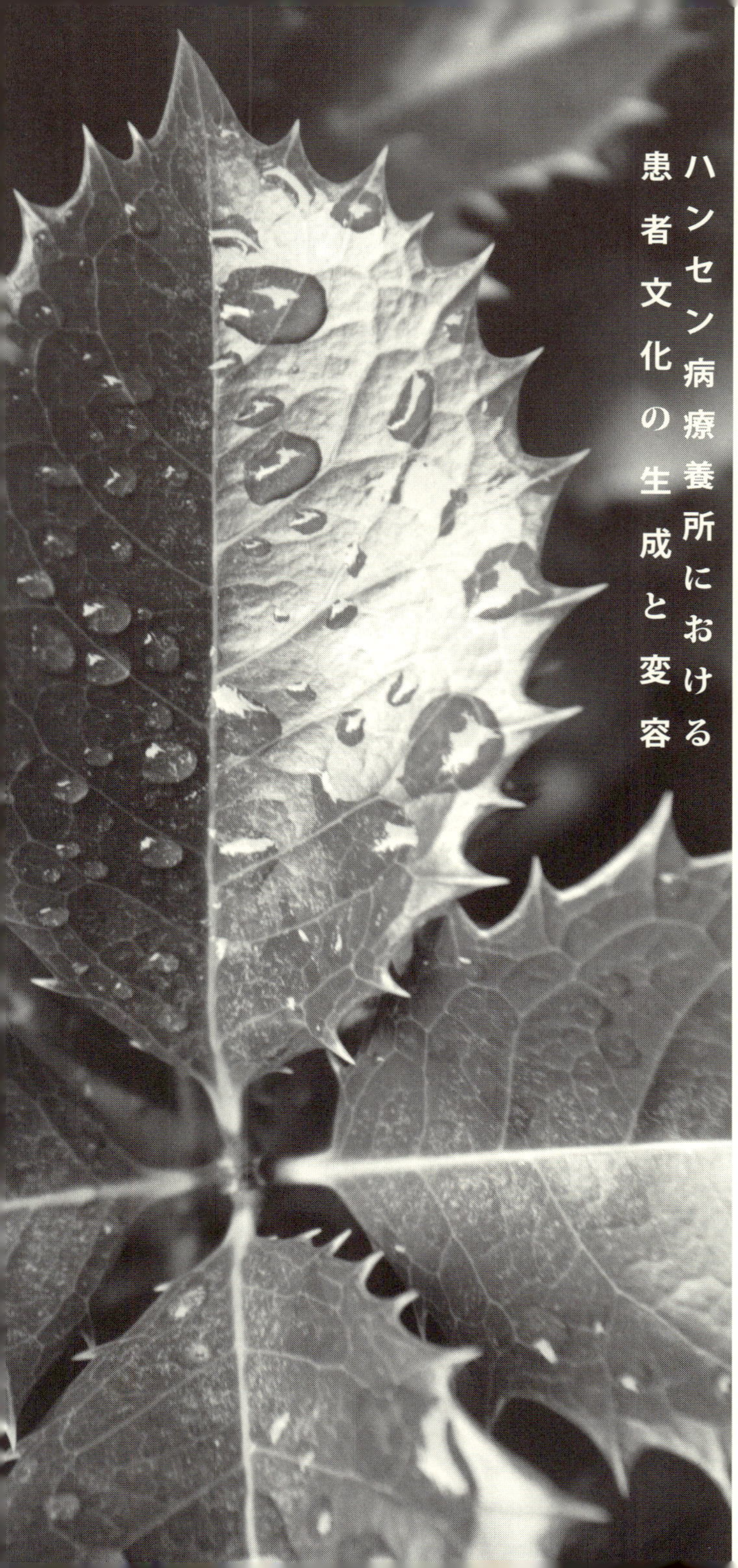

青山陽子
Aoyama Yoko

新曜社

病いの共同体◎目次

カバー写真　黒崎　彰

序章
記憶と語りから捉える患者文化

1　療養所のなかの葬儀に参列する

ハンセン病国立療養所・多磨全生園《たまぜんしょうえん》で暮らす人々に話を聞き始めてから10年以上になる。そのなかで印象に残っているひとつの風景がある。まずその風景を紹介するためにひとりの女性の葬儀の話から始めることにしたい。その葬儀には調査関係者という理由によるただの参列者としてではなく、故人にとって親しい友人という立場で参列した。そのことでいつもの風景が、私に特別に強い印象を残したのかもしれない。

彼女は私の調査協力者の一人であり、出会ったのは12年前のことである。その当時は軽症夫婦舎で年の離れた夫とふたりなかむつまじく暮らしていた。もともと丈夫な体ではないうえに、ハンセン病という病いにかかってから体調が万全だったことはめったにないと語っていた。それから程なくして心臓病を悪くして、専門病院で手術を繰り返すなどの闘病生活が続いた。居住まいのきちんとした人で、時折私が見舞いに行くと清潔感のある明るい柄のパジャマを着用し、その唇には紅がさされていたのを思い出す。口数は少なかったが、たおやかで凛とした女性だった。

彼女の葬儀は秋の長雨が降り注ぐなかで行われた。２００１年のハンセン病訴訟が終結してから、すでに7年がすぎていた。その頃になると裁判の影響から親族との関係が回復したという人もいたが、彼女の場合は取り立てて大きな変化はみられなかった。それでも葬儀には郷里から兄嫁（義姉）の代理として甥御さんが参列していた。初老の風貌の甥御さんは、生存している彼女のきょうだいが参列しないことを、「身内の恥というか、叔母の親族は、情に薄いというか」と申し訳なさそうに弁解していた。このようなやりとりは何度も繰り返されてきたのだろうか。患者社会で彼女に親しい友人たちは甥御さんを責めることもなく、よくきてくれたと丁重に迎え入れていた。

内輪でのあいさつなどを交わしていると、まもなく葬儀の時間となった。療養所のなかの葬儀は、施設サイドが執り行う部分と患者サイドが執り行う部分とに分けられる。管理運営サイドが行う範囲は祭壇や供花の提供、司会といった役回りである。たとえば私たちが祭儀場で葬儀を頼むときに、式場が提供してくれるサービス内容を管理運営サイドの役回りと考えればよいだろう。一方患者側では故人の友人・知人や配偶者が通夜で弔問客をもてなしたり、喪主に立ってあいさつをしたりする。また故人が所属する宗教に応じて、牧師や神父、僧侶などを呼び、ミサや読経を手配するのも患者サイドの役回りである。この区分は明示的な文書で示されているわけではなく、隔離収容の長い年月の間で徐々に施設と患者の分担範囲は変わってきているようだ。患者サイドで葬儀を仕切っていたのは彼女の友人・Fさんだったが、「もう、こんなふうにりっぱなお葬式ができるのもかぎられてくるね」とぽつりとつぶやいた。近年患者の高齢化によって、葬儀における患者担当の部分が徐々に簡略化されていた。

そして葬儀は粛々と進んでいった。やがて式も終わり、その後は療養所から最寄りの火葬場へと向かう手はずになっていた。バタバタと移動のために準備をしていると、出棺を知らせるアナウンスが園内に流された。するとどこからともなく見送りの人が集まり始めた。普段着の人、介護員に付き添われた車いすの人、病棟からなのかパジャマ姿の人。集まってきた人たちは、何らかの事情で式に参列できなかった故人の知人なのだろうか。またそのなかには介護員、看護師、事務職員など、療養所施設職員の姿も見受けられた。彼らは思い思いに故人に別れを告げにきている様子だった。五、六〇人ほどの人の群れは、正門に向かって二筋の列をなし、霊柩車はそのなかをゆるやかな速度で抜けていった。この見送りは長い年月にわたって培われてきた看取りの一風景なのだろう。私にはこの風景がまるで療養所全体で一人の患者の死を悼んでいるように映った。故人を偲ぶもの悲しい気持ちとともに、じんわりと温かい気持ちがわき上がってきたのを覚えている。

ハンセン病患者は荼毘《だび》に付され、煙となってはじめて隔離からの自由が手に入るといわれてきた。確かに彼らの人生はこの病いによって翻弄されたものだっただろう。しかし患者たちは療養生活を通じて他人同士であった者たちとの間に共同性を見いだし、ともに助け合って生きてきた。彼らと接する時間が長くなればなるほど、彼らの人生や生活を、孤独や不幸といった言葉では片付けられないと思うようになった。調査も中盤となり、どのような視点で研究をまとめていけばよいのかと考える段階になったとき、圧倒的な国家権力のもとで押しつけられた生という側面ではなく、病いに侵されながらも生き抜き、共に生活することで再獲得した生を描くことはできないだろうかと思うようになった。

療養所とは国家の管理や支配文化によるコントロールが結実した場所でありながら、隔離されたその内部は彼らにとって生活の場でもあり、それゆえに独自の患者文化が根付いていた。そしてこのような彼らの文化は、私が調査を始めたときにもまだ存在していた。しかし本来療養所とは国の政策によって彼らを隔離収容することを目的につくられた施設である。公的記録の多くは彼らの活動を合理的な施設運営や療養所内の秩序ある患者管理という視点から記述していた。それゆえに患者たちの文化を知るためには、人々の語りに耳を傾ける必要があった(2)。この地でどのように生活していたのかという語りは、他者を仲間として意識した集合的な経験の記憶を源泉にして語られる語りである。そしてこのような患者たちの語りはすでに過ぎ去った文化ではなく、今も患者たちの記憶のなかで生き続けている文化である。本書の目的は、療養所という場で営まれた患者たちの生活活動が、集団としての連帯を生み出し、文化を形成していったプロセスを描き出すことであり、そしてこのような活動が自集団の形成に終わるのではなく、管理運営組織さらには一般社会へも文化を浸透させたことを示すことにある。

2　患者文化を読み解く——集合的記憶論を手がかりに（集合的記憶・個人的記憶・社会的記憶）

文化とはなにか。今日文化に対して様々な定義がなされているが、本書では文化を人間の集団生活・相互行為の基礎となる共通の意味体系（網の目）という視角から捉えることにしたい（Geertz 1973＝1987）（Becker 1963＝1993）。たとえばある社会的立場、社会状況を共にする者たちが活動を通して共通の問題状況に対処するところに、共通の解釈、似通った身振りや語り方などの共通の意味体系が生まれる。そして共通の意味体系は固定的で一元的に人々を規定しているというよりは、人々はそれらを用いて相互行為場面に即した解釈活動を行い、生活を組織化している。そのような集団に共通した意味体系が、その社会の成員相互の意思疎通によって彼らにとって典型的なものとなり、行為及び行為の結果のなかに表現されるようになることが文化の表象である。

本書では集団内部の構成員の視点からモノやコトに対する文化的意味を記述・分析するために、フランスの社会学者M・アルヴァックスが定義した集合的記憶という概念を用いることにしたい。アルヴァックスはイメージや観念からなる集合的な概念を記憶の枠と位置づけ、これらの枠を通じて人々が環境を意味づけていると論じている。本書ではこの記憶の枠を、人々がモノ・コトを理解するために用いる記号的なルールの体系（文化コード）と捉え直して用いている。

はじめに本書の構成を示しておきたい。まず第一部「生活の語りからみる患者文化の諸相」では、患者集団の集合的な生活活動がもたらした創発性、および文化形成について論じている。そもそも日本のハンセン病療養所は実質的な生活保障のため、患者たちによって様々な社会関係や生活組織が生じていた。これらの形態は最初から組み込まれて療養所管理が計画されたというよりは、患者たちが療養生活のなかで必要を感じながら少しずつ取り入れ、持続的な形態へと発展させたといっても過言ではない。本来管理が合理化された全制的施設（29ページ参照）において、被収容者たちの組織的な活動は不可能だとされてきたが、最初にそれが可能になった背景やハンセン病療養所における管理システムについて示す。そのうえで今も療養所で暮らす人々が、これまでの隔離療養生活をどのように意味づけているのかについて考えてみたい。療養所の生活について語るとは、いかにして療養所を患者たちの生活の場として作り替えていったのかについて語ることでもある。もちろん語りは患者一人一人の解釈によって紡ぎ出されるものであるが、どのように生活したのかという語りは、活動を共にした集団の視点を通して自らを振り返るものとなる。また今でもそのように語られるには、現在の語り手の生活においてもその記憶の枠が有効に働いていることを意味している。そこで第一部では患者たちの語りから彼らが共有している集団の文化コードを探しだし、患者文化とはなにかを明らかにすることが目的である。

次の第二部「患者集団の記憶の枠に寄り添い、離れつつ語る自己」では、患者たちの自己物語の語りにおいて、患者集団の記憶の枠がどのように用いられているのか、その実態を読み解くことにしたい。ここでいう自己物語とは、語る〈今・ここ〉の時点における状況に準拠しつつ、語り手がこれまで生きてきた軌跡（人生）について語る語りのことである。集合的記憶との関連でいえば、人は人生の軌跡のなかで様々な集合的記憶を集積してゆくのであり、個人とは集合的記憶が交差する地点であるといえる。ゆえに人が保持している集合的記憶は必ずしもひとつとは限らず、ある集団への参入は新しい記憶の獲得機会でもあり、一方で集団からの離脱はその記憶の忘却を意味する。人という個体のなかで、様々な集合的記憶が持ち込まれ忘れ去られてゆく。このように個人的記憶とは固定的で一貫したものではなく、個人の生活史のなかで伸び縮みする可変的で流動的なものである（Halbwachs［1950］1997 = 1989 : 31-32, 43-44）。さらにいえば、人はある一定のポジションから一貫した物語を常時表出するというよりは、その人の特定集団内の位置、または他の諸集団への準拠の度合いに応じて、様々な集合的記憶をアレンジして状況に即した自己を表現していく。このように集合的記憶論を用いて患者たちの自己物語の語りを捉えてみると、その語りは多様である。あるときは同じ境遇の仲間との相互行為を通して意味を共有し、みずからの問題経験を解釈するために、患者集団の集合的記憶が用いられることもある。その一方で、より適した表現方法を求めて患者集団とは異なる集団へ参加し、新しい集合的記憶を手に入れることもある。第二部では出産をタブーとする患者社会の中にあって子供を産み、育てた女性、当時としては珍しい恋愛結婚による園内結婚をして今も療養所で暮らす一組の夫婦、家族内感染によって父親と共に入所してきた男性、在日朝鮮・韓国人ハンセン病患者であり裁判では原告として闘った男性、これらの5人の語り手たちの語りを取り上げる。彼らが自己物語の語りのなかで、患者集団の記憶の枠をいかに配しているのかに目を向け、語り手の個人的記憶に迫りたい。

最後に第三部「消えゆく患者集団の記憶の果てに」では、患者文化がどのように終焉をむかえようとしているのかを、療養所の外部あるいは上位に位置する広域的な社会と関連させて分析している。長きに及んだ隔離政策のなかで、療養所に影響を与えた歴史的な出来事はいくつも挙げられるが、本書においては国民のハンセン病政策に対する見方を変えたハンセン病国賠訴訟に注目したい。ハンセン病訴訟とは人間としての尊厳の回復を掲げ、すでに隔離収容を必要としない時代になってもそれを改めることのなかった国に対して損害賠償を求めた民事裁判のことである。これまでの九〇年近い隔離政策によって、患者組織と管理運営組織は深い相互依存関係のもとで互いに共振しながら発展を遂げてきた。このような関係に変化をもたらすには、原告弁護団、運動支援組織といった外部からの介入によらなければならなかった。また訴訟運動は新聞やテレビといったマス・メディアを活用して、自らの主張を効果的に宣伝し、法制度というシステムに則って自分たちの主張が政治的に正当であることを示そうとした。従来のハンセン病政策を人権という視点から捉え直したこの運動は、療養所を一般社会へと再統合させるという大きな成果を産んだといえる。その一方でこの出来事はこれまで継承されてきた患者集団の記憶に変化を迫ることになり、患者たちは当初、とまどいをもって対処の方針を模索していた。第三部では広域な社会におけるハンセン病に対する認識が変容していくプロセスを記述すると共に、その変容の影響によって衰退し、書き換えられていく患者集団の記憶の枠について考察する。

注

（1）本書では療養所入所者（元患者あるいは回復者）のことを患者と表記することが多い。患者というとハンセン病に罹患した者すべてを指すことになるため、療養所の患者のことは入所者と表記した方が正確である。また現在入所者の中にハンセン病を治療している人はいないため、元患者あるいは回復者と表記した方が妥当かもしれない。筆者が患者と表記する意図は、入所者では人々の病い経験が抜け落ちてしまう気がしたからであり、また元患者あるいは回復者では患者文化は過去のものと捉えられかねないという思いがあったからである。この病いに罹ったがゆえに療養所という場に集わされ、生活を共にすることで作りだされた文化は今も生きているということを示すにはどうしたらよいのかと考えたとき、患者という表記が一番しっくりした。

（2）本調査では多磨全生園の入所者45名にインタビューを依頼し、40名から参加の同意を得た。5名の拒否の理由は3名「過去は話したくないから」、1名「入信している宗教の行事が立て込んでいて今は忙しいから」、1名「来客が多くて日程が合わせられないから」、ということだった。調査協力者の背景は表1の通りである。本調査を開始するにあたり、研究計画書を作成してそれを多磨全生園に提出して調査の許可を得た。同様に多磨全生園自治会にも研究計画書を提出して調査の許可を得た。またすべての調査協力者から書面にて研究への協力および公表の同意が得られている。本調査初期の頃はハンセン病の病い経験に焦点をあて、対象者に複数回に渡ってインタビューを実施し個人史を語ってもらっていた。この時期は時代や地域性といった社会構造と対比させつつ、調査協力者たちの経験的に語られた人生の軌跡を再構成するという分析を計画していた。調査中期・後期では患者社会で

表1　調査協力者の背景

No.	性別	生年月日	入所時	No.	性別	生年月日	入所時
1	男性	1927	1950	21	男性	1924	1941
2	男性	1923	1940	22	男性	1917	1935
3	男性	1928	1944	23	男性	1920	1962
4	女性	1935	1942	24	男性	1932	1947
5	女性	1932	1943	25	男性	1920	1933
6	女性	1931	1938	26	男性	1929	1941
7	女性	1937	1954	27	女性	1930	1951
8	男性	1943	1954	28	女性	1921	1940
9	女性	1938	1951	29	男性	1932	1949
10	女性	1940	1951	30	女性	1923	1944
11	男性	1941	1959	31	女性	1926	1957
12	男性	1929	1951	32	男性	1926	1941
13	男性	1920	1948	33	女性	1930	1944
14	男性	1929	1946	34	男性	1936	1957
15	女性	1928	1939	35	女性	1936	1952
16	男性	1924	1942	36	男性	1934	1956
17	女性	1924	1942	37	女性	1943	1964
18	男性	1922	1941	38	男性	1925	1944
19	女性	1917	1933	39	男性	1931	1945
20	男性	1924	1944	40	男性	1938	1950

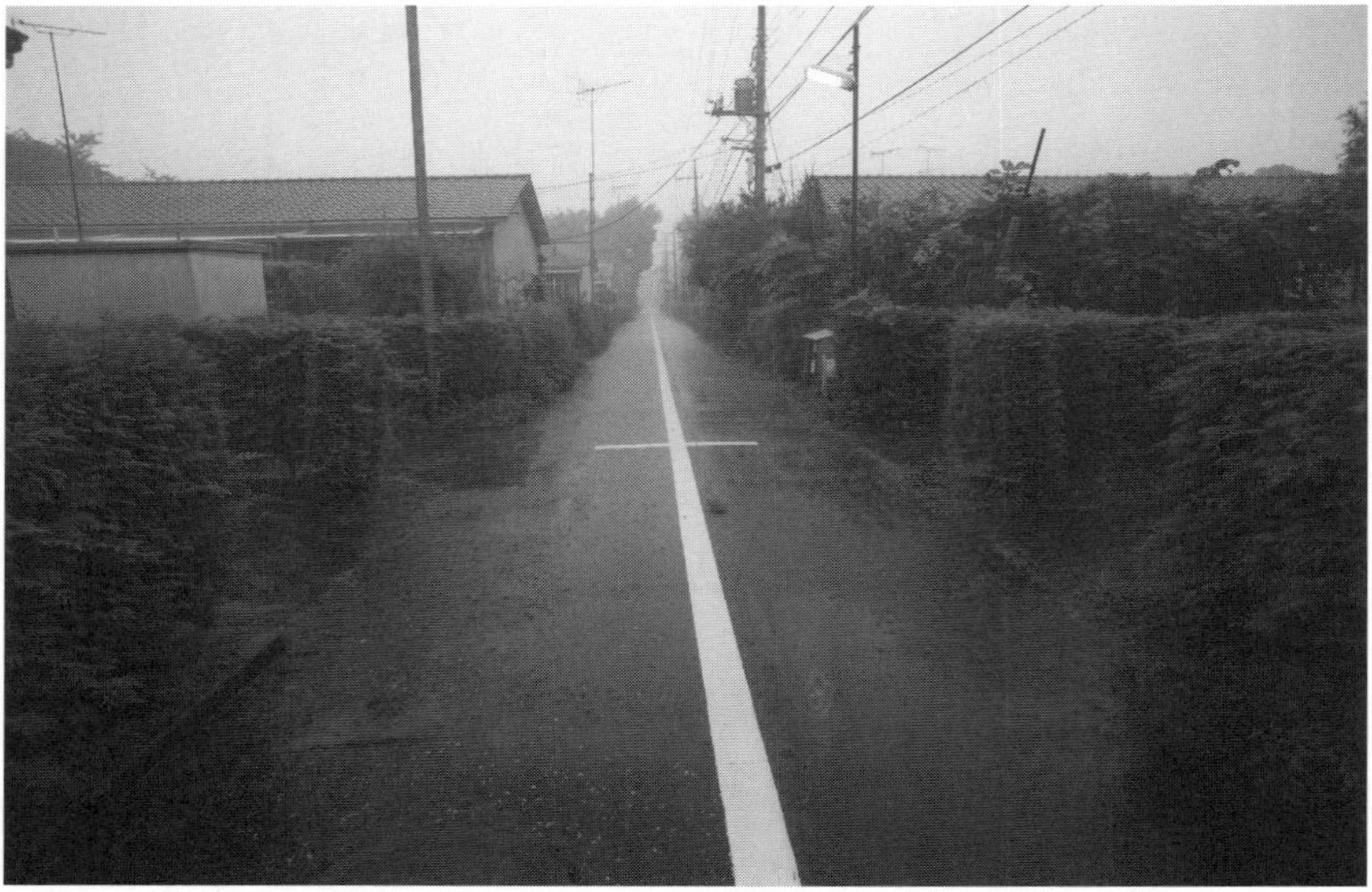
雨の軽症舎地区

通用するイディオムや患者としての経験を組織化する際に用いる語りの枠に着目した。対象者の選定は病い経験を語ってもらった人のなかから、自治会役員経験者、県人会の会長経験者、描写に富んだすぐれた語り手などを恣意的に選び出して、公式・非公式なインタビューを行った。また第9章においては調査協力者との合意に基づき園名や実名を公表している。調査協力者はすでに本人の手による自伝を2冊出版しており、実名でハンセン病訴訟に関する講演活動を活発に行っていた人物であった。掲載している写真も含めて、公表の許可を得ている。さらに患者とは別にハンセン病訴訟原告弁護団として訴訟に従事した弁護士2名（男性1名、女性1名）にもインタビューを行った。上記の通り本研究の実地調査手順は、日本社会学会「倫理綱領」第2条［目的と研究手法の倫理的妥当性］第3条［プライバシーの保護と人権の尊重］、および「倫理綱領にもとづく研究指針」「1．研究と調査における基本的配慮事項」「3．記述的質的調査における配慮事項」に一致している。

第1章　療養所という場の位置づけ

第1節　療養所の社会的背景

療養所で暮らしてきた人々の語りを理解するために、ここでは日本におけるハンセン病政策における歴史的背景を示したのち、本書の舞台となる多磨全生園の概要について説明する。

1　ハンセン病政策と療養所運営

ハンセン病は有史以来記録されている病いであり、この病いと社会との関係を問えばその起源は古い。しかし本書では国立療養所を調査フィールドとしており、歴史的背景の記述はこの施設の設立に関連する近代以降のハンセン病政策に限定したい。

患者たちの人生を翻弄したハンセン病政策は、明治期にその起源がある。1907年制定の「癩予防ニ関スル件」（法律第11号）は、ハンセン病患者に対する隔離を定めた法律であるが、その目的は路上生活をしている患者の取り締まりにあったとされる[1]。この法が制定されると、規定に則して患者を収容する施設が必要となり、療養所の設置が進められることになった。しかし国家が貧しい時代にあっては国費で療養所を建設することがかなわず、近接する自治体の出資による連合立の形で療養所建設が進められた。本書の調査フィールドである国立療養所・多磨全生園はこのとき設置されたハンセン病療養所である[2]。

路上生活の患者収容という流れは、明治期の救貧政策と連動したものであった。当時の貧困者にはハンセン病患者のほかに、高齢者や精神病者、性病患者、売春婦といった様々な社会的背景をもつ者が存在しており、国家は当初彼らを貧困者という一つのカテゴリーにまとめ、対処していた。ところがあまりに背景を異にするため、従来の対処方法では支障をきたす事態がたびたび起こり、方針の転換を迫られていた。そこで貧困者とひとくくりにするのではなく、処遇しやすいように彼らを細分化して、その分類に適したやり方をとる方針へと転換したのである。「癩予防ニ関スル件」も、このような流れにそって制定された法律として解釈されている（小川 1960：101-152）。

また明治期の救貧政策では、一貫して公費負担をできるだけ抑えたいという国の意図が働いており、ハンセン病政策においてもそれは例外ではなかった。そのため新しく開所された療養所への入所は限定されたものであり、入所資格はハンセン病患者でかつ扶養者のいない貧困者に限られた。たとえばもし中流以上の者が自ら治療目的で療養所へ入所したいと考えた場合、費用は患者本人および扶養義務者の負担とすることが原則であった（山本 1997：78-80）。

こうした公費負担の抑制は患者たちの療養生活にも影を落としていた。療養所運営に必要な予算は充実していたとはいえず、患者たちの衣食住の状態は決して恵まれたものではなかった。そのため療養所から逃走する者が後を絶たず、運営が落ちついたとみられる大正期に入っても逃走者が一～三割と高率で報告されていたほどである（山本 1997：91）。また当時は今日と違って治療と呼べる処置も乏しく治る見込みもわずかであったため、患者たちは賭博や色恋沙汰などに興じて日々の慰みとしていたという。療養所の運営記録では賭博や色恋沙汰に限らず、酒の密造、窃盗や乱暴狼藉、外部との闇取引などが風紀を乱すものとして報告されていた（多磨全生園患者自治会 1979：43-44）。

そのため施設管理者の間では、設立当初より秩序ある安定した患者管理は常に課題とされ、議論が繰り返されていた。1916年に療養所長に付与された懲戒検束権は、所内秩序維持のためにとられた対応策の一つであったといえる。懲戒検束権とは療養所所長の責任の下、所内規定に違反した患者に対する罰則規定のことである。具体的には逃亡を含む上述のような所内秩序を乱す行為を行った入所者に対して、謹慎、減食、監禁に処するなどの罰則が定められており、この規定はときに患者の暴動を抑制するために見せしめとして発動されることもあった。

このように療養所運営に頭を悩まされながらも、政府関係者の間では患者収容の拡大は必要とみなされていった。1920年には、内務省より癩療養所拡張10年計画が提案され、1921年からの10年間で病床数を5000床に拡大することが計画された。またこの頃より、感染源である患者を隔離すればその後は患者が激減し、ハンセン病は日本から根絶できるると、ハンセン病を貧困ではなく公衆衛生の視点に力点を移して考えるようになった。

そして昭和期に入り、最初の国立療養所・長島愛生園（岡山）[3]が開設されたことで、隔離収容の流れは加速しはじめた。1931年、「癩予防ニ関スル件」は改正されて「癩予防法」が制定された。改正における重要事項は、療養所入所資格がすべてのハンセン病患者へと拡張された点にある。また患者に感染拡大につながる職業には従事させないなどの行政権限が強化された。その一方で、入所を命じられた患者家族や従業禁止を命ぜられた患者に対する生活補助が設けられた。このようにハンセン病政策が患者救済と隔離収容を対とする性格をもったことで、柔軟な運用が可能となった。さらに1936年には根絶20年計画が打ち出され、以後10年間で1万床の病床を拡大することが検討された。

その一方で政策と連動しながら、国民にむけた公衆衛生活動も展開されていった。1931年には貞明皇后の下賜金により、救癩を目的とした癩予防協会が設立された。協会は皇后の誕生日である6月25日を癩予防デーに定め、ハンセン病に対する啓発活動などを行っていた。また県内の患者を一掃する無癩県運動が全国的な広がりをみせるのもこの時期からである。

ところで、隔離収容はハンセン病が伝染病であり不治であることを前提としている。特に後者の不治ということが隔離を支持する理由であったが、1940年代に入ると海外においてこの病いに対する治療への可能性が示されるようになった。1941年、アメリカでは抗ハンセン病薬・プロミンの試用がカービルハンセン病療養所にて開始された。当初の予想に反して投与の有効性が徐々に認められだし、ハンセン病治療は大きな転換点を迎えることになった。ただし日本でこの治療を受けられるようになるには戦後を待たなければならない。

太平洋戦争が終わって間もない1947年、わが国においてもプロミン治療が検討されはじめた。最初は医師をはじめ、多くの患者たちがその効用に懐疑的だったが、治験を受けた者が目に見えてよくなっていく様子から、投与を希望する患者が殺到したという。ところが療養所ではこのような事態は想定されておらず、希望する患者に治療を施すための予算体制が整っていなかった。その一方でプロミン治療に対する患者たちの希求は強く、多磨全生園では治療の促進を求めた患者運動・「プロミン獲得運動」がわき起こったほどであった。運動は他の療養所の患者や政党議員たちとも連携を取って展開されたこともあり、比較的早期に彼らの要求は受け入れられた（多磨全生園患者自治会 1979：173-177）。この運動が契機となり、1951年には各療養所の患者自治会が結束して、全国国立癩療養所患者協議会（＝全患協）が発足した。

このようにハンセン病治療が新しい時代に入ったことは、患者のみならず行政にも少なからず影響を与えていた。この頃、政府関係者の間では従来どおり患者救済と隔離収容という方針でいくのか、治療による軽快退所者を容認していくのかと議論がなされていたが、のちの癩予防法改正の引き金となる「三園長証言」は前者の立場を取っていた。三園長証言とは、参議院厚生委員会における社会保障制度の意見交換の場で展開された療養所長の陳述のことである。その内容の一部が後日全患協へと渡ったことが、患者たちを癩予防法改正へと向かわせたとされている。

全患協は患者たちの意向をとりまとめて患者案として行政に陳情したり、時には議論が行われていた国会に出向いて座り込みを行うなどして、積極的に法の改正を求めていった。彼らの運動は「癩予防法闘争」と呼ばれ、その活動は1年半近くに及んだ。1953年に改正されたらい予防法では、旧法における隔離収容の方針は踏襲され、所内秩序の維持のために戒告や謹慎の規定が残された。ただし運動は無駄に終わったのではなく、退所者に対する更生福祉制度や患者家族に対して生活保護法とは別建ての援護制度を導入させるなど、彼らの意向の一部は本法の附帯決議として採用された。

しかし、社会復帰者に対する国の政策が直ちに開始されたわけではなかった。退所者支援のための予算が厚生省の一般会計の費目に計上されたのは1958年からである。また対象者への更生資金の支給などの具体的な運営は藤楓協会（＝前癩予防協会）があたることとなった。確かに国の退所者支援は必ずしも積極的であったとはいい難いが、かたくなに従来の方針を貫いていたわけでもなかった。

ではその当時、どの程度の数の患者が療養所から社会復帰をしたのだろうか。多磨全生園では癩予防法改正時の1953年には10人だったが、1955年には14人、1956年には18人、1957年では最も多く35人、1958年には22人、1959年には27人であった。その後1960年代前半頃まで毎年20人前後の社会復帰者を出していたが、1968年以降は減少に転じた（全国ハンセン氏病患者協議会 1977：140）。

またこの時期、療養所運営の効率化や社会復帰に向けた訓練事業などの必要性が、政府関係者や施設管理者たちから検討されたりもした。たとえば療養所内における比較的軽症な患者を対象とした厚生作業はその一例である。その内容は彼らに一般企業の下請け作業にあたらせ、ゆくゆくは患者に主体的に事業を運営させるなどして、療養所内社会復帰を目指すといったものである。多磨全生園では金属加工の作業工場が設立され、十年近く稼働していた。また菌陽性者、菌陰性者、身体障害者、老人、盲人などに患者を区分し、療養所を再統合してはどうかといった案が議論されたが、こちらは実現には至らなかった（全国ハンセン氏病患者協議会 1977：135–37）（全国ハンセン氏病患者協議会 1987：647）。

1970年代になると患者たちの高齢化が問題になりはじめ、彼らのまなざしは外に向かうのではなく、終の棲家となる療養所のさらなる環境改善や医療の充実へ向けられた。全患協は高度な医療、専門的な治療のために医療センターを設立するように行政に働きかけ、立地条件のよさなどから多磨全生園がその建設先に選ばれた。そして１９８０年代になると、新しい患者の発生件数は一桁で推移するようになり、らい予防法は名目的な存在となっていた。

らい予防法廃止に向けた動きは１９９４年における全患協支部長会議に端を発している。厚生官僚だった大谷藤郎の個人的意見が全患協に取り入れられ、全国国立ハンセン病療養所所長連盟、さらには日本らい学会が相次いでらい予防法の廃止を求める見解をまとめた。これらの見解を踏まえて１９９６年にらい予防法は廃止され、長きに渡ったハンセン病政策に幕が下ろされた。

2　多磨全生園の概要

国立療養所多磨全生園《たまぜんしょうえん》は東京都の西に位置するハンセン病療養所であり、都心部から電車とバスを乗り継いで約一時間半程度で到着できる。開院当初の頃、その地は武蔵野の雑木林が広がるのどかな田園地帯であったが、戦後になって一挙に宅地化が進み、現在は都心のベッドタウンとして機能するまでに至っている。

開院間もない頃の年報によると、その広さは3万７０８坪だったが、度重なる拡張が行われ、現在では10万坪の敷地面積を有する[4]（多磨全生園患者自治会 1979：72）。戦後は目立った拡張は行われなかったが、患者たちによる自発的な緑化活動が盛んになり、桜や梅など１５０種類以上の樹木が植樹され、現在療養所は緑豊かな場所となっている。

入所者数は全生病院《ぜんせいびょういん》として１９０９年に開院したときには２２８人であったが、入所資格の拡大とともに１９３０年代には１０００人を越え、１９４３年には１５１８名と過去最大を記録した。終戦後しばらくは横ばいで推移したのち、１９６０年頃よりゆるやかに下降していく（多磨全生園患者自治会 1979：276）（多磨全生園自治会『多磨』編集委員会 1999：150）[5]。また、多磨全生園は施設運営が困難となり閉鎖に追い込まれた私立の療養施設の受け入れ先となり、１９４２年に目黒慰廃園[6]から55人が、１９９２年に身延深敬園[7]から１３１名が、それぞれ転園している（多磨全生園患者自治会 1979：資料48）（多磨全生園自治会『多磨』編集委員会 1999：183–184）。近年のデータをみると、1996年のらい予防法廃止時には664人いた入所者が2011年時点では256人となり、その平均年齢は82・7歳である（多磨全生園自治会『多磨』編集委員会 1999：153）（多磨全生園 2012）。今後も入所者数の減少と高齢化はますます進んでいくことが予想される。

3　療養所内の生活

かつての療養所は日常の生活にとどまらず、冠婚葬祭にいたる人生のあらゆることが完結するようなしくみができあがっていた。その様子はまるで村のようだとして、療養所で暮らす人々はこの地を全生村と呼んでいたほどである。以下では、1940年頃の療養所の生活について簡単に触れておきたい。

敷地内には区分けがあり、健康地帯（無菌地帯）と患者地帯に分けられていた。正門をくぐるとそこは健康地帯であり、職員宿舎、職員浴場、職員食堂、事務本館があった。健康地帯の奥に患者地帯が広がっており、医局、事務分館、治療棟、病棟、霊安解剖室、礼拝堂、図書館、全生学園（小中学校）、火葬場、神社、納骨堂、鶏舎や豚舎、軽症舎や不自由舎などの各舎、公衆浴場、売店、洗濯場、炊事場があり、患者たちの生活空間となっていた。開院当初は患者地帯を取り囲むように堀がめぐらされたが、その後の拡張に伴って堀は埋められ、堀の代わりに垣根として柊《ひいらぎ》の苗が植えられた。

このような場所で人々はどのように暮らしはじめるのだろうか。患者が入所すると、持ち物の消毒や清潔保持のための入浴が勧められた。患者たちの所持金は、逃走および感染拡大防止の目的で園内通用券へと換金されて個人へと戻された。新参患者は細々とした手続きなどを含めて1週間ほど舎とは別にある収容病棟で過ごすことになった。この隔離期間を経たのち、日常の大半を過ごすことになる舎へと下りていくことが許された。

舎にはいくつかの種類があった。病気の進行によって肢体不自由あるいは盲となった者が暮らす不自由舎、身辺自立ができる者が暮らす軽症舎、18歳になるまでの若者たちが暮らす子供舎があり、それぞれ男女別で用意されていた。またいくつかの夫婦舎（家族舎）があったが、夫婦関係にある患者数に対してその数は足りていなかった。そのため当時は男性が女性の舎へと通う通い婚の時代で、女性の舎では未婚の者が暮らす舎と既婚の者が暮らす舎が分けられていた。これらの舎の多くは12畳半からなる居室が4つ連なった長屋風な作りで、舎の両脇には共同便所と手洗い所がついていた。居室の定員は8人であったが、1940年頃はおおむね6人で暮らしていたと聞く。

毎日の暮らしはというと、午前6時には起床。布団を上げて手分けして掃除をはじめる。両脇の手洗い所の掃除は部屋単位の当番制であった。掃除が終わると、朝食の前のお茶の時間となる。施設内には井戸が掘られており、井戸水を水道で引いてそれを生活用水として利用していた。また暖房や煮炊きに必要な火は炭か薪が利用された。給食はトロッコで園内中央付近にある配食所まで運ばれ、各部屋の当番の者がそれを取りに集まった。朝食を食べるのは午前7時半。朝食の片付けが終わった午前8時から患者作業が開始された。各作業場では作業場主任の指示のもとで行われるが、この作業場主任は患者が担っていた。患者作業は小遣い稼ぎの機会として、病状が重くて働けない者を除いて多くの患者が従事していた。たとえば子供や盲の患者には、再利用するために洗濯されたガーゼのしわをのばして、それをまき直すという簡単な作業がもうけられていた。患者作業は午前11時で終了。昼食は午前12時。午後1時半から治療棟にて治療が始まる。治療は週3回で、注射を打ってもらうために治療場に列をなして順番を待った。治療薬として用いられていたものは1948年頃までは大風子油《たいふうしゆ》であった。大風子油とは長く続いたハンセン病治療薬のひとつで、大風子という種から取られた茶褐色をした油である。注射に使われた針が大きくこれが結構痛いのだという。治療が終わると、子供は学校で勉強があり、大人は自由時間となる。施設内の慰安畑を借りている者は、この自由時間を利用して作物の手入れを行う。また囲碁や将棋、ときには野球に興じるのはこの時間が多かったようだ。夕食は午後3時半と大変早い。夕食の後も自由時間。畑で再び汗をかく者から、病棟で養生している友人知人を見舞う者など各人思い思いの過ごし方があった。消灯は午後9時。夕食から寝るまでかなり時間があくため、腹をすかせる者もいた。自前でうどんをゆでたり、畑でとれたサツマイモをふかしたりと、夜食を作って食べることもあった。ちなみに風呂は男女別の公衆浴場があり、月水金曜日に沸かされた。午前中は不自由な患者が介護を受けながら利用するために「外科風呂」と呼ばれ、午後4時頃まで軽症患者たちが利用したので「労働風呂」と呼ばれていた(8)。

次に患者全員が参加する年次行事についてみてみよう。年末の餅つき、新年の祝い、春彼岸、仏教団体による灌仏《かんぶつ》会《え》、花見、春季全生座歌舞伎、真言宗の行事である青葉祭、春季慰霊祭、七夕、秋彼岸、秋季慰霊祭、秋季全生座歌舞伎、日蓮宗の行事であるお会式《えしき》、運動会、農事物産会、真宗の行事である報恩講、キリスト教団体によるクリスマスなどと、ほぼ毎月なにかしらの行事が予定されていた。行事は餅つきや慰霊祭など施設側が提供するもの、宗教団体による行事を患者全体で楽しむもの、運動会や全生座歌舞伎など患者主導で行うものとがあり、いずれも単調な療養所暮らしのなかの一時のハレの時間であった（多磨全生園患者自治会 1979：108-109）。

もちろんこうした患者たちの暮らしも、時代の変化と共に移り変わっていった。園内結婚の関係にあるすべての患者が夫婦舎で暮らすようになるのは１９４７年からである。１９５２年には園内通用券が廃止されて療養所内でも日本銀行券が使えるようになったし、厳しかった食糧事情は１９５０年代後半になるとそれなりに改善された。舎の個室化に向けて、１９５０年代から建て替えが段階的に行われてゆき、１９７０年代には完了した。また、義務教育の普及にともない１９５３年には療養所内の学校は分教室扱いとなり、外部から教員が派遣されるようになった。

１９６０年代にはいると、患者地帯の周囲を取り囲んでいた柊の垣根が低く切りそろえられた。さらに１９７０年代には、出張販売として、電気店、家具屋、花屋、洋服洋品屋、靴屋、眼鏡屋、時計屋、パン屋などが出入りするようになったし、１９７３年には新たにショッピングセンターが竣工され、以前の売店よりも幅広い品揃えとなった（多磨全生園患者自治会 1979：165-167, 215-218, 279-280, 資料66）。

またハンセン病医療はといえば、１９４７年に治療が開始されたプロミンはその後１９５３年に経口剤のダプソン（ＤＤＳ）として発展し、１９７４年には抗結核薬のリファンピシンがハンセン病に試用されはじめた。そして１９

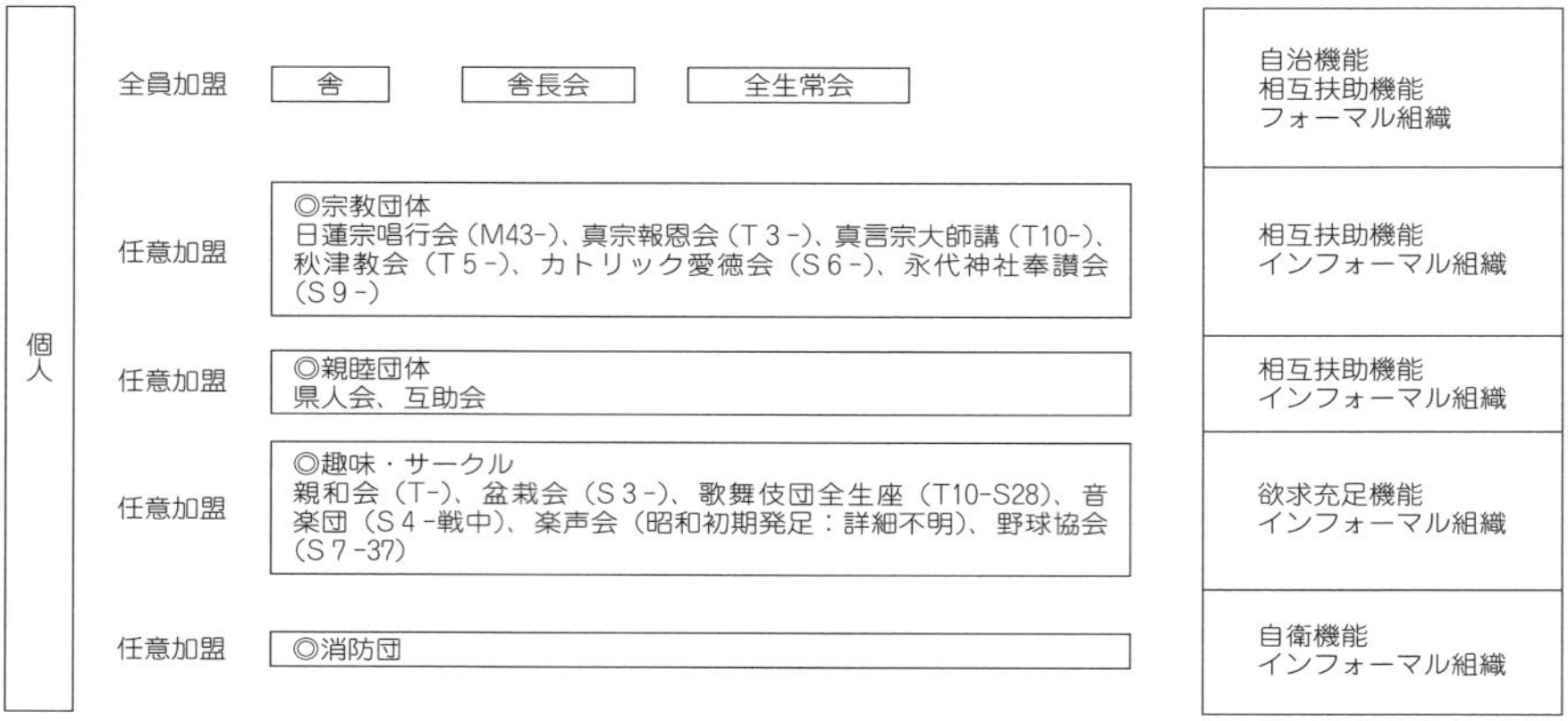

個人	全員加盟	舎　　　舎長会　　　全生常会		自治機能 相互扶助機能 フォーマル組織
	任意加盟	◎宗教団体 日蓮宗唱行会（M43-）、真宗報恩会（T3-）、真言宗大師講（T10-）、秋津教会（T5-）、カトリック愛徳会（S6-）、永代神社奉讃会（S9-）		相互扶助機能 インフォーマル組織
	任意加盟	◎親睦団体 県人会、互助会		相互扶助機能 インフォーマル組織
	任意加盟	◎趣味・サークル 親和会（T-）、盆栽会（S3-）、歌舞伎団全生座（T10-S28）、音楽団（S4-戦中）、楽声会（昭和初期発足：詳細不明）、野球協会（S7-37）		欲求充足機能 インフォーマル組織
	任意加盟	◎消防団		自衛機能 インフォーマル組織

図１－１　戦前の患者社会における生活組織

８０年代に入ると、現在のハンセン病治療法である多剤併用療法が確立し、ハンセン病は完治可能な疾病となった。

第2節　療養所内の「生活組織[9]」の概要とその変遷

療養所内には古くから数多くの患者たちによる生活組織が存在するが、以下ではその生活組織の定義を示したのち、患者たちによる生活組織の概要について説明しておきたい。

1　「生活組織」とはなにか

人々の生活とは衣食住にまつわる営みである。そして人は衣食住を実現するために他者と関係を結び、生活を組織化していく。生活組織は、家制度や農村について研究していた社会学者、有賀喜左衛門によって提示された概念であり、彼によると生活組織とは人々の生活の営みを通じて形成された組織と定義されている。たとえば村という生活組織は、家産や家業を運営する家、田植えや稲刈りにおける互助、信仰を共にする集まりや檀家付き合い、村の寄合などの様々な形態としての社会関係が累積したり相互浸透して形作られているのだという。そしてこの村を研究するには、村のなかでの社会関係・生活組織の範囲や規模だけを把握するのではなく、これらの形態の表象を支える生活意識も合わせて把握

	加盟	団体	機能
個人	全員加盟	舎　舎長会　全生会	自治機能 相互扶助機能 フォーマル組織
	任意加盟	◎宗教団体 日蓮宗唱行会（M43-）、真宗報恩会（T 3 -）、真言宗大師講（T10-）、秋津教会（T 5 -）、カトリック愛徳会（S 6 -）、永代神社奉讃会（S 9 -）、日本聖公会（S22-）、日蓮正宗創価学会（S35-）	相互扶助機能 インフォーマル組織
	任意加盟	◎親睦団体 県人会、互助会、アリラン会	相互扶助機能 インフォーマル組織
	任意加盟	◎趣味・サークル ＜戦前＞盆栽会（S 3 -）、歌舞伎団全生座（T10-S28）、野球協会（S 7 -37） ＜戦後＞ 囲碁会（前身は親和会、S28-）、将棋会（S25-）、秋光会（菊の会）（S24-）、文芸座（S24-6）、若葉合唱団（S27-詳細不明）、多磨婦人会（S26-S40）※さざ波会（S36-）※生花会、多磨カメラ・クラブ（S28-S36）、第3センター花と木の会（S44-）※お習字の会（S49-）、テニスクラブ（S48-）、青葉釣りクラブ（S46-）、民謡を楽しむ会（S47-）、陶芸を楽しむ会（陶芸室）（S53-）、かじか会、ゲートボール青葉会、多磨カラオケクラブ、多磨ダンスクラブ、どじょっ子クラブ、どんぐり会、ハンドベルを楽しむ会、武蔵野短歌会、芽生会、民謡を楽しむ会　※印は下部団体	欲求充足機能 インフォーマル組織
	半任意加盟	◎利益集団 1：作業従事者連絡会（S37-）	労働組合的機能 インフォーマル組織
	任意加盟	◎利益集団 2 愛友会（S21-）、難聴者の会（S26-）、盲人会（青葉クラブ）（S30-）、多磨老齢者会（多磨草創会）（S45-）、和合会（義足者の会）（S32-）、弱視者会（S31-）	権利主張機能 インフォーマル組織
	半任意加盟	◎その他 1 多磨傷痍軍人会、むつみ会（傷痍軍人婦人会）、多磨カークラブ（S43-）	インフォーマル組織
	任意加盟	◎その他 2：政党支部および党友会 自民党、社会党、共産党、公明党	政治活動機能 インフォーマル機能

図1－2　戦後の患者社会における生活組織

することが重要だと指摘する（有賀 1966a, 1966b, 1969）。

第一部では患者たちの生活の営みを支えていた社会形態や生活意識を捉えていくことになるが、そのまえに多磨全生園の患者たちによる生活組織について触れておきたい（図1-1、図1-2参照）。以下では生活組織を、①患者自治会、②宗教団体、③県人会、④趣味・サークル活動、⑤その他の団体と分類して記述していく。

患者自治会

患者自治の起源は、開院とほぼ同時期に発足した舎長会にあるといわれている。ではこの舎長とはなにかというと、一舎30人程度の舎員による選挙によって選出された舎の代表者のことである。舎長の選挙権は不自由な患者と若年者以外の全患者に与えられており、選出された者は療養所長より任命を受けることになる。

彼らの仕事内容は日常的な生活にまつわることが多く、それゆえに多岐にわたった。主たるものを紹介してみよう。金板掛け《かなばん》といわれていた仕事は、医局で投与してもらう薬品とその治療を受ける者の名前を記して事前に薬局に渡すという投薬請求である。記載するのが金板といわれたブリキ板であり、そこに墨字で記載して所定の場所につるすことからこう呼ばれていたという。洗濯物集配は舎員の洗濯物を集めて洗濯場へと持ってゆき、洗い上がったらそれを持ち帰るというものである。物品交換とは使い古して新しいものを必要とする際に、舎長が代表で交換に行く仕事である。それは共用で使用している舎の備品の場合もあるし、使い古した個人の衣類の場合もある。また施設からの支給があるときには、舎員の名前や人数を書き出して必要な個数を持ち帰る。さらに舎員のなかで畑を借りて炊事場に野菜などを納めている者がいれば、誰がどの程度を納めたのかを把握して報告し、納入した野菜に対する代金を一人一人に手渡す。そのほか春のお茶摘や春秋の大掃除など、患者総出で行われる行事には率先して奉仕しなければならなかった。

次に舎長会について説明すると、舎長会とは各舎長たちの集会のことである。舎長会には総代、副総代、書記がおかれた。舎長会は定期的に開かれるが、話し合いが必要なときには臨時に会がもうけられることもあった。ここで話し合われる主な内容は日々の業務内容の報告であり、業務遂行上で何か問題点が生じればみなで検討した。このような舎長会での決定は施設に上申するだけでよいものと、療養所長に許可が必要なものとに分かれていた。

その後自治業務に特化した全生常会が舎長会から独立するのは１９４１年である。全生常会長・常務委員の選挙権・被選挙権は成人軽症男子のみであり、女性、不自由な患者や若年者には認められていなかった。施設からの干渉を離れて全生会として改称したのは１９４６年であり、新しい自治会規約による選挙が行われたのは１９４８年からとなる。戦後の民主化の流れにそって全生会における選挙権が若年者を除くすべての患者に認められるようになると、不自由な患者や女性の票は決して無視できないほどの影響力をもったといわれている（多磨全生園患者自治会 1979：87–89, 資料55–59）。

このような患者自治会の活動傾向は、時代の移り変わりに従って変化していく。戦前における活動は患者たちの生活を支える自治に重点が置かれていたが、戦後は行政や施設に対して生活環境の改善を要求する運動という側面が強くなっていく。たとえば後者の性格が表だって現れはじめたのは、１９４７年のプロミン獲得運動や１９５３年の癩予防法闘争であり、その後は全患協と連携しながら医療・看護の充実や施設整備の改善を求めていった。

また患者自治会の活動傾向の変化は患者社会内部の事情とも関係していた。従来の自治会活動の担い手は軽症の患者であったが、彼らのなかには社会復帰をしていく者、療養所に居住しながら日中は日雇いなどに働きに出る（労務外出）者、療養所内社会復帰を目的とした厚生作業へ従事する者が増えていった。そのため選挙で選ばれても辞退を申し出る者が続出し、１９６６年に自治会は一時閉鎖された。再建された自治会では、①自治会は小規模でよいこと②誰にでも役員ができる自治会であること③要求機関であるという３つの思想を明示し、活動を運動に特化させて会の存続を優先させた（多磨全生園患者自治会 1979：246–247）。

宗教団体

患者の多くは療養所内にある宗派のどこかに所属している。開院当時施設が行う月１回の合同葬儀や春秋の慰霊祭には、浄土真宗東本願寺派が招かれて供養にあたっていた。その関係から患者への布教活動が許されて、その後発足したのが真宗報恩会である。また患者のなかに熱心な日蓮宗信者がいたことで、いち早く宗派が形成されたのが日蓮宗唱行会であった。一方キリスト教においては、私立目黒慰廃園が全生病院に入る前の仮入院先として利用されていた関係から、秋津教会の組織化が早い。このように施設の管理運営と関連して始まった宗派と、患者の働きかけから始まった宗派とがある。各宗派の組織化は古い順から、日蓮宗唱行会、真宗報恩会、秋津教会、真言宗大師講、カトリック愛徳会、永代神社奉讃会、日本聖公会、日蓮正宗創価学会となる。

またこれらの宗派が施設内で公認団体として認められると、各宗派の行事はその信者だけで行われるのではなく、すべての患者が参加できる年次行事へと発展した。前述した灌仏会、お会式、クリスマスなどはこれにあたる。実は管理運営組織が意識的に宗派間の対立を生じさせない配慮を行っていた。その一例として宗派ごとの礼拝堂は設けられず、礼拝堂はひとつしか作られなかった。現在のように各宗派ごとに礼拝堂ができるのは戦後のことである（多磨全生園患者自治会 1979：53–55, 198–200）。

またこれらの宗派の役割はただ宗教的な信仰にとどまらない。その成り立ちから村社会における講に近い役割も果たしてきた。たとえば重篤な患者が病棟に入っていれば、同じ宗派の者が夕刻になると毎日慰問に訪れるという習慣があった。また患者社会では臨終の床にある者に対して補助看護人を配置するという風習があるが、その際にも同宗の者があたることが多かった。

県人会

患者社会には、出身県が同じ者同士が親睦を深め合うための県人会という組織がある。一般社会においても地方から都市へと移動する者が増えた際に県人会が作られたが、これはそれに近い組織といえよう。施設内における県人会の発足の経緯はよくわかっていないが、昭和10（1935）年頃までには新潟、愛知、東北の3県人会があったとされている（多磨全生園患者自治会 1979：123）。

この県人会は外部世界の家族と疎遠になっている患者たちにとって大事な組織であった。戦前では様々にある生活組織のなかで、人々の親密性の形成に深く関連していた組織であった。また戦後において生活に互助を必要としなくなっても、春の花見や団体旅行といったレクリエーション活動が続けられた。

趣味・サークル活動

娯楽の乏しかった時代、文芸、趣味やサークル的な活動は無為な患者の慰安になるとして施設側から積極的に推奨されていた。多種多様な会のなかでも、碁や将棋の会、短歌や俳句の会の歴史は古く、患者たちが高齢になっても盛んに活動が続けられていた。また患者たちが若かった頃は野球に人気が集まっていたが、彼らの年齢が上がると、合唱や盆栽、舞踊、陶芸などに人気が移っていった。団体数を戦前戦後の比較から検討すると、戦前は趣味や娯楽よりも、患者作業や畑を借りて作物を作ることが優先されたこともありその数は少ない。こうした趣味・サークル活動を行う団体が増えていくのは戦後である。

その他の団体

運動的な特徴を強く示す団体としては、作業従事者連絡会、愛友会（不自由者の会）、盲人会、多磨老齢者会、和合会（義足者の会）、弱視者会などがある。これらの組織はすべて戦後に作られたものである。作業従事者連絡会とは患者作業における作業賃金の増額とその自主的配分、作業環境および就業条件の向上といった労働条件の改善を目指した団体である。この団体には患者作業に従事している者たちが所属しており、一般社会における労働組合の役割に近い。また愛友会や盲人会などの団体は、不自由な患者たちの福祉向上を目的に作られた団体であり、居住の改善、付添作業の廃止を求めた看護切り替え運動などで活躍した。

そのほか施設内には各政党の支部や党友会が作られている。その背景には戦後において療養所入所者も選挙権・被選挙権を行使できるようになったことが関係している。各政党は癩予防法の改正を求めた患者闘争など、戦後に展開されていく全患協の人権回復活動に深い影響を与えている。

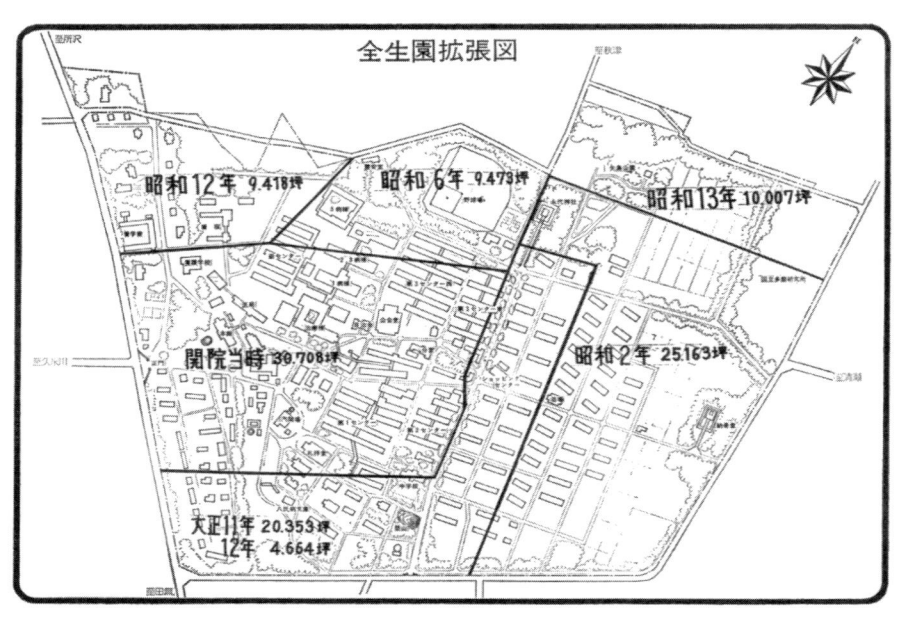

図1－3　全生園拡張図（多磨全生園患者自治会1979：72）

注

（１）ハンセン病関連法規において「癩」「らい」と記載されているものは、原文どおりに表記している。また語りのなかで出てくる場合も語られたままで表記する。ただし、本書の本文においては統一して「ハンセン病」と記す。

（２）多磨全生園は当初全生病院と称し、東京をはじめとする１府11県（東京府、神奈川県、千葉県、埼玉県、茨城県、群馬県、栃木県、愛知県、静岡県、山梨県、長野県、新潟県）の連合府県立のハンセン病専門病院として開院された。

（３）長島愛生園（岡山）の設立以降、次々と国立療養所が設立された。１９３２年に栗生楽泉園（群馬）、１９３３年に宮古療養所（のちに宮古南静園と改称・沖縄）、１９３５年に星塚敬愛園（鹿児島）、１９３８年に国頭愛楽園（のちに沖縄愛楽園と改称・沖縄）、１９３９年に東北新生園（宮城）がそれぞれ国立療養所として設立された。１９４１年には、従来の連合府県立療養所であった多磨全生病院（のちに多磨全生園と改称・東京）、北部保養院（のちに松丘保養園と改称・青森）、邑久光明園（岡山）、大島青松園（香川）、九州療養所（のちに菊池恵楓園と改称・熊本）が国立療養所として移管された。その後も国立療養所の建設は続き、１９４５年に駿河療養所（静岡）、１９５３年に奄美和光園（鹿児島）が設立された。

（４）多磨全生園の敷地は、１９２２（大正11）年には２万３５３坪、１９２３（大正12）年には４６６４坪、１９２７（昭和２）年には２万５１６３坪、１９３１（昭和６）年には９４７３坪、１９３７（昭和12）年には９４１８坪、１９３８（昭和13）年には１万７坪がそれぞれ拡張された

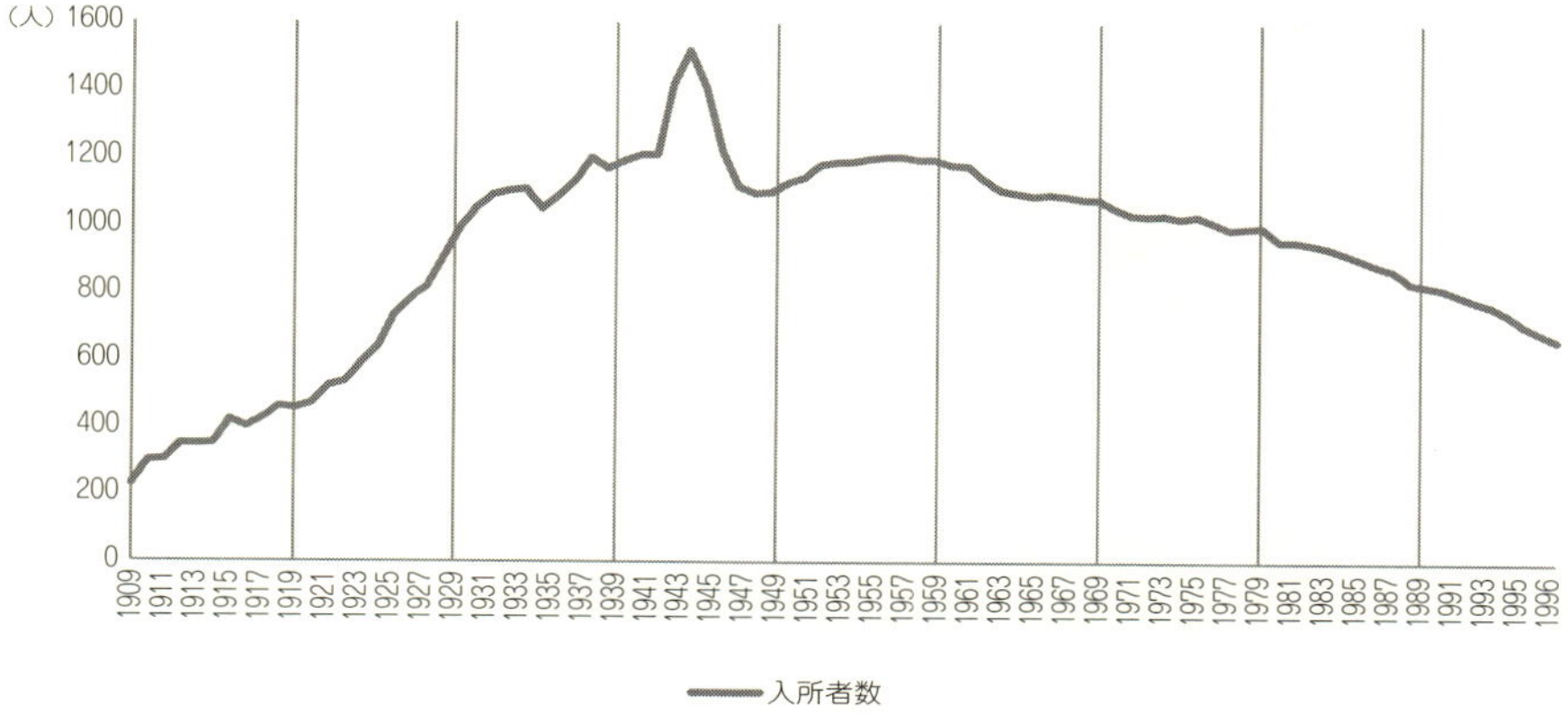

図1－4　多磨全生園入所者数の推移

表1－1　軽症成人男子の一日

6:00	起床・部屋掃除
7:30	朝食
8:00	患者作業開始
11:00	患者作業終了
12:00	昼食
13:30	治療
14:00	自由時間
15:30	夕食
16:00	自由時間
21:00	就寝

（図1-3参照）。

（5）図1-4は「開院以来の入所者異動状況」『倶会一処《くえいっしょ》』および「統計資料入・退所、男女別患者数の年次推移」『多磨』を元に作成し、1909年～1996年までの多磨全生園における入所者の推移を表した（多磨全生園患者自治会 1979：276）（多磨全生園自治会『多磨』編集委員会 1999：152）。

（6）私立目黒慰廃園とは、キリスト教米国長老教会による宣教師ゲーテ・ヤングマン女史によって、東京府荏原郡目黒村に設立されたハンセン病患者に対する療養施設である。設立当初は宗教的な側面から患者への精神的な慰安を与えることに主眼があったが、その後医師を配置して医療的治療にも力を入れるようになった（山本 1997：33）（好善社 1978：67-74）。

（7）私立身延深敬園とは、日蓮宗僧侶である綱脇龍妙《りゅうみょう》によって、山梨県南巨摩郡身延町に作られたハンセン病療養所である。国立療養所において様々な許されない恋に落ちた者たちの駆け込み寺としても利用されていたという（大竹 1996：52）。

（8）1940年頃の患者たちの一日のスケジュールは以下の通りである。ただし、食糧不足が深刻な戦時中や戦後しばらくの間は、野菜や陸稲などの生産に携わる患者作業は午後も引き続き作業となった。また1941年から子供たちの学校は一日授業となり、互恵会から救済金（援護金あるいは特別補助金ともいわれていた）を支給されるようになったと聞いている。上記の表1-1はインタビューで得た情報をもとに作成した。また27ページの図1-5は調査協力者より提供してもらった。地図内の黒丸印「●」は井戸があった場所だと教えてくれた。

（9）本書における患者による生活組織の自生的な生成への着目は、あくまで国によって計画された収容施設に限定している。というのも社会に行き場を失った患者たちが集まり、村やコロニーを形成したという記録は世界的にみると多数存在している。たとえば日本においては、草津・湯ノ沢村（のちに栗生楽泉園へ吸収）、熊本・本妙寺周辺にあった患者集落（のちに菊池恵楓園へ吸収）などがある。また海外でもハンセン病に関する伝統的な疾病概念による偏見によって、現在もコロニーという形態をとって患者およびその家族などが生活しているところがある。一方韓国では終戦後、日本の植民地政策の一環のなかで開設されたハンセン病療養所は解放されたが、ハンセン病に対する差別や偏見がその後の快復者の社会復帰を困難にさせていた。そのため1960年代以降、集団である土地に入植させ農業や畜産によって生計を立てさせる定着村が作られたが、この場合は生活組織を計画的に利用した社会復帰政策と考えられる。

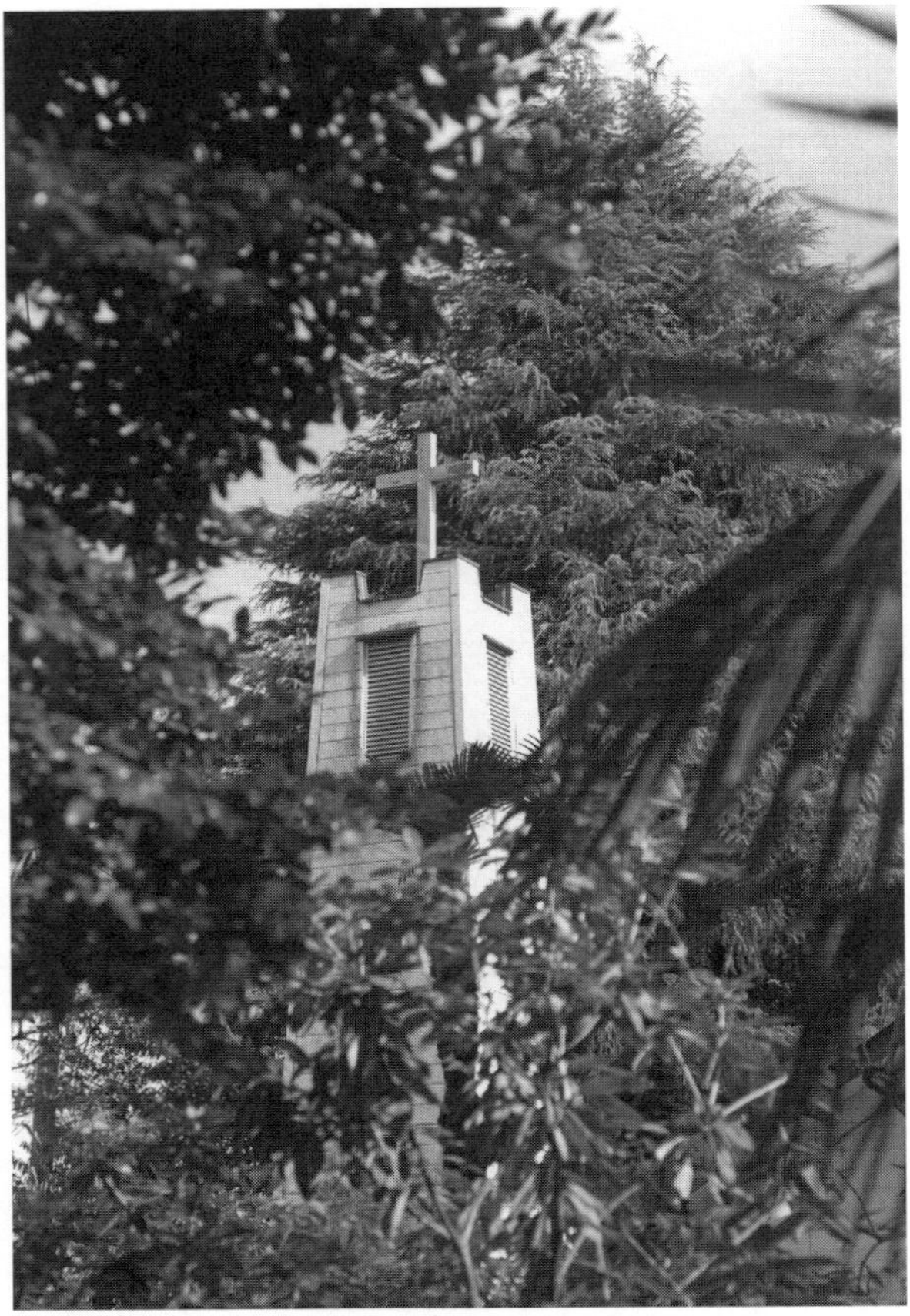

戦後建てられた日本聖公会の礼拝堂

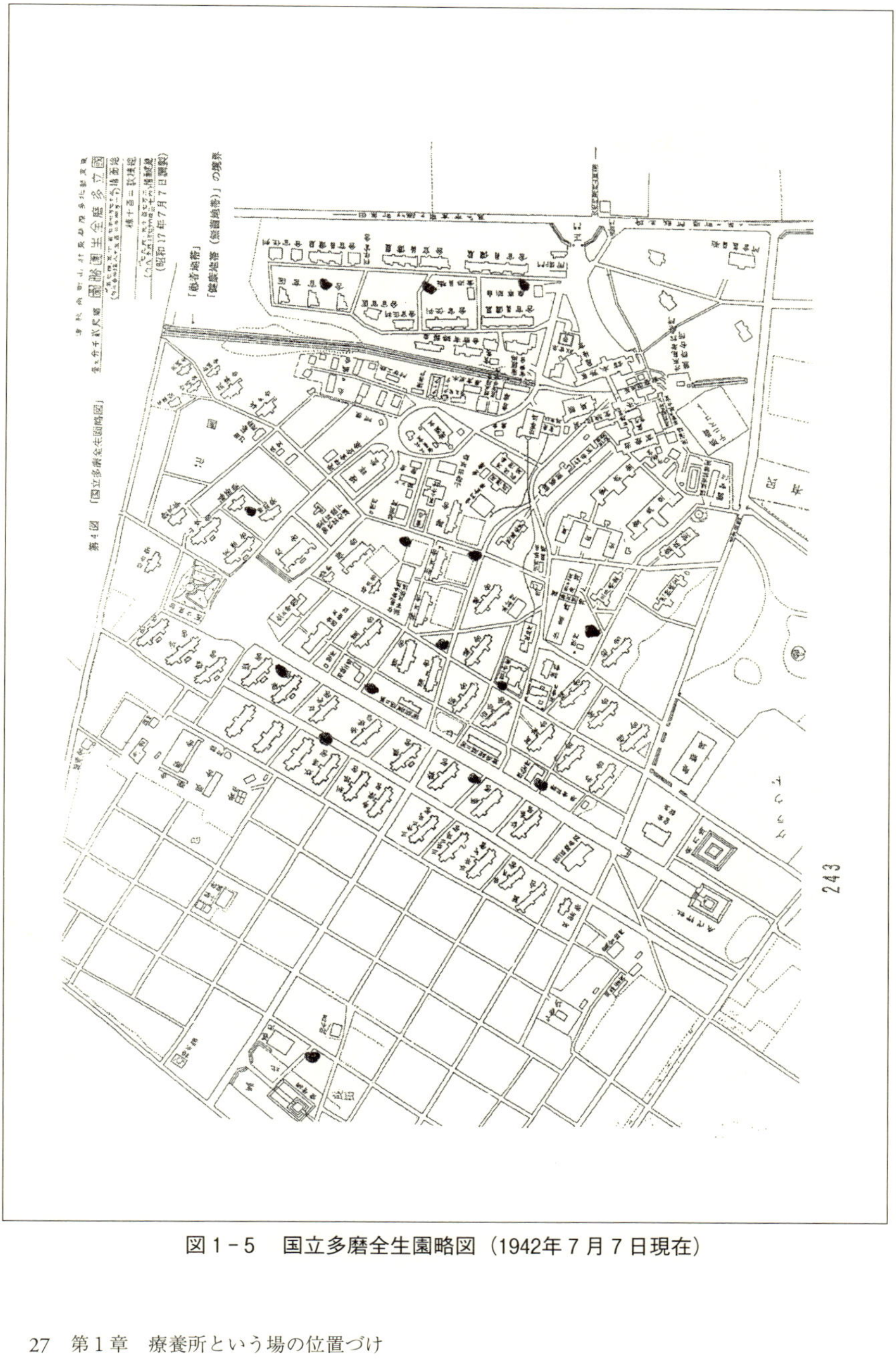

図1－5　国立多磨全生園略図（1942年7月7日現在）

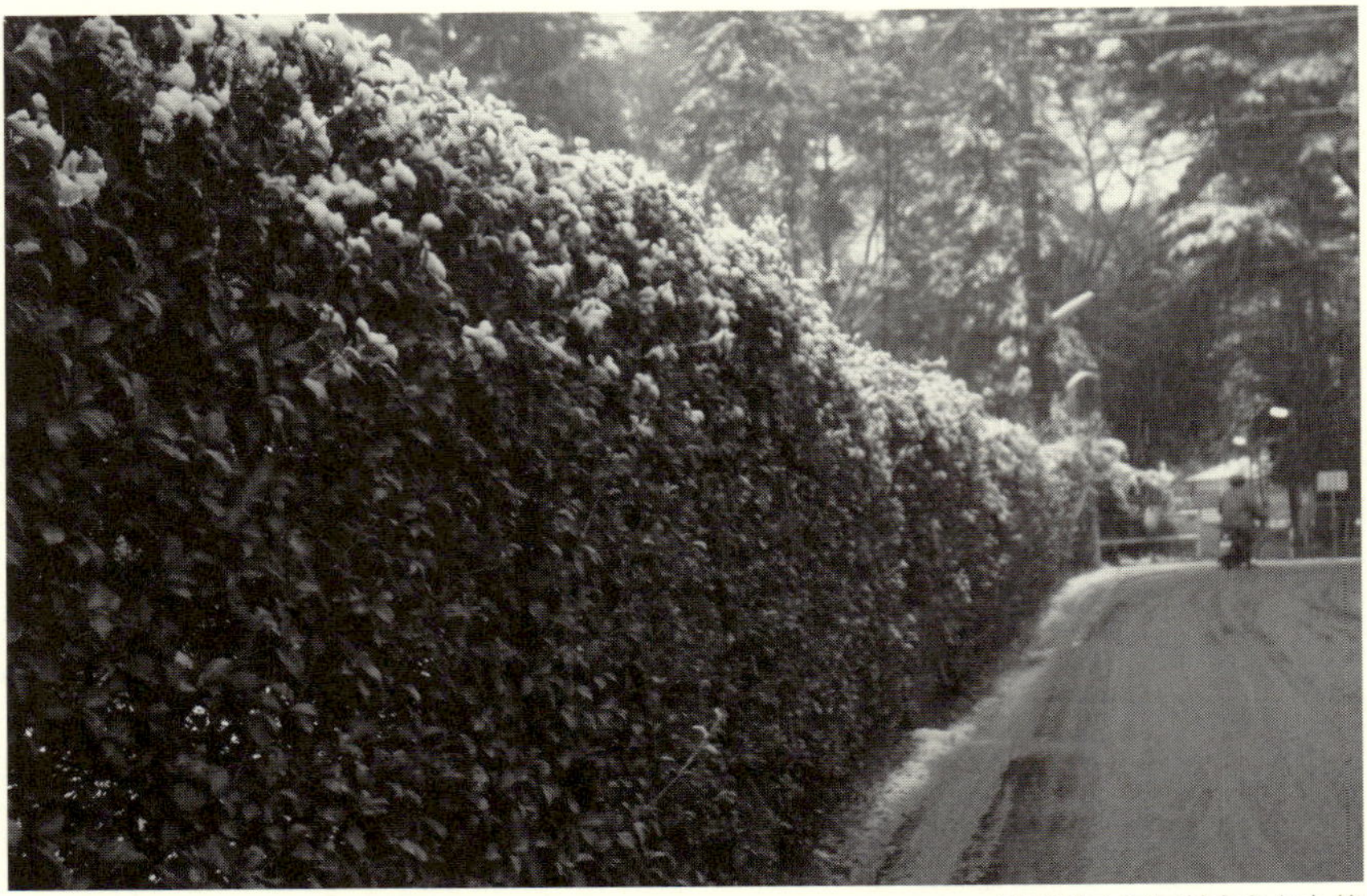
逃走防止用に植えられた柊

戦前、患者が建てた永代神社

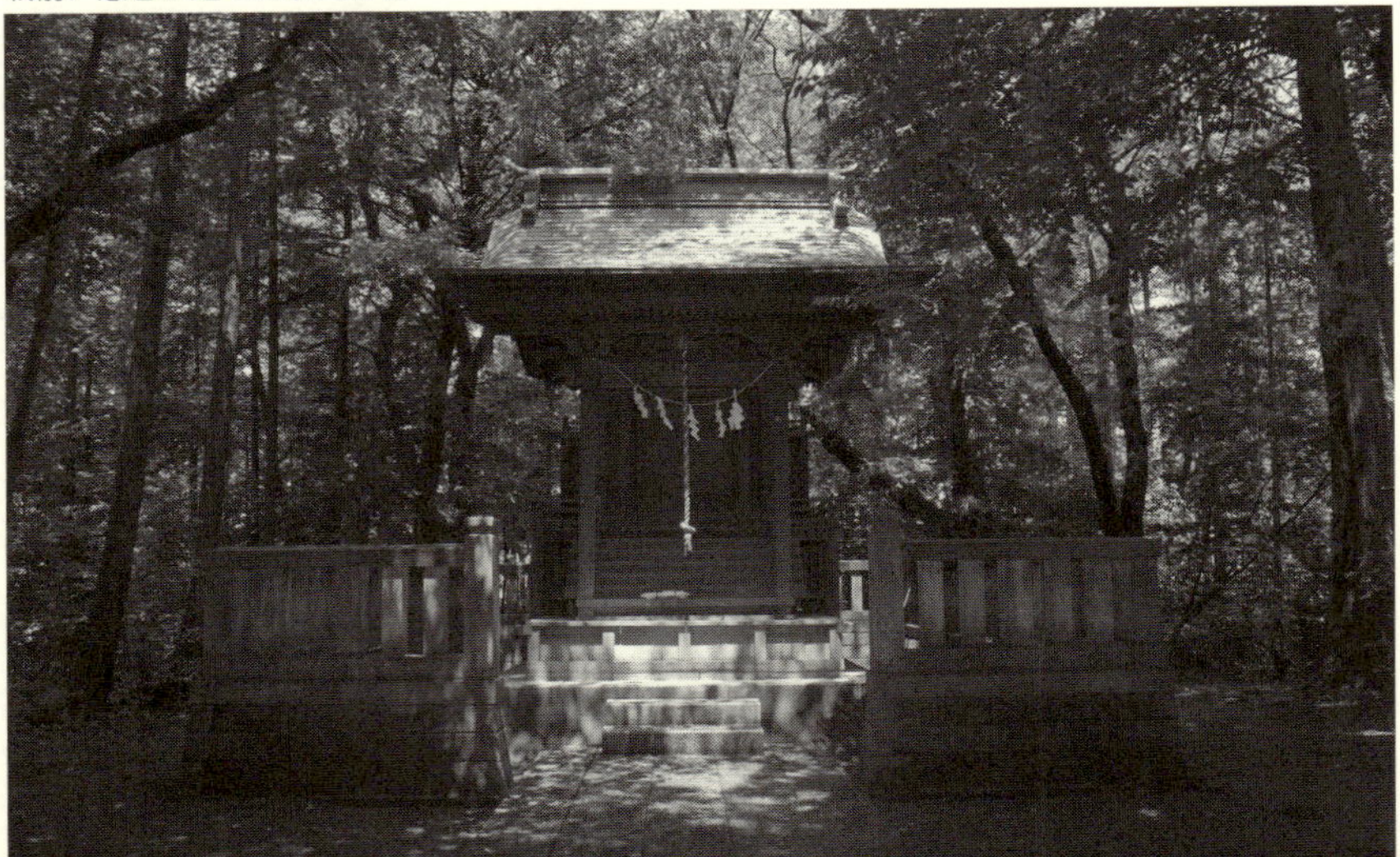

第一部

生活の語りからみる
患者文化の諸相

本書では療養所を「全制的施設（a total institution）」と位置づけている。「多数の類似の境遇にある個々人が、一緒に、相当期間にわたって、包括社会から遮断され、閉鎖的で形式的に管理された日常生活を送る居住と仕事の場所（Goffman 1961a=1984：v）」。このような場所を全制的施設と定義し、その組織の機能や構造、被収容者の適応について分析したのはアメリカの社会学者、E・ゴフマンである。彼の分析によると全制的施設は、被収容者の生活の全局面がある場所でひとつの権威に従って支配されているため、彼らは日常活動の様々な局面において同じ扱いを受け、同じことを同時に行うように強いられるのだという。さらに個々の活動の全体は職員による明示的な規則体系によって強制されており、その活動は当該施設の公式目標を果たすように意図的に設計されているのだと主張する（Goffman 1961a=1984：6）。

ゴフマンは具体的なイメージを想起させるために、全制的施設に該当する5つの既存の施設を次のように分類している。第1に盲人、孤児、なんらかの障害のある者、老人など「能力を欠き無害と感ぜられる人びとを世話するために設置されている」施設、第2に結核療養所、精神病院、ハンセン病療養所に代表されるような「自己の意志とは関係なく社会に対して脅威を与えると感じられる人びとを世話するために設置された」施設、第3に刑務所、矯正施設、捕虜収容所、強制収容所といった「社会に対して意図的危害を加えることがあると感じられている［人びとから］社会を守るために組織された」施設、第4に寄宿学校、兵営、船舶、合宿訓練所という「何か仕事らしいことを効果的に遂行することを意図して作られた」施設、第5に僧院、修道院など世間からは隠棲の場所として設置され、宗教人を養成・訓練するための施設である（Goffman 1961a=1984：4－5）。本書で対象とするハンセン病療養所は、第2のタイプに位置づけられる。このようなゴフマンが定義した全制的施設では、被収容者の生活は運営組織によって包括的に管理されていることが基本にあり、被収容者たちによる集団的な活動は施設運営の妨げになるために極力弾圧することが一般的であると論じられている（Goffman 1961a=1984：201-204）。

しかし本書で取り上げる多磨全生園では、患者作業などによる相互扶助関係、園内結婚の夫婦関係、他人同士で結ばれた擬似的親族関係などの様々な社会関係が形成され、さらに患者自治会、県人会、宗教団体、趣味やサークル活動などの生活組織が存在する。これらの社会関係や生活組織は自給自足の生活体系から形作られたものである。彼らは以前の馴染みある外部世界の文化コードを援用して、新しい療養所という自然条件や社会条件に適応していったのである。本書ではこのような社会関係や生活組織、そしてこれらの形態を支える人々の集合的な意識に着目して患者文化を捉えることを目的としている。また今もなお人々の記憶のなかで生き続けている文化を捉えるためにアルヴァックスの集合的記憶論を用いている。まず第一部本編に入る前に集合的記憶論を3つの特徴から説明しておきたい。

集合的記憶論の一つ目の特徴は、記憶の社会性への指摘である。記憶を個人の主観的経験や内的経験とみる常識的な見方に反して、社会的なものとして個人の外側に位置づけて捉える点に、アルヴァックスの理論的独創性があるといえる。アルヴァックスのいう記憶とは、他者にも存在する共通のイメージや観念を出発点とし、互いの相互作用を通じて、再認と同時に再構成されていくものである（Halbwachs［1950］1997=1989：17-19）。つまり記憶とは社会的に共有された資源であり、人々はその資源を動員して過去の様々な思い出を組織化しているのである。

そして集合的記憶は現在の活動を基盤とし、その活動にあった具合に加工されながら再構成しうるもののみが存続するのだという。ゆえに記憶とは静止した存在ではなく、常に変動的で可変的である。記憶の現在性への着目が二つ目の特徴である。

さらにこの記憶が活動を行う現在において表象されるためには、過去に関する概念となる枠

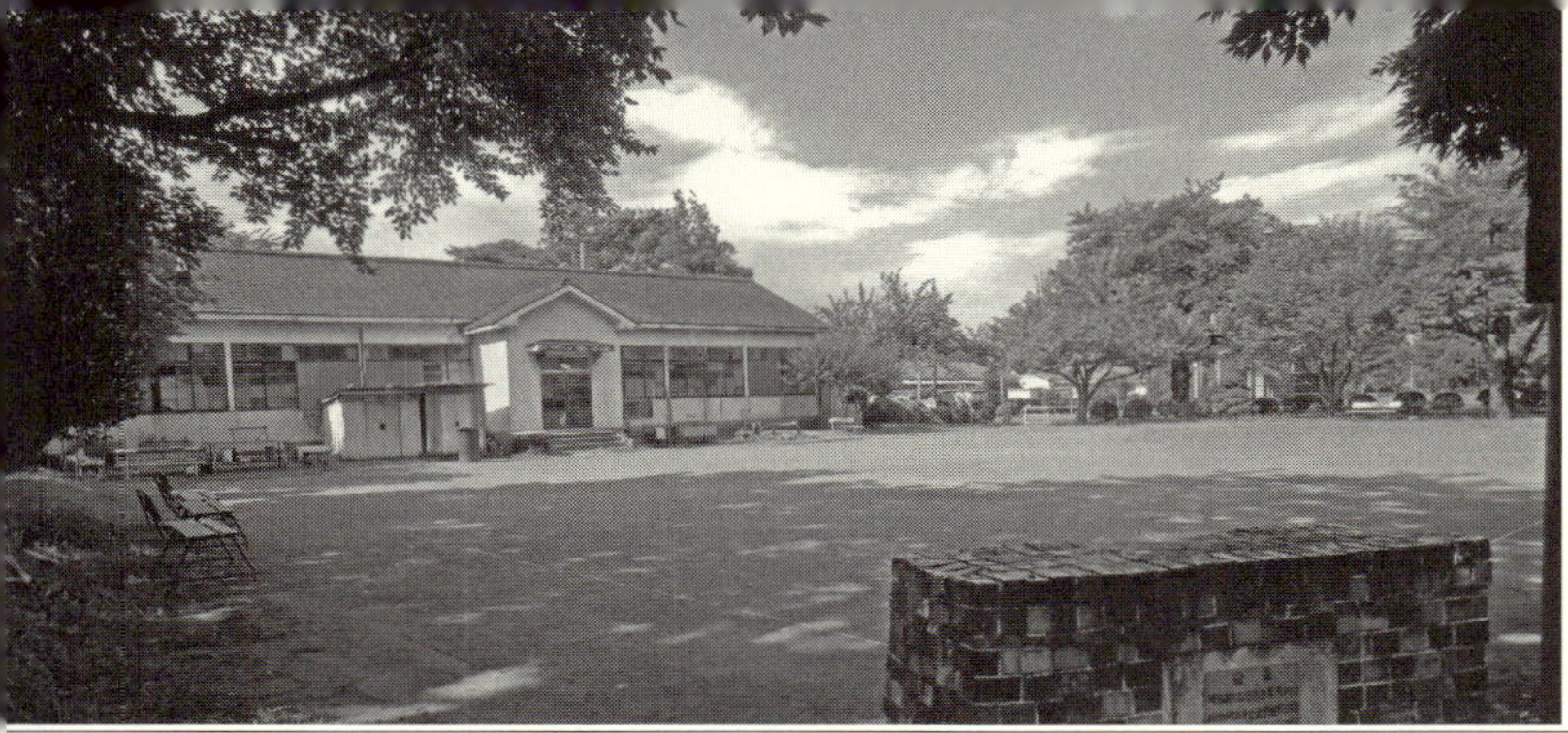
複式学級で
授業を行っていた
全生学園

を必要とする。アルヴァックスによれば、集合的記憶には過去に関する概念からなる枠と、現在を起点とする合理的活動がなければならないという。つまり記憶が色彩豊かで情緒的な内容を再現するためには活動がなければならない。この記憶の枠と合理的活動が三つ目の特徴である。つまり集合的記憶とは〈今・ここ〉の時点に規定されつつ、過去の概念からなる枠を用いて、個人が集合的な思考の流れに身を置いて経験を振り返るという活動が結実したものである(Halbwachs［1925］1952：279-281, 289-292=1992：173-175, 182-185)(1)。

とりわけアルヴァックスがいう集団の記憶の枠とは、生活に根ざした日常的な諸集団の文化構造の中で継承されている集団特有の枠のことである。そしてこの枠は集団のメンバーに分有されることによってのみ存続しうるのである。

次に語りを分析していくにあたって、ひとつ明示しておきたいことがある。本書で用いている語りのデータは筆者が行ったインタビュー調査によるものだが、このインタビューでは歴史学で扱われる出来事の連続性という制度的な時間よりも、患者集団による集合的な時間の流れに注目して行われている。そのせいか調査協力者の語りからは、戦前と戦後の差異を明確に位置づけることはできなかった。もちろん経済構造や政治形態など一般社会の制度的な変化は、療養所内にも影響しており、たとえばその様子は患者たちによるプロミン獲得運動や癩予防法闘争といった患者社会における歴史的出来事と共に語られていた。しかし日々の生活に根ざした活動は、その一つ一つの出来事が歴然とした区分をなして語られるのではなく、繰り返された日常としてただぼんやりと不規則に語られていた。つまり生活の語りでは出来事の差異性よりも類似性や同一性が強調され、変わらなく過ぎていった時間がむしろ意識されるのである(Halbwachs［1950］1997=1989：87-99)。それゆえに本書で用いている語りには、戦前と戦後のものが混在している。ただし語り手の年齢や入所時期といった背景をもとに制度的時間との比較を行ってみると、語り手は１９３０年代後半あたりから１９５０年代くらいの生活を思い出しながら語ってくれたものと推測している。この時期は彼らにとって〈あの頃〉として象徴化されている時代のように感じられた。また生活組織について熱く語ってくれたのは、多磨全生園入所者における平均年齢かそれ以上の古い世代に属する人たちであった。

　では各章を紹介しておこう。

　第２章では全制的施設における被収容者個人の適応を取り上げる。入所した被収容者たちに求められたのは施設運営組織の枠に基づく患者カテゴリー規範への適応だけではなかった。彼らは患者組織の枠に基づく患者カテゴリー規範への適応も同時に求められた。本章はそれぞれの集団の枠が求めた個人の適応について分析したのち、患者組織への適応を個人がどのように捉えているのかについて論じたい。

　続いて第３章では生活組織の中心的存在である患者自治会を取り上げる。患者自治会は施設運営の補助機関として出発した組織であったが、療養所の収容人数が増加するにつれて徐々に自治を獲得していった。患者自治会はどのような活動を通じて自治を行っていたのか、その具体的な内容を押さえながら一般患者および管理運営組織に対する患者自治の役割について考察する。

　第４章では療養所内の生産物に着目し、患者たちの生活活動そのものを描くことに重点をおいている。療養所という場でありながら運営費の切迫によって、養豚、養鶏、酪農、果樹栽培、園芸、製茶、養蚕、穀菽《こくしゅく》、竹工、木工、鉄工、ミシンによる洋裁、製菓、患者相手の売店と、患者たちはあらゆる作業に従事した。彼らはそのような営みを通じて、施設運営組織から与えられたものを借り物ではない自分たちにあったものへと作り替えていったのである。本章では療養所内の生産物における生産・分配・共有の諸相に対する彼らの意味づけについて記述し、患者集団の共同性を支える価値について論じることを目的としている。

第5章では患者たちの相互扶助を根底から支えていた看取りを取り上げる。本章では賃金が発生した患者作業による看取りを公的な看取りとし、入所後の患者同士の親密圏において営まれる看取りを私的な看取りと便宜的に分類した。後者における私的な看取りでは県人会や宗教団体といった患者集団内の生活組織が重要な役割を果たし、個人に人間らしい最期を提供していた。そして臨終という場においては公私の看取りの区別なく、共に「療友」に哀悼の意を示し、あの世への旅立ちを見送っていた。このように患者たちの看取りは、相互扶助という固有の価値を醸成させる実践的な営みであったが、時とともにその形態を変えていく。第5章はこの看取りの営みを時代の変化とともに記述する。

注

(1) 枠に関する分析はアルヴァックスの『*Les Cadres sociaux de la mémoire*』(1925) のなかで主に展開されている。また概念的整理はすでに林、大野、浜、翁川、金で詳しく論じられている（林 1957）（大野 2011）（浜 2000）（翁川 2006）（金 2010）。特に片桐雅隆は自己論から記憶を論じる際に、アルヴァックスの集合的記憶論とグブリアム&ホルスタインらの制度的自己論を取り上げ、それぞれについて検討を加えている（片桐 2003）。また従来記憶の枠には「時間」「空間」「言語」の3つの特徴が指摘されているが、筆者はアルヴァックスの記憶の枠とは〈今・ここ〉における対象を知覚する枠組であり、かつ知覚された対象を意味づける認識の枠組と考えている。

第2章　相互扶助と統治

患者組織形成期における集団への個人の適応の側面から

第1節　はじめに

本章では療養所という管理運営組織と患者たちによる生活組織が交差する状況のなかで、患者個人はどのような適応を示していたのかを考察する。生活組織を通じて作り出された患者文化に限らず、文化というものは個人の意図と無関係に維持更新されることはありえない。先代から受け継いだものを活動を通じて作り変え鍛え上げ今という状況に適応しようとするとき、はじめて人々は借りものでない自前の文化を生きることになる。そして文化を個人の側面から捉え直すことは、どのようにして個人は自己のイメージと外的な現実とをつなぎあわせ、おかれた環境に能動的にかかわろうとするのかという問いに答えることでもある。

まず本論に入る前に、患者たちによる生活組織と類似する特徴をもつ社会集団を比較検討し、個人の適応という視点から患者たちの生活組織の特徴を素描しておきたい。

患者たちによる生活組織は患者同士が互いに助け合うという特徴から、多様な疾患のセルフ・ヘルプ・グループ活動と比較することが可能である。この分野の研究においては、ハンセン病患者運動は日本における初期のセルフ・ヘルプ・グループ活動と位置づけられている（久保・石川 1998）。通常セルフ・ヘルプ・グループとは、経験の分かち合いや回復への企図などある目的をもって組織された集団であり、その集団に対する個人の適応はむしろ自由意志に基づく（岡 1999）。それに対して患者たちによる生活組織は、自らの生活そのものを安定的に維持していくために発生し、付添作業などの義務的な作業や患者作業における生産活動を通じて自分たちの生活を支えるという特徴をもつ。この点はセルフ・ヘルプ・グループ活動として通常考えられる範囲を大きく超えている。さらに集団に対する個人の適応は、退所しないかぎりある強制力をもって個人に働きかけていた点から、従来のセルフ・ヘルプ・グループ研究の枠では捉えきれない側面をもつ。

また患者たちによる生活組織の構造的・機能的側面に着目すると、村社会の生活組織に多数の類似点がみられることに気づく。閉鎖性の強かったかつての村社会は、環境に規定され自己完結的な生活体系が成立しており、そのなかでは相互に扶助しあい、共同性が高い生活組織が存在していた（鳥越 1985）。しかし村社会の生活組織への包絡は、個人にとって所与の存在であった地縁血縁に基づいているのに対し、患者組織の生活組織への包絡は、意識的に形成された同病者意識に基づく。ゆえに個人の集団への適応の視点で捉えるならば、村社会の生活組織とはこの点が大きく異なる。

以下では次の点を中心に検討を行いたい。まず①なぜ隔離収容を目的とする管理運営組織と患者の生活組織という異なる原理からなる組織形態が併存することができたのだろうか、この背景や条件について考察したい。そして②今日これらの組織の文化コードへの順応を人々はどのように語るのか、その意味づけについて記述する。

第2節　管理運営組織の文化コードに対する個人の適応

最初に管理運営組織の文化コードに基づく患者カテゴリー規範と、この規範に対する個人の適応についてとりあげる。

そもそも全制的施設とはその施設に定められた目的にそって、被収容者に対する合理的な管理運営を行う施設である。そのためどんな全制的施設においても、最初の目標は様々な差異をもって入所してきた被収容者を、管理上扱いやすいように施設側の文化コードにそった患者カテゴリーへと適応させることである。ちなみにこのような施設が強要する適応に対して、被収容者個人の主体性は問題とされない。

では多磨全生園ではどのように実施されていたのだろうか。全制的施設としてハンセン病療養所を捉えるならば、全生園にあっても同様に、いかに早く新参患者を管理運営組織の文化コードへ適応させるかが目標とされていた。目標というと大げさに聞こえるならば、療養所の患者としての生活に早く慣れてほしいという配慮と言い換えてもよいだろう。また全生園は国立療養所であることから、国が定める規定にそって作られた施設である。そのため国家のハンセン病政策の理念を反映し、その目的のもとで合理的な管理運営を行う施設であり、管理運営組織の文化コードには多分に国家のハンセン病政策に関する文化コードが反映されている。

以下では管理運営組織の文化コードへの適応を①入所体験という儀礼――屈辱的な経験、②療養所だけで通じる偽名の使用――一般社会からの離別、③古参患者に対する汚染源という意識――病者としての自覚の3点から検討していくことにしたい。

1　入所体験という儀礼――屈辱的な経験

入所手続きは収容病棟での一週間の隔離期間内に行われる。隔離施設にあって、さらなる患者の隔離を必要としたのにはそれなりの理由があった。ひとつはハンセン病の診断に誤診がないかを確かめることであり、また新参患者が集団生活に入る前に身辺清潔を徹底することであった。もちろんこれ以外にも入所に関する書類の作成、支給品の配給、部屋の割り当てといった一連の手続きがこの期間内に行われた。

一方新参患者にとってはこの隔離期間は、最初の衝撃として受けとめられていた。誤診のないようにという診察は患者たちのわずかな望みを打ち砕き、汚染された感染症患者としての扱いは彼らに屈辱感を与えた。

Pさんのエピソードはその一例をよく示している。田舎育ちのため公衆浴場を経験したこともなかった自分が、18歳という多感な時期に若い看護師の前で裸になって入浴した。彼はこのことがいかに恥ずかしい経験であったかを次のように語った。

＊：三井病棟（＝収容病棟）のときにはお風呂に入れられたりは？
P：入れられた。若い看護婦さんでね、若い俺にしてみればきれいなお姉さんだよね。お姉さんがそこについてて、「お風呂に入りなさい。全部脱ぎなさい」って。田舎にいて、まだ銭湯に行ったことがない、見ず知らずの女性の前でお風呂に入れるわけがないんだから。「出なさい」って俺、けんかふっかけたの。私、入った記憶がありません。(1)

いまではすっかり療養所に馴染んでいるPさんだが、語りのなかで登場する新参患者当時の自分は、一般社会での解釈枠組をもって異性の前で入浴するという出来事を一種の降格儀礼と感じとったと位置づけている。

このような患者に対する入所直後の入浴処置は、衛生上の問題から行われたことだった。同時に患者が入浴に際して脱いだ服は、消毒のためにいったん施設側へ渡すことになっていた。施設側は支給品である単衣《ひとえ》の着物を、他の品よりも早く彼らに渡し使用するように促すのであった。もちろん支給された着物は私物の着物などとともに、療養所生活のなかで着用することができた。施設側からの支給品はこうした着物にはじまり、寝具や歯ブラシなどの物品にまでおよび、消耗度の高い順から随時新しい物へと交換された。この実施は仕送りの少ない患者への配慮として行われていたことだったが、これらの物品は性質上種類も少なく、一様に配給されている施設内で標準的な物である。また売店で売られている品にも限りがあり、使用する物品によって他者と差異をつけることはほぼ不可能であった。特に支給された単衣に関しては患者たちの間では「うどん縞」と称され、その様子がまるでユニフォームのようだといわれていたほどである（多磨全生園患者自治会 1979：142–143）。

2　療養所だけで通じる偽名の使用——一般社会からの離別

ハンセン病療養所において偽名を用いる目的は、家族および親族へと差別が拡大しないためであった。当時は不治の病い・遺伝病という世俗的なうわさにより、ハンセン病への社会的差別・偏見は激しく、偽名の使用はその対処策であった。はじめは患者個人の営みだったが、時代を経るごとに偽名使用の目的を施設側も理解するようになり、やがて入所の際の事務手続きのひとつになった。[2]そうなると今度は本人がその必要性を感じる前に、施設職員、古参患者たちや患者の家族によって先取り的に勧奨されるようになっていた。

12歳で入所したEさんは、偽名を名乗るようになったエピソードを次のように説明してくれた。「同じところからきてる人がいるかもしれないから」。郷里に知られるのは困るという理由で、親は自分に「小林しのぶ（仮名）」と新しい名前を与えたのだと語る。

＊：ご自身名前が変わるとどうでした？

E：戸惑った。返事しないこともあった。フフフ。当分は変な感覚。

＊：「小林しのぶ（仮名）」っていうお名前は気に入ってた？　前の名前の方が気に入ってた？

E：やっぱりね、最初に自分の親がつけてくれた、自分の本当の名前は、「山本みつ子（仮名）」なんですよ。

＊：そのお名前に慣れるのに時間がかかりました？

E：ちょっとね。

＊：いやって気持ちは？

E：ん、いやって気持ちは。もう、なんていうか仕方ないっていう気持ち。もうそういうもんなんだなって。親がそういってったんだから。[3]

入所時にある程度の年齢になっていれば、偽名を自分で考えることもある。Jさんは最初に入所した療養所で、古参患者の女性から偽名の使用を勧められた。「みよこ（仮名）」という名の響きがかわいかったので、それを自分の偽名にしたのだと話す。

J：（患者自治会）人事係の（夫をもつ）奥さんが、あのぉ、普通の娘の一般舎に入ったときに、「ここに入ったときには本名は使わない方がいい」っていわれたの。なんで本名使わない方がいいのか不思議だったですよ。やっぱり、伝染病だから本名使えないのかなって思って、「名前、変えた方がいい」っていうから、私、勝手に「田中（仮名）」なんだけど、「田口みよこ（仮名）」って、「みよこ」って名前がかわいいもんだから、自分で勝手につけて。で、勝手に「田口みよこ」にしたんですよ。[4]

いずれにしても施設職員、家族や古参患者たちは、新参患者たちが早く施設の文化コードに適応できるようにと善意をもって勧めるのである。しかし患者自身にとってみれば、偽名の使用は一般社会からの離別として受け止められた。もちろん社会からの離別は入所という物理的に閉鎖された環境へ身を置くことによっても生じるが、名前の変更は象徴的な出来事であった。つまり彼らにとって偽名の使用は、一般社会で築いてきた自己と決別し、療養所という新しい環境で新しい自己を受け入れることを意味していた。

3　古参患者に対する汚染源という意識——病者としての自覚

多磨全生園で新参患者たちが感じる著しい汚染はほかでもない、同病者からである。Jさんは新参患者として入所する自分を出迎えにきてくれた数人の古参の患者を見て、「化け物」のようだったと振り返る。

J：ほんとに、なかなかこの社会じゃ見られないような、すごい人ばっかりでしょう。なんか私、化け物屋敷に来たみたいで、怖かった。とにかく、怖かった。顔がね、普通じゃないでしょ。顔がね、整っていない。もう怖い。化け物屋敷に来たみたい。震えてましたよ。(5)

特に新参患者たちが汚染と感じる代表的なものは、共同浴場での入浴である。当時は病状が進み皮膚が化膿した者も含めて、多くの患者がひとつの浴場を利用した。そのため風呂のお湯はひどく汚れていた。

P：お風呂はいるのがはっきりいって嫌でした。お風呂に。軟膏というか、ばんそうこうなんていうのがあってね。それで自分は、田舎（者）だから銭湯に行ったこともないし、自分の内風呂に入っていたくらいだから。そんな大勢で入るのがね。遅く行ったのかな、いや、早く行くとみんなきれいなのに入りたくて、早く行ったんじゃないかな。だから早く行くと込んでる。ゆっくり行くとなると汚い。それでもう、傷のある人と入ってい

ると、自分もハンセン（病）なんだけど、うつるような気がしちゃって。それがいやなような気が自分にもあった。(6)

Pさんのように古参患者と共に入浴することで「自分もハンセン（病）なんだけど、うつるような」気がしたという感想をもつ新参患者は多い。そもそも古参患者たちの存在は、自己の病いのスティグマ性を再認識する機会でもあった。つまり古参患者が自己の聖域を侵す汚染源であるように、一般社会においては自己がその汚染源になるのだと気づくのである。

Mさんは自分がハンセン病であることは、病気の発覚や入所勧告などを通じて知っていたが、それがどのような社会的意味を帯びているのかを理解したのは、むしろ療養所のなかに入ってからだと話してくれた。

M：散歩するでしょ、来た当時は、なんにもすることがないから、出て歩くわね。そこらじゅうを。そしたら不自由な人を見るよね。「田中（仮名）さん、あの不自由な人たちを見なかったか」っていわれたらね、「ん、そういえばね、なんだか足が不自由だったりね、なんだか手がこうなってたりしてる人がいて」って、「それが『らい』だよ」っていわれた。「ああ、じゃあみんなああいうふうになるんかな」って。自然にわかってきた。ああ、この病気って怖い病気なんだな。だから親たちが、「これで最後だぞ。手紙のやりとりもできないぞ」ってことはそういう意味だったのかって。(7)

この汚染の体験は単に自己の非聖化をもたらすだけでなく、施設側の文化コードに従った患者役割を学習する機会となった。つまり自己を社会防衛として隔離される対象であると認識し、療養所内で生涯を終える境遇を受容するのである。

第3節　患者組織の文化コードに対する個人の適応

新参患者たちはまもなくここが隔離施設であると同時に、生活の場であるということを実感する。Kさんは、その様子を次のように語った。

Ｋ：とにかく大勢いるもんだなって思ったよ。あの頃、１２００人いたんじゃないか。配食室からトロッコで食事が運ばれてくるんだよ。「へぇ、大勢来るもんだな」って、見てて。まだ（収容病棟から）外出許可にならんから、「いかん」って。（許可が出て）そこらいってみたら広い同じ寮舎があるだろう、「へぇ、すごいなぁ」って思ったよ。売店があり、学校がありなにがありなぁ。驚いたよ。同じ家だからね、家並みも同じだから（最初の頃は）一回自分の家に帰れなかったことがあるんだよ。ほんとよ。(8)

本来、全制的施設は被収容者管理を主たる目的とした管理運営組織であるため、この組織の文化コードが個人の適応に鋭く介入してくる。ところがハンセン病療養所においては、相互扶助に基づく患者組織の文化コードも、個人の適応に深くかかわっている点に特徴がある。

以下では患者組織の文化コードへの個人の適応を①同郷のつながり――持ち込まれる一般社会の属性、②相互扶助と役割付与の患者作業――関係を作り出す営み、③根付きをもたらす園内結婚――相互扶助組織への包絡の強化の3点から検討していくことにしたい。

1　同郷のつながり――持ち込まれる一般社会の属性

ゴフマンの定義する全制的施設では、外部世界でのあらゆる差異を持ち込まないことが必然とされた（Goffman 1961a=1984）。しかし多磨全生園ではそれらと異なる実態がみられた。つまり一般社会での属性を持ち込んで、新たな社会関係が再構築されていたのである。

縁もゆかりもない他人同士が新しい環境のなかにおいて関係を築いていくには、何かのきっかけが必要だった。その最たる契機が地縁であった。地縁といっても互いに面識のある村社会的な所与の地縁のことではなく、同じ郡部、県北部等といった広域がその対象であった。それは出身地域が近いことで互いの利益を生み出すということではなく、ただ関係形成のきっかけに過ぎなかった。次のCさんの語りはそのことをよく示している。

C：土地柄が近いからかな。やっぱり、「どっから来た」っていうと「○○（県）から来た」っていうと、「俺はどこどこだ」ってよく話しするらしいんだね。

＊：そういう人たちっていうのが、

C：今はもうそうでもないけど、昔は同県人っていうと、割と「ああ、あそこからきたのか」って、そんな近くなくてもわかってるじゃないの。隣の村の人だとか、「いや、あっちのとこだ」なんかといって。

＊：それで仲良くしてもらって、

C：そそ、「ウチはａ（地方）の方だけど」、ｂ（地方）のおばさんは、「あ、近い」だのなんだのって。で、県人会、一緒だと結構仲良くなるんだよね。そういう人たちに支えられていたり、頼りにしてもらったり。(9)

この地縁による親密な関係の再構築は、入所した比較的早い時期から開始される。というのも入所体験は新参患者たちにとって大きな衝撃であり、強い不安や緊張をもたらす。新参患者たちの最初の課題はここでいかに自己の精神的安定の確保をするかである。彼らは早くそれを解決して安らぎを得たいと感じ、小さなきっかけにすがる。一方不安感や心細さを与える入所体験は、古参患者たちも一度は経験した身である。さみしい思いをさせないようにと、新参患者が入所したその日のうちからあたたかいもてなしを提供する。

Kさんは今でも続く患者同士の病棟訪問は「一日の最後のおつとめ」だと話す。患者同士が助け合うのは「生きる義務」だと捉え、たとえ子供であってもこの義務は果たさなければならないと強調する。

K：だいたい、その晩にね、新しい人が入ると各集団（＝患者たちによる生活組織）の役員とかがな、とにかく病棟訪問というのがね、園に住んでいる人の一日の最後のおつとめだったんだ。病棟、たくさんあって、それを見舞って、自分たちの知り合い、知り合いってみんな知り合いなんだけど、近しい人たちを一日の最後に見舞って、それで行って寝るってことが百合（舎）の子供でも、いわば強制でもないけど、生きる義務みたいだったな。

＊：何時間もかかるでしょ。

K：かかる、かかる。…〈中略〉…そそそ。飯食って、夕飯食って、今と同じ時間だよ。で、病棟訪問にいくさ。(10)

この地縁に基づく関係は個人が何かに困ったときには相互に扶助し合い、様々な便宜をはかり合う関係となる。たとえば古参患者が園のなかで主力な位置を占めているときには、若い患者が希望する患者作業へつきやすいように手配したり、結婚相手を世話してやったりと彼らを庇護する。代わって古参患者が老いたり、病床に伏したりしたときには、若い患者たちは彼らの看取りをそのお返しとして行う。このように地縁による親密な関係は、擬似的な親子関係あるいは親戚関係のような関係へと発展する可能性を秘めていた。こうした関係性は彼らが入所によって失うことになった家族や近隣集団といった親密な結合をもたらす第一次集団に対する代替的な関係でもあり、療養所のなかで安定的な生活を確保したいとする欲求を通じて生成されていった関係である。

2 相互扶助と役割付与の患者作業——関係を作り出す営み

外部世界の属性の持ち込みはひとつだけではない。同郷という属性以外にも、入所前に患者たちが就いていた職業を契機に療養所内での新たな役割が形成された。その代表的なものが患者作業である。

Cさんは戦前幼くして入所した患者である。戦後まもなく髪結いの経験をもつ女性患者の働きかけで、園内でパーマがかけられるようになった。そのエピソードのなかで作業への従事の様子を次のように話してくれた。

C：昔はだって、頭、結って、こんなん、してたじゃないのよ。木下（仮名）バアさんっていう、バアさんがやってたんだから。で、禿げてる人は、なんかこう、うまく隠してくれてさ、頭、結ってもらってたんだよ。その人がもとでパーマ屋もできるようになって。で、私ら、子供の頃はみんな床屋さんに行って切って、おかっぱさんに切ってもらった。

＊：それも、園（＝患者）の人がやってくれてたんだよね。

C：床屋さんもね、みんな、園（＝患者）だよ。みんな、患者作業で。

＊：そういう技術はどこで学ぶの？

C：だって、多少経験者もいるんだよ。…〈中略〉…そういう人がいて、教わってやる人やら、経験者だって入ってきて、そういうとこ就く人もいるし。だって、患者同士でだよ。「あれ、できないのかな」って声かけて、それで「できる」っちゃあ、きて、「こういう仕事どうだ」って、「やりたい」っていえば連れてきてやってたんじゃないの。(11)

これらの作業への就職は、同じ舎や同郷の先輩、各患者作業主任の新人勧誘によって決まっていくのが一般的であった。

また患者作業の内容は、多くの患者たちが必要とする仕事である。つまり作業は生活の維持そのものであり、だからこそ患者作業自体に相互扶助的なつながりが生じるのである。

Nさんは盲人の世話係として患者作業に従事した経験をもつ。盲人たちが作る俳句や短歌などを代筆するのが彼の仕事だった。彼はわずかばかりの駄賃をもらうよりも「ありがとね」の一言が、仕事の励みになったと語る。

N：ちょっと些細なことをやってやれば、「おおきに。おおきに」っていうから、「ああ、いつでも書いてやるから、来な」って。してもらえる楽しみより、してあげる楽しみの方がおっきいよね。やってもらうっていうのはうれしいよ、やれねぇんだから。だけど、やってやるってことはどんなに楽しいか。「ありがとね」の一言が。お金じゃないよ。僕らも、病気が騒いで落ちるところまで落ちたから。健康でおったら、そんな気にならんだろうね。(12)

患者作業では施設職員の直接的な関与は見回り程度で、作業現場の主たる責任は患者にあった。そのため作業場主任となった患者は、その日の作業手順を指示することから、給与の支払い、部下の離職や転職の届けなどを含め一切を任せられた。もちろん主任になったところで大きな利権を手にすることなどなかったが、患者社会で顔が利く存在として一目置かれていた。

Rさんは患者作業と関係したある患者のあだ名について、懐かしそうに次のように話してくれた。

R：第一、ここでは、作業場のね、（インタビュー当時の入所者が）356人でも、そこの主任をやってる人は大体

「親方」って呼ぶ。で、「親方」っていったり、「親分」っていったり。このなかでは、あの親分はなんて名前だったってね、名前をほとんどの人が知らないまま、生涯「親分」っていった人がいるよ。「山本長介（仮名）」っていったけどね、その人は。「親分って親分は名前なんつったけ？」「さあー、なんてったかな」ってこんなふうな人がいたわ。

＊：へーー、ほんとに。そこの「親分」が長いから、

R：うん、でも「親分」、離れても（＝離職しても）「親分」になるので。いいかげんにフーテンになってしまっても、まだ「親分」だけはくっついてるんだよ。名前を知らないんだから、誰も。

＊：ハハハハ[13]。

全制的施設に入所している彼らは、表向きは管理運営組織の文化コードに従っている患者である。しかしその一方で生活を支えあう関係のなかから様々な役割カテゴリーが生まれ、彼らの自己の再構築に寄与していった。つまり管理運営組織の文化コードへの適応は、管理しやすい患者カテゴリーへと平準化を進めていくのに対し、その一方で患者組織の文化コードへの適応は、外部との遮断によって無効化した役割カテゴリーをむしろ異なる形で援用し、それを新たな関係の再構築に活かしていたのである。

3　根付きをもたらす園内結婚――患者組織の文化コードへの包絡の強化

一般的な全制的施設では、患者同士の恋愛関係は禁止され監視される対象である。そのため被収容者たちが恋愛関係を保つことは、所内規則からの逸脱とみなされ、ゴフマンの知見においては個人の目標を達成する第二次的調整[14]と位置づけられる。もちろん多磨全生園においても、開院当初患者同士の性的な関係は、風紀を乱すとして男女の居住の別を徹底して管理した経緯がある。ところが幾度となく注意しても、患者たちのこうした行動を取り締まることは

できなかった。結局施設管理者たちは、これを禁止することをあきらめ容認に転じた。彼らは自らの判断を擁護するかのように、園内結婚は患者たちに安定をもたらし、施設定着に対して効果的に作用するのだという見解を示した（光田 1916）。

理由はともあれ、患者に最も親密で情緒的なつながりをもたらしたのは園内結婚である。一般社会においても情緒安定機能は、結婚に期待される社会的機能のひとつである。また近代的な個人は結婚を人生の転機と考えることが多い。それは患者においても同様であった。

EさんとHさんは患者同士で夫婦である。共に配偶者を得たことで精神的な安定を感じ、生活へのハリが得られたと話す。

E：やっぱり、ハリが出たのかな。やっぱり自分だけじゃないっていうんで、がんばりが出てきた。やっぱり違ってきた。よく人にいわれるけど。弱かったの知ってるから、「結婚して元気になったね」って、からかわれるから。先生（医師）にもからかわれたり。フフフフフ。やっぱり気持ちの持ち方も違ってくるかもしれないね。騒ぐだけ、病気が出ちゃったあとだったからね。[15]

H：（結婚すると）やっぱり真面目にいかなあかんなぁて、いうな。やっぱり、人に指をさされるようなことをなぁ、しないようにって、気持ちがなぁ。ん、楽になったわなあ。頼れるからな、なんかあったときに。[16]

患者たちにとって園内結婚が意味することとは、単に精神的な安定だけではなかった。特に若い患者たちを園内結婚へと向かわせるのは、社会復帰が自身の現実のなかで色あせてきたことと関係していた。つまり施設管理者たちが意味づけたような園内結婚による生活の基盤が患者の定着を促進するという解釈とは少々異なり、患者たちは社会復帰をあきらめた者が自らの意志で適応を求めて園内結婚を選択したのだと解釈する。

園内結婚を選択したエピソードにおいて、社会復帰か園内結婚かという両価的な感情をPさんは次のように語った。

P：ひどい病み方はしなかったけれども、らい反応、熱こぶ、神経痛、くり返すようになりましたよね。それまで、3年か4年近いんだけれども、あったわけで。そのときに、徐々に、「ああもうこりゃ、社会復帰できないんだな」って感じを受けたときに、なんてゆうかな、世話するお婆さんがいたんですよ。それで「どうなんだい」っていわれて、「どうなんだい」っていわれても21（歳）くらいで遊びたい盛りですし。遊ぶっていっても、今みたいじゃないから、テレビもあるわけじゃないし、ピーピーキャーキャーいうラジオがあるくらいで。それこそ囲碁、将棋があるくらいなもんで。外には自由に行かれない。お金はない。外に行っても物資がないっていう時代で、精神的に頼れる女房でもあればってことで。そういう考えから一緒になったかなって思ってた。自分の病気が進行してきてそういう思いにさせられたと思うの。[17]

また園内結婚は夫婦となる二者間の親密な関係に寄与するだけでなく、彼らの後見人となる者たちとの擬似的な親子関係、親族関係を形成させる契機になった。それは前述のPさんの話にもあるように、園内結婚は好き合った者同士が結婚するというよりは、古参の患者のお膳立てによって成立することからも読み取れる。つまり園内結婚は患者たちによって新たに生成された第一次集団的な結合を強化するように作用したのである。

第4節　療養所における二つの文化コードと個人の適応

1　全制的施設における患者組織の存立条件

一般的な全制的施設は、施設内での「規律の維持」という側面と、他方において被収容者の「更生・治療による社会復帰」という二つの側面を併せもつことが多い。以下ではこうした施設管理の視点から患者組織がどのようにして療養所内で存立できたのかということについて検討してみたい。キーとなる概念は管理運営組織がもつ「特権システム」を支える「内」「外」の緊張関係のベクトルの向きであり、また被収容者に変化を促すことで達成される「自己変更のプログラム」の度合いにある。

一般的な全制的施設における施設職員に付与された特権は、「外に出す」「外に出る」という価値が被収容者および施設職員に共有されていることでその効力を発揮する。特に外はつねに意識される対象であるだけでなく、施設内だからこそ内・外の関係は緊張関係にあり、それゆえに規律の維持を目的とした特権システムに利用できるのである。具体的な事例を挙げてみよう。たとえば刑務所および精神病院では、施設側の目的は被収容者の更生・治療による社会復帰である。同様に被収容者たちの願望も不自由な施設ではなく、より自由な環境を手にするために外に出ることを目的としている。外に出るための具体的な方法は必ずしも一つではないだろうが、リスクが低く効率的な方法は正規ルートによる退院あるいは退所である。そしてこの方法をとって目的をかなえるには、施設職員によって運営されている特権システムによる自己変更のプログラムに参加し、そこで一定程度の成績を修めなければならない。その際特権システムはこの内・外の緊張関係を、被収容者を取り扱う際の戦略的なテコとして用いて、施設内の規律の維持をはかり、治療という自己変更プログラムを行うのである（Goffman 1961a=1984：15）。

ではハンセン病療養所ではどうだったのだろうか。ここでの施設管理目的は、患者たちの終生隔離収容である。具体的には一般社会の防衛のために感染患者を施設の外に出さない（中にいさせる）ことである。そのために施設内部の管理は、患者たちを終生療養所のなかで従順に生活させておくことが第一目標となる。

もちろん患者たちにとって療養所への入所は、決して本意なものではなかっただろう。病状の進行、周辺住民からの無言の圧力、度重なる入所勧告などの様々な要因によって彼らは入所を決意するのが一般的であった。またそれには完治が絶望的であったことも大きく影響した。つまり彼らの指向性は中にいることに向かわざるを得なかったのである。特に1931年の法改正によりすべてのハンセン病患者へと入所資格が拡大すると、入所＝一般社会からの離別という意味合いはさらに際立つようになったといえる。つまり終生隔離収容を目的とした全制的施設においても、内・外の緊張関係が生じ、施設職員に与えられている特権システムはこれを利用して一定程度の規律の維持をはかることができたといえる。

特にこの緊張感を創り出している内・外のベクトルは、一般的な全制的施設と正反対の方向を向いていることが特徴である。前述の刑務所および精神病院は外に出すことが前提であるため、このような全制的施設においては、被収容者がもっていた外部世界の文化コードを完全に圧倒することを意図して作られていない（Goffman 1961a=1984：15）。内・外の緊張関係はあくまでテコとして利用するのであり、完全に圧倒してしまい、被収容者が全制的施設の内にいることを指向するようになることは、施設目的からすれば意図せざる結果と位置づけられる。

ところが日本の療養所では、患者たちが終生隔離収容生活を送るように計画された。そのため上述のように内・外のベクトルが逆向きに作用して特権システムを支えているため、外部世界の文化コードからの完全なる離別は、ここでの特権システムの効用には抵触しない。それゆえに管理を行う施設は、施設内での新しい文化や患者組織の形成に否定的というよりは、むしろ積極的な態度をとることができたのである。

では次に全制的施設が目的とする被収容者の自己変更プログラムの度合いから捉えてみよう。一般的な全制的施設の目的は、被収容者の更生あるいは治療によって社会復帰させることである。そこで働く施設職員たちもこれらの目的に沿って、被収容者の変化を引き出すために働きかける。また効率的な自己変更プログラムは、被収容者たちに施設が提供する囚人あるいは患者カテゴリーの受容を強いることによって達成されやすくなる。もし被収容者たちが施設が提供する役割カテゴリー以外のカテゴリーを二重に担うことがあれば、施設の目的からの逸脱とみなされ、阻止あるいは処罰の対象となる（Goffman 1961a=1984：59-62）。このように一般的な全制的施設はある明確な目的をもった合理的組織であり、目的の達成に足を引っ張るような要素は除去される。つまり一般的な全制的施設では、内へ向かわせるような親密な結合をもたらす第一次集団的な関係は阻止の対象となる。

しかし終生隔離収容を目的とした療養所では、患者に対する自己変更プログラムが小さい。もちろん患者が逃走せず、秩序ある生活を送ることが施設の絶対的な要求だが、その範囲内であれば施設職員が彼らに変化を求めて働きかける必要性は小さい。そのために施設は患者たちが逃走せず秩序ある生活を送っている限りにおいて、患者たちによる生活組織やこれによって形成された患者文化を禁止する必要はない。

このような施設側の対応の代表的な事例は、療養所の管理者たちの園内結婚に対する考え方に求められる。一般的な全制的施設では、患者同士の恋愛関係は厳しく取り締まられる対象であり、逸脱として位置づけられる。しかし療養所の管理者たちは容認の方向へ傾いていった。このことは管理者たちが特別に寛容な精神をもっていたことを意味するのではなく、単に管理上の都合において問題がないと判断した結果と考えられる。ゆえにこのような理由から、療養所では情緒的な結合を可能にする園内結婚や擬似的親族関係といった第一次集団的な関係や患者作業における相互扶助関係、さらには患者たちによる生活組織が、ある目的に沿って合理的に作られた管理運営組織と共存できたと考える。

ところで地縁に基づく親密な関係の形成や患者作業での職業選びで、外部世界の役割カテゴリーが援用されていたがこれをどう考えればよいのか、全制的施設を全制的施設たらしめている外部世界からの離別になっていないではないかと疑問が生じるだろう。確かに患者たちは療養所という環境への適応の際に、外部世界の文化コードを借用して患者組織の文化コードを作り上げていった。ただし外部世界の文化コードは療養所という外とは異なる環境に適応するために道具として用いられたに過ぎない。その証拠に新たに生成された患者組織の文化コードで外部世界の環境を意味づけるとそれはすでに意味をなさず、不整合となる（Halbwachs［1950］1997=1989：96-97）。つまり患者組織の文化コードはすでに別のコードになっているのであり、外部世界とのつながりはすでに絶たれているのである。

2　二つの文化コードに対する個人の適応の諸相

隔離収容を目的とした管理運営組織の文化コードと相互扶助に基づく患者組織の文化コード、こうした二重コードを伴う療養所のなかで、個人の適応はどのようになされたのか、以下で検討していきたい。

全制的施設に共通してみられるように、被収容者に対する剥奪は多磨全生園においても同様に機能していた。それは主に管理運営組織の文化コードにそった入所手続きや収容病棟などを通して実施された。たとえばハンセン病療養所は、本来感染症に対する隔離収容を目的としていた施設であることから入所にあたっては新参患者たちに対して、公衆衛生を意識した対処が随所に見られた。診断の確定、身辺清潔の入浴、持ち物の消毒、集団生活に入る前の一週間の隔離期間などがこれにあたり、実施される場では一貫して管理運営組織の文化コードが状況を規定していた。また入所手続き時における偽名の使用は、従来は患者から始まったことだったが、施設側の好意的な配慮として管理運営組織の文化コードにおいて制度化していた。ゆえにすでに偽名の使用は管理運営組織の文化コードに組み込まれ、管理運営といった文脈で患者たちの経験を組織化していた。たとえば語り手は園名に対する評価として、自己が降格していくかのような惨めさを当時の感情として表出していたことがそれにあたる。つまり偽名の使用は一般社会からの離別を象徴するものとなっており、そして患者個人は自らの入所を他に選択肢のない必然と捉えるようになっていった。

こうした管理運営組織の文化コードは、患者たちが一般社会で培ってきた馴染みのある文化コードを剥奪し、彼らを管理の対象である患者というカテゴリーへ順化させるように誘う。そして療養所という舞台装置のなかで患者たちは、管理運営組織の文化コードにそって自己の経験を意味づけはじめるようになる。特に初期に行われる剥奪のプログラムは、少ない職員で多数の被収容者を管理する全制的施設一般にみられるものであり、患者の終生隔離という目標に向けて計画されたハンセン病療養所であっても同様に、彼らに自らの病いの意味やそれに伴う処遇を受け入れさせるプロセスを作り出していた。

この管理運営組織の文化コードは、施設職員たちと患者たちとの相互作用を通じて伝搬されるだけでなく、患者同士の相互作用を通じても伝搬された。たとえば園名に関する語りにおいてみられたように、園名を勧めてくれたのは施設職員ではなく自治会人事部につとめる夫をもつ「奥さん」であった。文化コードの主体は管理運営組織であっても、その使用においては必ずしも管理運営組織に属する個人に限定されたものではない点は注意しておきたい。

その一方で個人の適応にはもうひとつ別の組織、患者組織における文化コードが同時に作用していた。しかしこの患者組織の文化コードへの適応は、管理運営組織の場合とは異なる仕組みで展開された。この患者組織では外部世界の役割カテゴリーが援用されており、患者たちは親しみをもって患者組織の文化コードへ適応しようとした。たとえば患者組織における親密なつながりのきっかけには、しばしば地縁が用いられていた。ただしこの地縁とは村社会における所与のイメージではなく、積極的にあるいは作為的に意識される。彼らは従来よりも広域な地縁を手がかりに、安定した関係における自己の欲求の充足を求めて患者組織への適応を示していった。また患者作業は自己と他者の欲求や目的を満たすように、自ら行動を調整しつつ行う相互扶助的な作業であった。これは他者を手段的に利用して協同するということに主眼がおかれた労働形態ではなく、作業そのものが人々の結びつきであり、個人はそこに自らの居場所を見いだしていった。

特に園内結婚は伴侶をもつことによる精神的な安定をもたらす以上に、伴侶の世話をしてもらった古参の患者たちと親子のちぎりを交わす機会にもなった。そのために園内結婚は患者組織の文化コードへの個人の包絡の強化として重要な働きをもっていたといえる。
つまりハンセン病療養所・多磨全生園では、個人は管理運営組織の文化コードに従って管理に合理的な主体として同質化され、患者として隔離収容を受け入れるように自覚させられるが、それと同時に個人は患者組織の文化コードに従って生活や労働を共にすることを強制というよりは助け合いと意味づけ、自己の生を再組織化していた。つまり生を取り戻す過程は必ずしも被収容者個人の孤独な営みではなく、生活を基盤とした相互作用によって自己を肯定的に評価してくれる患者組織が重要な役割を果たしていたのである。そしてこれらの関係が再帰的に患者組織に影響を与えることで、患者組織の基盤はより強固なものへと進化を遂げていったといえる。

注

(1) 2002年4月26日に行ったPさん（男性、1932年生）へのインタビューに依拠する。
(2) 多磨全生園では現在でも偽名（園名）を使用している者は少なくないが、偽名の使用が一般化した時期はそう古くはないようだ。1938年に入所したCさんは「私らが入るときにはそういうのがなかったんだよ。だから、みんな、本名で入っちゃってたんだよね。そのあと、園名、偽名、使って入ってきた」と語っている。この語りは1940年以前では偽名があまり一般的ではなかったことを示唆している。
(3) 2002年3月18日に行ったEさん（女性、1938年生）へのインタビューに依拠する。
(4) 2002年4月6日に行ったJさん（女性、1924年生）へのインタビューに依拠する。
(5) 2002年4月6日に行ったJさん（女性、1924年生）へのインタビューに依拠する。
(6) 2002年4月26日に行ったPさん（男性、1932年生）へのインタビューに依拠する。
(7) 2002年4月9日に行ったMさん（男性、1924年生）へのインタビューに依拠する。
(8) 2002年4月5日に行ったKさん（男性、1922年生）へのインタビューに依拠する。
(9) 2002年3月13日に行ったCさん（女性、1931年生）へのインタビューに依拠する。
(10) 2002年4月5日に行ったKさん（男性、1922年生）へのインタビューに依拠する。
(11) 2009年2月25日に行ったCさん（女性、1931年生）へのインタビューに依拠する。
(12) 2002年2月4日に行ったNさん（男性、1920年生）へのインタビューに依拠する。

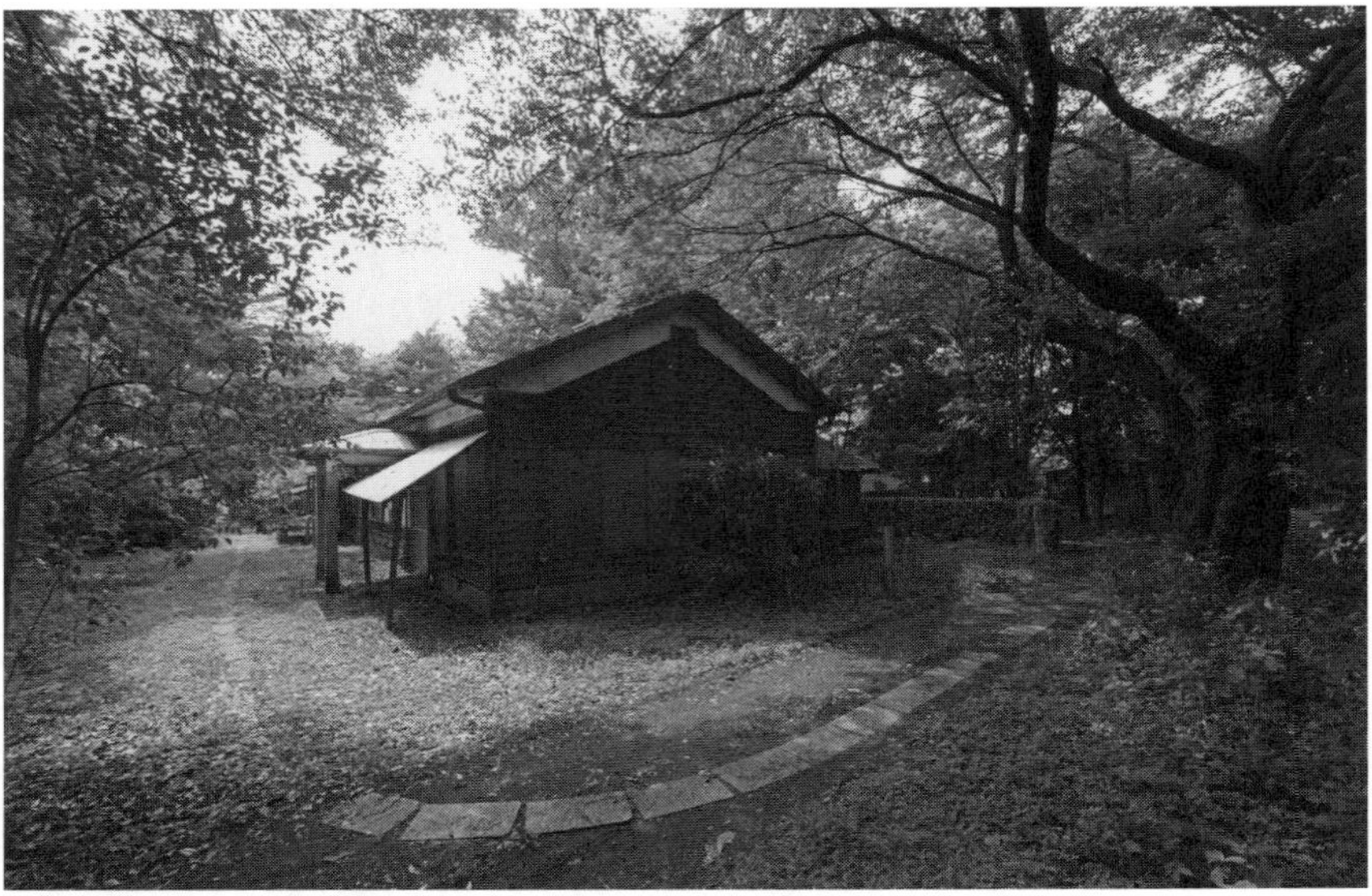

若年の患者が暮らした子供舎

(13)２００９年２月25日に行ったＲさん（男性、１９２５年生）へのインタビューに依拠する。

(14)ゴフマンは、フォーマル組織を踏まえて全制的施設における個人の適応を捉えるにあたり、第一次的調整・第二次的調整のふたつの概念枠組みを提案した。前者は組織内において公的に体系化されたルールにしたがって患者たちが遂行する営みであり、後者は非公式な手段や方法によって患者個人の目的を達成する営みである。特に第二次的調整は被収容者が全制的施設に存在する圧力に対してとることができる適応の方途であると定義している（Goffman 1961a=1984：62-68, 201-204）。

(15)２００２年３月18日に行ったＥさん（女性、１９３８年生）へのインタビューに依拠する。

(16)２００２年３月26日に行ったＨさん（男性、１９２９年生）へのインタビューに依拠する。

(17)２００２年４月26日に行ったＰさん（男性、１９３２年生）へのインタビューに依拠する。

第3章 中間集団としての患者自治会

患者集団を代表する「生活組織」が果たす役割

第1節 はじめに

舎長会時代から考えると、患者自治会は様々な生活組織のなかでも初期の頃から存在する生活組織であり、患者の生活にかかわるあらゆることが、この舎長会や自治会で話し合われ決められてきた。その統制力は時代によって変化してきたが、今でも患者社会の重要な意志決定機関としてシンボル的な存在である。こうした患者自治会が活動を続けてきたからこそ、患者集団の集合的記憶が形作られ、いまに存続しているのだともいえる。

さて、患者自治会が果たしてきた役割を考察するにあたり、最初に患者自治会の療養所における位置づけを確認しておきたい。患者たちの生活組織がなぜ存続できるのかという理由はすでに前章で示した通りである。ここでは患者自治会が患者社会および療養所のなかでどういったポジションにあるのかを簡単に押さえておきたい。

自治会は療養所入所者であればすべての者がその会員となる。この点から他の生活組織よりも広域に影響力をもつ生活組織である。また自治とは自己を対象としてみることで自己を管理していくことである。そのため自治会の仕事は必然的に他の日常的な営みよりも抽象度が高い。一方、療養所が全制的施設であるからには、患者自治会は医局、事務部や看護部といった管理運営組織よりも、権限の序列において下位に置かれる。このように整理してみると、患者自治会とは一般患者からは少し離れたところにあり、管理運営組織に対しては下に位置づけられる中間集団であるといえる。

従来個人と一般社会を媒介する中間集団は、諸個人に対して全体社会の権力行使を抑制し、個人の多様性を維持する機能をもつとして注目されてきた。たとえばフランスの社会学者E・デュルケムによると、中間集団は孤立した人々に連帯心を芽生えさせ、さらには社会全体のモラルの回復へ寄与するとして、この集団の重要性を指摘している(Durkheim 1897=1985)(1)。またアメリカの社会学者W・コーンハウザーも同様の視点から、大衆社会において中間集団が衰退した結果、個人の原子化が促進され、官僚といったエリートが孤立した個人を操作するようになると警鐘を鳴らしていた(Kornhauser 1959=1961)。これらの知見は中間集団における権力からの緩衝機能を指摘しており、本章で取り上げる患者自治会の考察にも有効であろう。

しかしその一方で、患者自治会は村社会における地域自治会と構造や機能の面で多くの共通点が見られる。わが国における地域自治会は戦時中に国家権力によって戦争遂行のために利用された。戦後はその反省を踏まえた研究がなされており、なかには町内会は個人の自由を阻害していく前近代的な遺制として批判されることもあった。

たとえば吉原直樹は地域自治会は日本の近代化に逆行する封建的なものであり、解体すべきものだと主張した。近代化された社会では、人々は自由意思のもとで共通の関心や目的によって集まるのであり、地縁や世帯を単位とした全戸加入制で、人々の生活を丸抱えにする地域自治会は封建遺制であり、乗り越えるべきだと訴えた(吉原 1980：87)。

こうした意見に対して鳥越皓之は、江戸時代から続くとされる地域自治会は、日本の近代化の過程で国家権力によって新しく改組されたものであり、その成立にあたって当初より行政の末端機構としての特性を本来もっていたのだと主張する。また戦時中に地域自治会が国家権力に荷担したという負の側面に関しては、人々の判断基準となる知識の次元との関係で次のように説明する。人々は個人の体験にもとづく体験知の次元、地域社会内で育成されている生活常識の次元、国家からもたらされる通俗道徳の次元という3つの次元の異なる知識を使って日々の生活を営んでいる。戦争に荷担することになった背景には、国家による通俗道徳が地域自治会を通してダイレクトに地域社会へ導入していくルートになり得たからであり、それは他の地域組織とは異なる際だった特徴だったと指摘する（鳥越 1994：25-27）。この点をふまえ、地域自治会を前近代的なものとして乗り越えるべき対象と捉えるよりも、このようなことは地域自治会がもっている機能のひとつとして、意識的に分析する方が建設的だという。

鳥越の知見にならい本章においても、患者自治会における権力の媒介作用は、中間に位置するがゆえに生じる一つの機能であると捉えている。ただし権力が媒介されるには両集団の相互浸透性が必要であり、その相互浸透性によって権力はただ高い方から低い方へ向かって流れるだけではないという視点を追加して、患者自治会という中間集団について考えてみたい。

第2節　患者自治会の背景

本題に入る前に１９４０年代頃の患者自治会について簡単に説明しておきたい(2)。１９４１年に舎長会から自治業務が切り離されて、その業務を専属で行う組織として全生常会は発足した。その後１９４６年に全生常会は施設からの干渉を離れて全生会として独立した。こうした経緯を踏まえてか、患者たちによる歴史記録『倶会一処《くえいっしょ》』では業務遂行に施設からの承認を受けていた全生常会を施設の補助的組織あるいは末端組織と位置づけ、全生会を本来あるべき自治の姿に近づいた組織と捉えている。確かに戦前の全生常会の規約では自治会は療養所の補助機関であると明記されており、一方戦後の全生会の規約では自治機関であると示されている。しかし戦前戦後を通じて患者自治会が療養

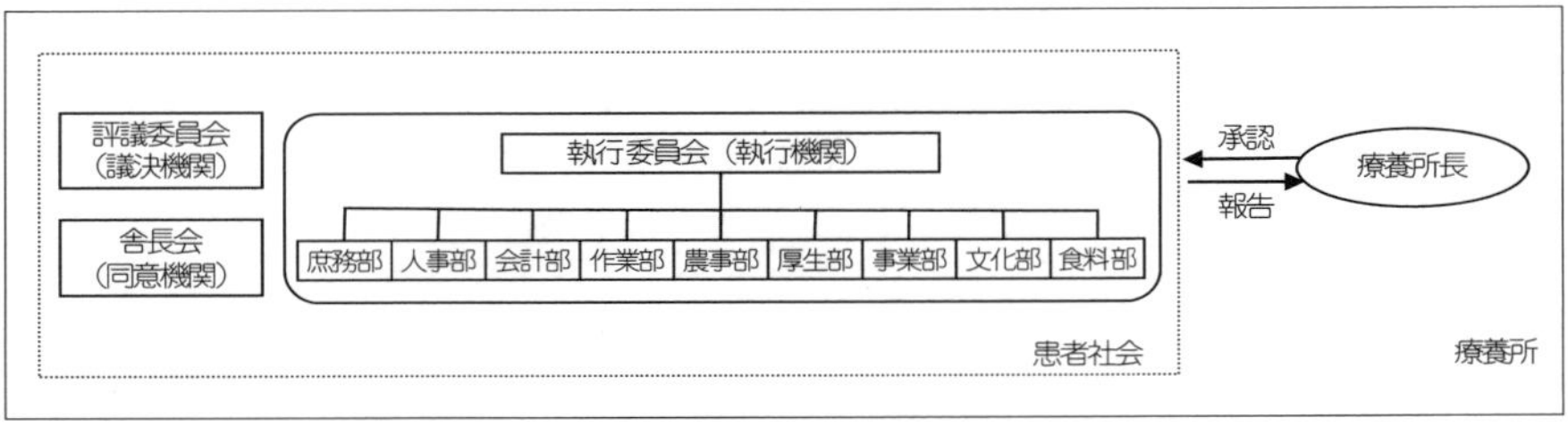

図３－１　全生園全生会の組織図（1951年）

表３－１　全生会執行委員会の活動内容

庶務部：	会長の補佐、各部門との連絡調整
人事部：	新患の配置、人事異動に伴う居住の管理
会計部：	歳出歳入の管理、予算の編成
作業部：	患者作業の指導統制
農事部：	患者の慰安畑の管理、患者作業耕作地の監督補導
厚生部：	病棟、不自由者の付添作業の運営
事業部：	互恵会作業の管理、新規事業の企画・立案
文化部：	宗教、文芸、教育などの文化的事業の補導育成
食料部：	食事の献立、収穫物の分配

所の管理運営に深く関与していること、また療養所が全制的施設であり施設側が患者自治会の活動に大きな影響を与えていたことを考えると、全生常会と全生会の活動を対比的に考察するよりは、連続的にとらえつつ患者自治会の役割について分析する方が現実的だと考える。

本章では組織の機能や構造が充実していた全生会の組織について説明しておきたい（図３－１・表３－１参照）。全生会執行委員会は、会長・副会長・執行委員によって構成されており、自治業務を執行する機関として位置づけられている。一方評議委員会は議長・副議長・評議委員によって構成され、執行委員会に対して決議権をもつ機関である。また舎長会は会長・執行委員並びに舎長によって構成され、執行委員会に対する同意機関という位置づけである。

では、自治会長はどのような人物が選ばれていたのだろうか。歴代会長経験者の患者社会における経歴をみると、すでに舎長を経験している者、子供舎の世話をする寮父をしていた者、作業場主任経験者など患者作業のなかでも人望が集まる要職についていた者が多い。そのほかにも宗教組織の代表者をつとめていたり、施設内の機関誌に文芸作品を投稿していたりと、教養ある文化人として一般患者から一目置かれていた者もいた。

次に自治会長に求められていた資質について示しておこう。読み書きができる、身体が丈夫である、リーダーシップがあるという3つが基本的に必要とされた資質であった。どれひとつ大きくかけても自治会長を務め上げることは困難である。たとえば読み書きであるが、会議録に目を通し認証の書類を作成したりすることは会長の仕事として欠かせない。当時読み書きができることは教育を受けた者であることを意味しており、会長職には一定の教養が求められた。また日々の患者同士の些細なトラブルから、管理運営組織相手の駆け引きまで、様々な用件が自治会には持ち込まれるが、ひとつひとつに辛抱強く取り組むには体が丈夫でなければ務まらない。丈夫という資質は大した資質ではないと思われるかもしれないが、患者社会において丈夫ということは、一般社会以上に重要な意味をもっていた。つまり丈夫であるからこそ、他の患者のために率先して働くことができるのであり、それゆえにその能力に人々は期待した。また患者たちの社会的背景は様々であり、彼らをまとめ上げるにはリーダーシップは欠かせない。リーダーシップといっても、状況に的確な指示を出し人々を魅了するようなカリスマ性をもつリーダーというよりは、関係者の面子をつぶさないように細やかな調整ができるリーダーであった。

第3節　生活を支える患者自治会の様々な包括的機能

患者自治会の具体的な活動内容について説明していく前に、ある患者の語りを紹介したい。彼は入所した頃の療養所の様子を次のように説明してくれた。

＊：Lさん、入ってこられたとき、園の組織の他に自治会の組織の力って感じることって、

L：いや、自治会だと思って。自治会の力の方が感じますね。なかに入っていると。

＊：たとえば、それはどういったときに？

Ｌ：なにからなにまでそうじゃない。あの、自治会がほとんど、園の運営をしているようなね。入所者に見えるところで機能しているなあというふうに思うの。(3)

療養所のなかでは管理運営組織よりも患者自治会の存在の方が大きく感じたと話すＬさんだが、この語りは患者自治会が深く彼らの生活に根ざしていたことを指し示すものである。以下では患者自治会の活動のうち、①付添作業（介護作業）の管理運営、②施設内における患者の人事管理、③患者社会における自治会役員たちの位置づけについてみていくことにしたい。

1　付添作業の管理運営

比較的軽症の患者が不自由となった患者の介護にあたる作業（＝付添作業）は、日本に限らず海外でも広く行われていたようだが（Stein 1963=2007）、その作業の管理運営までも患者が行っていたという例は少ない。まずはこの付添作業を患者たちはどのように受け止めていたのか、語りを通して描き出してみたい。

付添作業は軽症である患者であればほぼ全員がその担い手にならなければいけなかった。付添作業がまわってくると、朝6時までに担当する不自由舎へ向かい、居室やトイレなどの掃除から仕事をはじめる。食事の介助まで必要な患者は少なかったが、朝昼晩3食の支度とお茶だし、食後の後片付けは彼らの仕事であった。そのほか、不自由な患者の寝床の上げ下ろし、トイレ、風呂場や医局への同伴も作業内容に含まれた。このように朝から晩まで続く付添作業の大変さがよくわかる。付添作業に従事した経験をＤさんは次のように話してくれた。

＊：住み込みの付添、されてたでしょ。

D：付添は大変だったわよ。ガスはないでしょ。……〈中略〉……まずね、炊事にお湯をくみに行くの。お掃除のお湯。もう、冬の6時っていうと暗いよ。それをお湯をね、バケツにふたつ汲んできて、それで便所掃除したり、拭き掃除したりするんだから。ほんとに、今の介護員さんは楽だよね。フフフ。今の働いている健常者の人（介護員）たちさ。私たちは、ほんと、あれ（水仕事などの付添作業）で余計手が悪くなったのよ。あんなことしてたから。エヘへ。(4)

今では笑いながら語るDさんだが、実際、経験者はみな口々に「つらい」仕事だったと振り返る。しかし軽症患者たちの付添作業なしでは不自由な患者たちの生活は成り立たない。そのことは作業に向かう軽症な者たちもよく理解しており、彼らの作業に従事する際の気持ちにおいても、付添作業はやらされているという感覚だけではなかったようだ。

N：今から考えると人間性があったんだわ。人にやってあげれば「ありがとね」って喜ばれる。それがお給料（患者作業作業賃）をもらうよりもうれしいじゃないの。あいつら（不自由者）やれねぇんだからって。（施設の給食）生でくれたものを醤油入れて煮るだろ。皮むいて「天ぷらにしようか」とか、自分も食って、病人も食わすんや。ほんでおいしいんや。仕事だからゆうて、やるわけじゃないんだ。仕事も少しあるけど、そこに少しのハート。心が入っとるわね。(5)

Nさんの語りからもうかがえるように、実際には軽症患者から不自由な患者に対する赤裸々な差別や不平が広がることはなかったし、付添作業を公然と忌避するような傾向も見られなかった。その理由を彼ら自身は患者同士の「相互扶助」が働いたと説明する。それは次のRさんの語りをみてもあきらかである。Rさんが入所した時期は、すでに自治会によって付添作業の自主管理が行われていた時代であった。

R：われわれは、もう、全部、そういうふうなね、（療養所に）入ったとたんから、そういうふうに自分もやがては看てもらうんだから、だから、元気なうちに看ておかなきゃならないっていうね、これは絶対なものであったからね。(6)

ハンセン病は当時進行性の慢性疾患であった。たとえ今元気にしていてもそのうち病気が進行し、最期は誰かの手を借りなければならない。目の前の不自由な患者を助けてやることは、将来の自分を助けることにもつながるという意識がここには働いている。

このようにRさんは付添作業をハンセン病における病いの特徴をふまえて語っているが、彼が付添作業を評価する視点は「われわれ」という患者集団におかれていることに注目してほしい。付添作業は共属的な感情によって支えられた互助関係からなりたっている。互助関係を支えるこの共属感情は、付添作業がその運営においても患者の手によって行われていたことも深く関連していると思われる。ではどのような経緯から付添作業の運営が自治のなかに取り入れられるようになったのだろうか。

その経緯は1931年に起こったある事件にさかのぼって説明しなければならない。当時、付添作業は労力の負担が大きい割に作業賃が安く、また従事する患者たちの待遇も軽視されていた。我慢が限界にきた患者たちは施設側に対して付添作業の改善を要求し、作業放棄も辞さないという態度を示して抵抗した。施設側は乏しい財源状況を理由に彼らの要求を受け入れることに難色を示した。事態は緊迫した状態に陥ったが、この場を治めたのが当時の舎長会であったという。彼らの仲裁により付添作業は患者作業のなかでも最高額の作業賃を支払われることになった。またこの事件の功績が施設側に評価され、施設職員が行っていた臨時付添作業の割当を舎長会が行うことになった。つまり舎長会が患者と施設のあいだをうまく取り持ったことで、患者たちにさらなる自治の権利が譲渡されたのである。この事件は自らの生活を自らの責任の範囲で管理するという自治の精神からみれば、象徴的な出来事であったといえる。

さて臨時付添作業の割当が自治業務として行われることで、一般患者にはどのようなメリットが生まれたのだろうか。以前の管理体制との比較で考えてみれば、施設職員がいかに患者たちに配慮したとしても、全制的施設における職員という役割から生じる患者への圧力や、どの患者に対しても平等にという姿勢から生じる患者対応の均質性がかえって業務に硬直性をもたらす。一方臨時付添作業の割当を自治業務の範囲で行うとどうだろうか。作業の担い手と受け手の両者の事情に明るい患者が行うことで、より状況に則した判断が可能となった。たとえば軽症者といってもあまり丈夫でない者には臨時付添作業の回数は配慮されたし、親しい患者がいる舎を担当したいとの申し出があればその要望をできるだけかなえてやった。運営の柔軟性はこのような細やかな気配りから生まれるのであり、それによって一般患者たちは作業に親しみを感じるのである。

たとえばそのことは自治会厚生部の役員たちの業務を遂行する姿勢をみても明らかである。彼らは決して施設の権力を笠に着て、横柄な態度をとることはなかった。むしろ軽症舎に住む患者一人ひとりを訪ね、頭を下げて作業に出てくれる者を探し歩いていた。彼らは常に低姿勢で、粘り強く説得する強い意志をもって任務を遂行していたのであって、一般患者たちは彼らの仕事を肯定的に評価していたのである。次の語りはそれを如実に表している。

＊：厚生部の世話人という人たちは、それをしていて、なにかちょっと利権があるようなものとか、

R：ん、なんにもないと思う。それは、どっからもなんにもね、そのそういうメリットというか、ないと思う。…〈中略〉…それは、まったく無私な考えでね、私を無くする、無私な考えで、懸命になって、そうやって男を上げるっていうか。(7)

厚生部役員たちは、困難なつらい仕事を割り当てるという役割でありながら、患者社会の中で嫌われることはなく、Rさんの言葉を借りると「男を上げる」と肯定的な評価さえ受けていたのである。つまり一般患者たちは彼らを施設の手先として自分たち患者と分離して捉えていたのではなく、ややもすると患者同士のトラブルの原因ともなりかねない難しい仕事に取り組む奉仕者として敬意を払われていたのである(8)。

2　療養所内における患者の人事管理

次に患者たちの居住に関する自治業務について取り上げる。そもそもハンセン病療養所は感染症治療および隔離を目的とした施設であることから、患者が一般社会と接点をもつ行為は管理の対象となる。ゆえに患者の入所・外出・一時帰省・退所などの最終的な権限は施設がとり仕切っていたが、療養所内での移動に関しては患者自治会人事部に権限があった。

この自治会人事部の主な役割は患者たちの生活の場である舎の割り振りや変更を行うことであった。たとえば患者は入所後舎と呼ばれる雑居部屋で複数の患者との共同生活がはじまるのだが、新しい患者がどこの舎に入るのかは人事部が決めることになっていた。ほかにも患者の不自由度が増して不自由舎へ移動するときの舎の割り振り、あるいは園内での結婚がきまり夫婦舎へ移動するときの舎の割り振り、また老朽化した舎の建て替えに伴う入居順位などを決めるのも彼らの仕事だった。患者の居住の管理などたいした権限ではないと思うかもしれないが、誰と生活を共にするかは患者たちにとっては大事なことである。

管理体制との関係に触れておくと、実務を自治会人事部が担当し、施設は報告を受け承認するという連携体制がとられていたようだ。ゆえに療養所を揺るがすような問題が生じなければ、人事部がその裁量の範囲内で処理することが許されていたのである。ここである女性患者の入所にまつわるエピソードを紹介しながら、人事部の権限について説明しよう。

Jさんは再入所経験をもつ女性患者である。全生園の前に一度他の療養所へ入所していた経験がある。そこで恋仲になった男性と所帯をもったのちに退所し、一般社会で生活をはじめた。その後ふたりは子供にも恵まれ、順調な結婚生活を送っていた。ところが退所して数年後、夫の病状が進んだことで経済的にも社会的にも立ちゆかなくなり、ふたりは療養所へ再び入所することを決意した。ただし再入所先に彼らが選んだのは、以前に入所していた療養所ではなく、子供を預ける彼女の実家から近い多磨全生園であった。再入所にあたっては、当初義兄を通して全生園療養所長に相談をしたが、建物の老朽化と定員超過を理由に断られてしまった。それでもふたりはあきらめきれず、事前に連絡も入れないまま療養所に押しかけた。門番を通して自治会との面会の機会を得て、なんとか入所の許可を得たというものである。

J：子供のために、遠く行ったら子供にも会えないと思って、どんな庭の隅でもいいからここにおいてもらいたいって、遮二無二ここ（多磨全生園）に入れてもらったんですよ。そしたらね、その当時、付添という手間がないから、「あなた方は」、まだ私が手足がよかったから、「付添でもやってくれるなら入れる」って。ここの自治会っていうのが、権限が結構あったのね。あの頃は。(9)

彼女が再入所を希望した1940年代後半は終戦後間もない時期であり、施設運営費も充分ではなかった。そのため療養所長が彼らの再入所を断ったのも道理の通った話である。収容人数が定員を超過することは、直接患者たちの生活の質に関係するからである。しかしこの話の重要なポイントは、療養所長が断ったケースを患者自治会が覆したというところである。ともすれば施設側の面子にかかわる問題に発展する可能性もあっただろう。それを彼らは「付添でもやってくれるなら」という交渉理由はなんであれ、施設と対立しない方法で問題の解決を模索し、ふたりの入所への可能性を開いたのである。実際入所の人事にまで関与することはめったになかったと聞いているが、彼女の話から頼ってくる同病者の受け入れに自治会人事部は比較的寛大に対処していたことがうかがえる。いずれにしてもこのことは、施設側が患者たちの発言を無視できない程度に配慮していたことの現れであり、このような施設側の配慮が示されることで、患者たちは自分たちの自治活動が施設にも支持されているという感覚を再確認するのである。

もちろんこのような患者の居住管理という権限も、施設の管理機能の補助から出発している。多いときには1500人以上の患者を収容していた療養所において、社会的背景を異にする者たちが居をともにすれば、様々ないさかいが生じるものである。そのため施設側が自治会人事部へ求めていた役割は、患者たちの生活環境の改善と維持、患者同士の人間関係の調整機能にあった。とりわけ自治会人事部は彼らの生活の中心となる居室の管理運営を任されていたのだから、ここに寄せられる苦情は他の自治会下部組織よりも多かっただろう。同室の者同士のけんかの仲裁、夜遅くまで騒ぐ居室への苦情、共同生活のなかで集団行動を乱す者への苦言と、彼らの仕事内容をあげるときりがない。

この点だけを取り上げると、患者自治とは患者たちのいざこざを処理するための組織だと思われるかもしれないが、仲裁は決して患者集団内部で完結するばかりではなかったはずだ。このことは自治会役員経験者であるAさんの次の語りからも読み取ることができる。

Ａ：自治会っちゅうのは、本館（事務本館）の補助業務をやっているからね。（自治会が）補助をやってないっちゅうと、患者さんが直接本館へ文句をいってくるから、そりゃあ、それを受けるために全生常会ってのが出来たの。でも、実際、全生常会も（患者が）文句いって来ると、それを解釈して本館へ、「こりゃ困るじゃないか、何とかしてくれ」ってことをいっていたの。[10][11]

Ａさんの語りが示していることは、自治会の活動には患者の不満を受け止めて、患者集団として施設への交渉に当たることも含まれるという点である。つまり補助業務から出発した患者自治ではあったが、持続的な活動によってその権限を拡大させてゆき、時と場合によっては施設と対等に渡り合える存在だったといえる。

3 患者社会における自治会役員たちの位置づけ

ところで一般患者の視点からみると、自治会はどのように映っていたのだろうか。上述でみてきたように自治会は付添作業の管理運営など、患者たちの日常生活を支えていた組織であり、また一般患者がひとりでは立ち向かえない構造的な問題を彼らに代わって施設側と交渉する組織であった。そしてこのような働きは一般患者たちが自治会を自分たちの代表機関と意識する気持ちがなければ成り立たない。つまり一般患者たちは自治会を自分たちの代表機関と認め、それゆえに自治会に代表者としての役割を期待する。また自治会は一般患者たちの承認があるからこそ自治が可能になるのであり、そして代表者としての役割を義務として引き受けるのである。自治会が一般患者たちよりも少し離れた位置にあるというのもこの代表性と関係してくる。

それは患者社会のなかで自治会で働くことが他の患者作業で働くこととは別の意味をもって捉えられていることからもうかがえる。なぜなら形式的にみれば自治会の活動は患者作業のひとつと考えることもできる。ところが自治会の仕事は一般患者への奉仕として受け止められ、また名誉な職としても意識されていた。ここで自治会経験者の語りを紹介しよう。次の語りは自治業務の遂行における苦労話の後に語られたものである。

Ｌ：うん、好きこのんでいくところじゃないですよね。だって、みんなの奉仕者って気持ちでなければできないところだから。(12)

Ｐ：自分なりにこのなかで尽くせると思ったのは執行部に入ってから。(13)

「みんなの奉仕者」「このなかで尽くせる」というふたりの言葉からは、自治会の職に就くということが一般患者に対する奉仕と自己犠牲を伴う仕事であることが読み取れる。また同時にこうした重責のある仕事に就いたことへの満足感がにじみ出ている言葉と解釈することもできるだろう。

しかし実際に自治会役員になってみると、自己犠牲という私欲を廃した廉潔さばかりが目立つわけではない。要職に伴う威信や組織がらみの利権も、たとえ本人たちがそれを望まなくとも派生してくる産物である。では権力を有することで得られる具体的な利権とはどのようなものだろうか。自らも自治会役員を経験したことのあるRさんは次のように語る。

R：そんなにたいした利権があるわけじゃないけど、やっぱり自治会の役になるとね、女の人が注目するとか、なにかがあるの。…〈中略〉…立身出世となったら、自治会の役員しかないんだから。だから、（園内の）放送部に出たりするとね、たちまちね、それだけで有名になって、それが登竜門になっていくの。いろんな意味で、園でももてるし、とか。利権もちょっとした利権だけだけど持てるし、とか。(14)

Rさんは「ちょっとした利権」と女性にもてることの2点を自治会で働くことの利点として挙げる。ここで彼が女性患者にもてることを、わざわざ利点として強調する理由を簡単に説明しておきたい。療養所の患者における男女比は、女性と男性の比率が1：3と男性の方が多い。そのためこの環境のなかで男性がパートナーを探すことは一般社会よりも厳しい条件にさらされることを意味する。自分たちの人生に少しでも彩りを添えたいと思うのはいずこも同じであろう。特に入所すると外部世界の家族との連絡も途絶えがちとなり、親密な関係を新たに療養所で育んでいかなければならず、それは決して容易なことではない。彼らにとっての親密な関係への希求は一般社会の人々よりも強いかもしれない。

もうひとつの利点である「ちょっとした利権」については様々なケースが挙げられる。ある自治会役員経験者は、まだ患者たちの外出が厳しかった時代に帰省を許可する事務員に口添えをしてやったところ、その患者がお礼にと郷里のお土産を持参してくれたと話してくれたことがあった。ほかにもこうした話は無数にでてくるだろう。このような「ちょっとした利権」の多くは、自治会が患者と施設の橋渡しの役割を担っているからこそ生じる、施設側による非公式な好意的配慮と関連して派生している。

ではこの非公式な好意的配慮はなぜ引き出せるのだろうか。それは職員たちにとっても、自治会は患者を代表する組織として一目おかざるを得ない存在であることが意識されていたからである。具体的に職員が彼らに接する際の態度に現せば、自治会役員も自然にそれに呼応した態度を返すことになる。このようなようすをLさんは次のように語ってくれた。

L：感覚的に違ってきちゃってますからね。一般の人（患者）とは。変わってきてると思うんですよね。本人、そのつもりはなくてもね。たぶん、そういうもんだと思います。僕らもやった経験があるから。それで、自治会の役員をやってると、園の職員なんかでも、向こうが変わってくるんですよね。

＊：態度が？

L：態度、変わりますね、そりゃあ。やっぱり、接する態度がね。だから、

＊：じゃあ、自分たちは高みにいるんだっていう感覚がだんだん、

L：持たなくても自然に、なっていくと思います。こりゃあ、その人が悪いんじゃなくって、人間、みんなそうじゃないかと思うね。長くやれば。時には休んで客観的に眺めることが必要だと思うんでね。僕は憎まれ口、時々、いってるんだけど。(15)

自治会役員たちのこのような感覚の変化に、一般患者たちからの非難のまなざしが注がれることが予想されるが、彼らの特権意識の表出が度を超し、一般患者との間に越えがたい溝を生じさせたということは聞かれなかった。少なくとも私が聞いた話のなかでは、自治会の役員は自制的に行動し、権力に伴う「ちょっとした利権」が彼らの「奉仕者」としての位置づけを脅かすことにはならなかったようである[16]。

第4節　施設の補助機能からはみ出ていく患者自治会

以下では患者自治会が機能するようになった背景を療養所運営の視点から捉えたのち、このような状況において患者自治会はどのような役割を果たしていたのかについて論じたい。

前章で論じたように、療養所の管理運営システム自体に生活組織の生成を容認する機能が備わっていたが、それはあくまで形式的な条件に過ぎなかった。たとえば松岡弘之は外島《そとじま》保養院（大阪）における患者自治の研究のなかで、1919年に患者総代が一般患者からの協力が得られないことを理由に自治の返上を申し出たという出来事を紹介している。この出来事の前には施設が患者の管理の一方法として自治の導入を検討しており、自治の返上という事態は患者が自治を自らのものと意識していなかったことの現れとして示されている（松岡 2005）。この知見は全制的施設における被収容者の自主的な活動を意図して作ろうとしても、簡単にできるものではないことを示唆している。ではどのようにして患者自治会は機能するようになったのだろうか。まずその背景を考えるには、患者たちの生活条件に深く影響していたであろう療養所運営の状況をみていく必要があるだろう。

全生園における患者収容が始まったのは1909年であるが、その後も順調に施設を拡張して、収容人数を増加させていった。ところが患者数の伸びに対して職員数の伸びはゆるやかで、当時の施設職員数と患者数との比を示すと、1910年は職員1人に対して患者5・6人であったのに対して、1921年では職員1人に対して患者数は10・6

人になっている。特に１９２０年代を過ぎた頃から患者数は著しく増えはじめ、１９３０年代に入ると患者数は１０００人を越えていく（多磨全生園患者自治会 1979：276）（多磨全生園自治会『多磨』編集委員会 1999：145）。一方『倶会一処《くえいっしょ》』は患者のまなざしで綴られた歴史書であるが、そこで取り上げられている所内秩序を揺るがす事件は１９３０年代のものが多い。たとえば、１９３３年に患者間で指導者同士の争いが起こり、この事件の収拾には療養所長があたったことが記されている。また１９３５年には横柄な態度を取った施設事務長を排斥しようと、患者たちが騒動を起こしたとされる（多磨全生園患者自治会 1979：114–116, 119–123）。上述の付添作業に関連した事件も１９３１年に起こっている。このような記述をみると、患者と施設職員との力関係が徐々に変化しており、またそれに伴って所内秩序が不安定になっていることがうかがえる。

　力を増して様々に要求してくる患者たちに屈すれば管理者としての面子がつぶされることになり、かといって力ずくの権力の行使は患者たちの反乱を引き起しかねない。管理運営組織が患者自治を認めようとしたのも、自分たちが行うよりも柔軟に患者たちを統制できると認めたからであり、患者自治はその役割を担うべく、管理運営組織から様々な権限を譲渡されていった。また１９４１年に舎長会から自治業務を分離して全生常会を設置するという動きも、ただ自治業務が増えたという理由だけでなく、自分たちの行いをより公正に自分たちで管理するために必要な切り離しであった。ここで改めて冒頭で示したLさんの語りの意味が理解できる。新参患者の目には患者自治会が療養所を運営していたと映るほどに、患者たちの生活は患者自治会によって管理されていたのである。

　次に患者自治会が一般患者と管理運営組織の中間に位置することによって、どのような効果をもたらしたのかについて検討してみたい。この効果が遺憾なく発揮されたのは、患者自治会による一般患者の苦情処理や困りごとへの対処であろう。患者たちはひとりでは訴えられない苦情や困りごとを自治会にもっていき、自治会を通じて施設との交渉にあたってもらったのである。確かに療養所における組織階層から考えると、患者自治会は管理運営組織の下位に位置づけられ、交渉のイニシアティブは管理運営組織がもっていることはいうまでもない。ところが上述のような権限の譲渡により、療養所の根幹となる業務のほとんどを患者自治会が担っている以上、管理運営組織からの譲歩が引き出しやすい。たとえば入所を断られた患者の受け入れを「付添でもやってくれるなら」という条件付きで交渉に持ち込めたのも、患者自治会の中間的な位置づけが少なからず影響していたと思われる。

このように患者自治会は、管理運営組織にとっても一般患者にとっても、中間にあるがゆえに重要な役割を果たしていたことが理解できるだろう。つまり患者自治会とは管理運営組織に代わって療養所を実質的に運営していた組織であると同時に、自らの責任の範囲で生活をかたちづくる自治組織でもあった。彼らの活動はこのように二重の意味を帯びていたのであり、このことは従来指摘されてきた施設の補助機関あるいは末端機関という範疇をすでに超えた働きを示している。

そして本章の最後に強調しておきたいことは、患者自治会に対する人々の意識のあり方である。自治会経験者たちは患者自治会にかかわった頃の自分を、「みんなの奉仕者」あるいは「このなかで尽くせる」といった言葉で振り返る。また一般患者たちの語りは総じて自治会は自分たちのために働いてくれたという内容であった。このように患者自治をめぐる患者たちの意識は、外部世界となる一般社会や管理運営組織に向けられていたのではなく、患者を成員とする「われわれ」にむけられている。自らのことを自らの責任の範囲で行うことを自治というのだから、この現象は当たり前だと思うかもしれない。しかし成員たちのまなざしが集団内部に向けられていたからこそ、患者自治の活動は患者集団としての文化コードを生成するエネルギーになり得たのである。

注

(1) デュルケムが考えていた国家と個人の間にある第二次集団（＝本書における中間集団）とは集団の空間的位相から捉えられており、具体例として市町村などの地域自治体や職業集団が挙げられている。こうした視点に立てば、療養所という全制的施設そのものがひとつの中間集団として位置づけられるかもしれない。またコーンハウザーは社会構造を、親密な結びつきのあるプライベートな部分（代表的なものとして家族）、これらの間にある中間的な集団（代表的なものとしてコミュニティ、クラブやサークルなどの自発的組織、

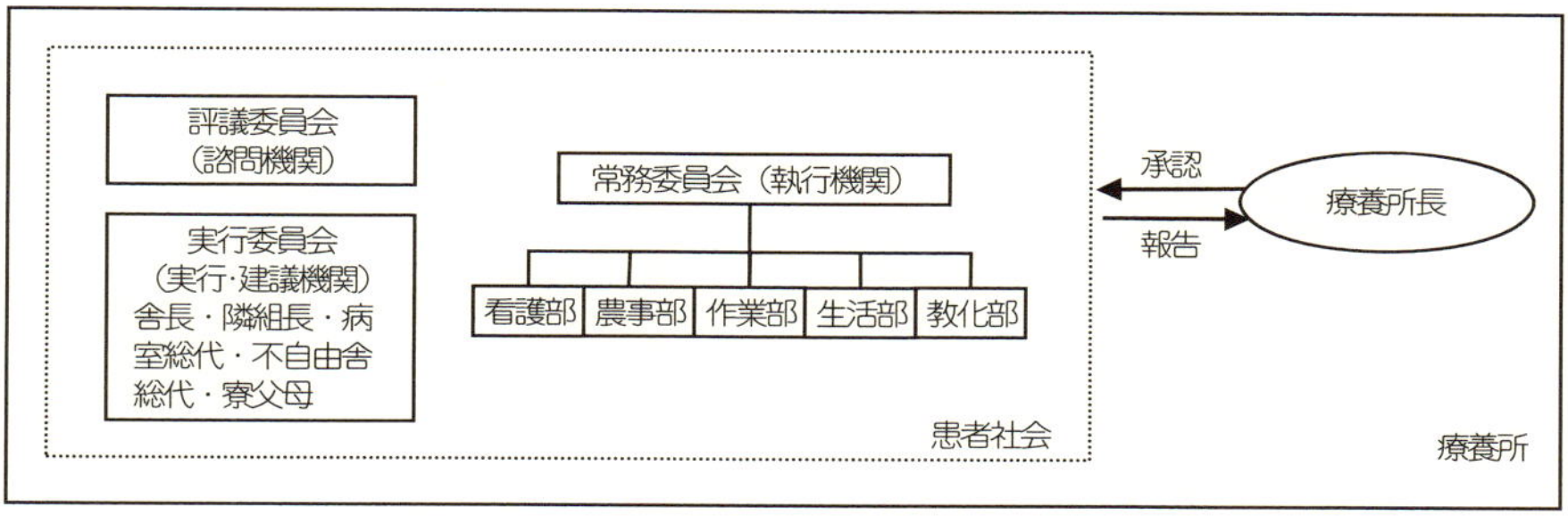

図３－２　全生園全生常会の組織図（1941年）

表３－２　全生常会常務委員会の活動内容

看護部：	病棟、不自由舎の付添作業の運営
農事部：	患者の慰安畑の管理、患者作業耕作地の監督補導
作業部：	患者作業の指導統制
生活部：	衣服、日用品、食糧など生活面の補助
教化部：	宗教、文芸、体育、教育などの文化的事業の補導育成

職業集団）、さらには全人口を包括するような国家という区分で捉えており、デュルケムが考えている第二次集団の捉え方に近い。本書では第一次集団および第二次集団（＝中間集団）を人々の相互作用を通して形成される集団とし、その上位において広域に広がる集団（代表的なものとして国家）と区別している。

（2）自治会の活動記録は他の生活組織に比べるとよく記録されている。具体的に参考にした文献資料を以下に記すと、全生互恵会１９４１「多磨全生常会規約」『山桜』、盾木弘１９５９「全生常会の誕生から終戦まで」『多磨』40（10）、多磨全生園患者自治会１９５１「多磨全生会規約」（国立ハンセン病資料館所蔵）、多磨全生園患者自治会１９４７『多磨全生会記録』（国立ハンセン病資料館所蔵）などである。また表３-１、表３-２の作成はインタビューによるデータも参照している。本章で取り上げている患者自治会の語りでは、全生常会のものと全生会のものが混在していることから、注では全生常会の組織図や活動内容もあわせて記載した。

（3）２００２年４月６日に行ったＬさん（男性、１９２４年生）へのインタビューに依拠する。

（4）２００２年３月17日に行ったＤさん（女性、１９３７年生）へのインタビューに依拠する。

（5）２００２年２月４日に行ったＮさん（男性、１９２０年生）へのインタビューに依拠する。

（6）２００７年９月５日に行ったＲさん（男性、１９２５年生）へのインタビューに依拠する。

（7）２００７年９月５日に行ったＲさん（男性、１９２５年生）へのインタビューに依拠する。

（8）彼らがいかに低姿勢でこの業務に取り組んでいたのかは、１９４０年におけるみどり会と舎長会との対立の経緯からも読み取れる。この事件は舎長会から自治業務を切り離して全生常会となるきっかけになった事件であるので、ここで簡単に紹介したい。みどり会とは１９３１年の事件を踏まえて舎長会の下に設置された組織であり、臨時付添作業の管理運営を行っていた。しかしみどり会は付添作業を義務として一般患者に無理強いすることができず、作業の割り振りに四苦八苦することが多かった。そこで丈夫で能力の高い舎長たちも作業に出てもらえないかと申し出たが断られてしまった。理由は舎長は従来その業務の多忙さから、臨時付添作業を免除される職種だったからである。講ずる策が尽きてみどり会は付添作業の管理運営ができなくなってしまった。その後施設側が介入し、抽選で付添を割り振るという高圧的な方法で解決を図ろうとしたが、かえって患者の反感を買うことになった。こうした舎長会とその下部組織であったみどり会との対立がきっかけとなり、自治業務を舎長会から切り離す動きが加速したという（多磨全生園患者自治会 1979：90-92）。

（9）２００２年４月３日に行ったＪさん（女性、１９２４年生）へのインタビューに依拠する。

（10）２００２年２月３日に行ったＡさん（男性、１９２３年生）へのインタビューに依拠する。

（11）健康地帯にある事務本館とは別に、患者地帯にあった見張所に事務分館が建設されたのは１９３５年である（多磨全生園患者自治会 1979：資料34）。ちなみに第1章における１９４１年の療養所内を示した地図では第一分館と第二分館が存在する。ある語り手は第一分館では郵便などを取り扱っており、第二分館では支給品や園内通用券の配布をしていたと話してくれた。また境野は分館の建設には患者たちへの管理強化という目的だけでなく、患者たちとの交渉窓口の設置という目的もあったと分析している（境野 2007）。

（12）２００２年４月６日に行ったＬさん（男性、１９２４年生）へのインタビューに依拠する。

（13）２００２年４月26日に行ったＰさん（男性、１９３２年生）へのインタビューに依拠する。

（14）２００９年２月25日に行ったＲさん（男性、１９２５年生）へのインタビューに依拠する。

（15）２００２年４月６日に行ったＬさん（男性、１９２４年生）へのインタビューに依拠する。

（16）たとえば「ちょっとした利権」を私欲に任せて利用すると、一般患者あるいは自治会役員たちからも逸脱として批判される。このことは患者社会に「ちょっとした利権」に対する規範意識がすでに存在していることを示している。そしてこの規範意識は患者自治会（または役員たち）の役割が患者社会のなかで制度化されているから生じることにも注意したい。

第4章　生活を支え合う労働

生産、分配、共有をめぐる諸相からみる共同性の意味

共同性とはなにか。それは皆が願えば生まれてくるものではなく、少なくとも何らかの行いのなかから生まれてくるものだろう。本章では患者集団の共同性を捉えるために、相互扶助関係によって行われてきた労働について取り上げる。

第1節　はじめに

ところで療養所内で生産といわれることに、いささか疑問をもたれるかもしれないが、歴史的経緯を異にするいくつかの方法によって、その営みは続けられてきた。なかでも比較的よく知られているのは患者作業による生産である。特に戦前では入所者数の増加によって施設運営費が切迫し、それに伴って食糧事情も厳しい事態に追い込まれていった。そのため患者作業のなかに生産をあげる職種が設けられ、多くの患者たちがそれに従事していた。養豚、養鶏、酪農、果樹栽培、園芸、製茶、養蚕、穀菽《こくしゅく》、竹工、木工、鉄工、ミシンによる洋裁、製菓、患者相手の売店と様々な職種によって生産が行われ、その産物を療養所内の患者たちが共有し消費していた（多磨全生園患者自治会 1979：

34, 94)。

近年こうした患者たちの営みは、その差異や特色に関係なく施設運営の目的で組織された半強制的な単純労働であり、患者たちはそれに従事したことによって重い後遺症を残したとする被害の側面が焦点化された。周知の通り、この文脈はハンセン病国家賠償請求訴訟によって広く一般社会に共有された解釈である。そしてハンセン病隔離政策は国による過ちであったと政策責任に限定するのではなく、ハンセン病者への差別・偏見を生み出した社会全体の問題であると議論が展開された。このような流れに呼応するかたちで、社会の差別構造や患者たちの人権侵害の解明が進み、一定の研究成果をおさめたといえる（ハンセン病問題に関する検証会議 2005）。

現在研究の視点は、隔離生活の中を生き抜いた患者たちの生活実践の分析に移りつつある。生活に焦点をあてるこれらの研究の目的は、国や世論という支配的な立場から取り組まれたハンセン病政策を批判的に検証するというものではなく、療養所に暮らす生活者としてのハンセン病患者を取り上げ、豊かで多様な意味を織りなす彼らの内的世界あるいは文化を知ることにある（天田 2003）（蘭 2004）（有薗 2008）（本多 2011）（小林 2008）（桑畑 2005）（中村 2008）（坂田 2012）（山本・加藤 2008）。本章もこの流れに沿ったものであり、生活という集合的な営みに力点を置いて分析していく。

さて、ハンセン病療養所の内部社会への接近を試みている研究はいくつか存在する。

坂田勝彦は患者たちの生活管理の一元化とアイデンティティ管理に関心を寄せる。療養所における戦前のムラというしくみは、患者たちに療養所を第二の人生を送る場所と自発的に意識させる機能を果たし、それは患者たちが発行する機関誌を通じてますます強化されていったと指摘する（坂田 2007）。確かに坂田の分析は療養所の管理システムの解明に道をつけた点が評価される。ただし彼らの生活を通した営みを隔離政策の補完と考える分析は、全制的施設における患者管理というまなざしから捉えられた療養所のリアリティであり、本章は生活者としての患者のまなざしから療養所を描き出すことに重点を置いている。

一方、松岡弘之は患者たちの自発的な活動を、硬直した療養所を解放へと向かわせる転轍の可能性をはらむものとして見直す必要があると説く。松岡は戦前のハンセン病療養所・外島《そとじま》保養院（大阪）を取り上げ、患者たちが自分たちの不均等を是正しつつ、互助制度を目指して患者作業を改革していった過程を、患者指導者たちの政治的宗教的思想を通して丹念に描き出した（松岡 2009）。松岡は患者社会の急進的な指導者に着目するが、こうした立場の者たちが療養所で有力なポジションにつけるのは実は一時に過ぎない。ほとんどの場合、彼らは施設や他の患者たちと折り合いがつかなくなり、他の療養所へと転園させられる。そして施設運営組織や患者社会はもとの秩序を取り戻し、事態は終息に向かうのである。

本章では安定した患者社会の日常を取り上げ、患者作業による生産する営みとその生産物を共有するという患者主体の集団的営みがどのような生活意識によってささえられていたのかを語りをもとに分析し、施設運営組織との関係を踏まえて患者集団固有の共同性とはなにかをさぐりたい。

第2節　生産、分配、共有をめぐる諸相

生産物の生産・分配方法は歴史的な経緯に従っていくつかにわかれる。最初に生産様式について説明すると、ひとつは患者個人が施設から畑を借り受けて作物を育てるという方法と、もうひとつは生産にかかわる患者作業による産出方法がある。次に分配様式には給食といった患者すべてに行き渡らせる方法と、子供や病人、不自由な患者などの弱者を優先して分配する方法がある。以下ではこのような生産・分配が具体的にどのように行われていたのかを記述していきたい。

1　患者個人による生産物の集団的な管理

ここではどのように個人による収穫物が管理されていたのかについてとりあげる。そもそも個人が収穫物をもつということは、私的な所有物をもつことである。療養所という施設内で生産された物を個人が所有すること自体特異な現象だが、それが許可されていたのはある背景や規則に基づいて営まれていたからである。具体的にみていこう。

施設内には古くから慰安畑と呼ばれる耕作地が存在した。この慰安畑では患者たちが一定の賃料さえ払えば、敷地内の開墾された土地を自由に耕作することができた。患者たちによる農業への従事は、開院の早い時期から、施設側から積極的に推奨されてきたもののひとつであった。施設側が推奨する意図としては、長い療養生活のなかで、気持ちがふさぎがちな患者たちへのささやかな慰安の提供であり、また収穫物を療養所の炊事場に納めることで、彼らに小遣い稼ぎの機会を与えることにあったとされる（多磨全生園患者自治会 1979：85）。

こうした施設側の意図がどの程度患者たちに受けとめられたかは定かではないが、借りた畑で好みの作付けができ、さらにその収穫物はすべて自分の物になるということで、戦前では希望者が殺到するほどの人気だった。一時期には午前中の患者作業が終わると、午後はずっと慰安畑に夢中になる者も出ていたほどである（多磨全生園患者自治会 1979：86）。

この慰安畑は患者全員に門戸が開かれていたが、実際に借りて作物を作っていたのは、比較的軽症で体力のある壮年の男性であった。彼らが必死に慰安畑に専念し、少しでも自分の所有物をもちたいとする姿は、作業ができない他の者たちにとってはおもしろくない話である。特に家族からの仕送りもあまり期待できないで、患者作業にもつけない不自由な者ほど、こうした感情を強く抱くものである。そこにきて彼らが収穫物を独り占めしようとするなら不平等感が生じ、ときには反感を買うことも予想される。皆がちょっとした差異に敏感に反応するのがこの共同生活の特徴でもあった。

しかし実際には彼らが慰安畑でとれた作物を独り占めすることはまれで、多くが親しい者たちに配って歩いた。むしろ自分がかかわる不自由な者へ優先的に配給したのであり、こうした光景はよく見られた。季節ごとの初物ができると、その珍しさから他の患者たちへお裾分けして歩くのである。Kさんも若いときには慰安畑で精を出して働いた男性のひとりだ。

K：なかでも初の味とかさ、「初物ができた、ナスがなったキュウリがなった」って。今度は不自由舎の人、自分のかかわっている不自由舎にみんな配って歩いたさ。食えないからな。「初物だよ」って。(1)

ひとりで食べたり、他の患者へお裾分けしてもまだ余る収穫物は、施設が買いあげるというルートが用意されていた。毎朝炊事場の前には、畑で作った収穫物を持った者たちが列を作った。

C：毎朝、みんな、いい加減、持ってくんだよ。向こうで、炊事（食料部）で、目方、計って、いくらかくれるんだよ。それを、向こうでキュウリなんか漬け物なら漬け物の方へまわす。煮炊きできるものは炊事で煮炊き、作ってたんだよ。それは個人。あの、作っている人の。できる時期になると、自分で取ってきて、もう毎朝、時間、決まってるんだよ。何時から何時までって。それを持っていって納めに行くんだよ。(2)

Cさんがいうように、作った患者は個人の利益の追求のもと炊事場に納めるのだが、これらが自分たちの日々の食卓に上るのである。つまりこの生産の営みには個人の利益の追求という意味だけでなく、患者の皆への食料の供給という二重の意味が重なるのである。この二重性は特に食料難の時期に顕著にあらわれた。当時は肥料も充分ではなくたいした量はとれなかったが、患者たちは必要な分だけを手元に残し、できるだけ多くの収穫物を炊事場に納めたのである。

慰安畑が施設や一般患者にとって重要であることは、それを管理する役割が患者自治会のなかでも比較的早期に設置されていることからも推測される。当初は舎長会のなかに農耕地世話人が置かれ、舎長のなかからその任にあたる者が選出された。農耕地世話人は農地の借地代の徴収や割り当ての管理を施設に代わって行っていた。その後全生常会が発足すると、その下部組織のひとつとして農事部が設置され、専従して慰安畑の管理にあたった。そしてこの部署は一般患者への食糧の供給のために作物の増産を任されるようになり、慰安畑借用者への農業指導や助言を行うようになった（多磨全生園患者自治会 1979：87）。当時は農業経験者が多かったとはいえ、少ない土地にできるだけ多くの収穫量を求めるには、新しい技術の導入や堆肥の作り方などの工夫が必要となる。どんな作付けをどの時期に行うと効果的かといった助言がなければ、大事な種苗もダメにしてしまう。ゆえにこうした農業指導も積極的に行われていたのである。

また、作付けに必要な種苗の購入、肥料や消毒代などの実費はすべて借地代として徴収した金銭のなかから捻出され、農事部が取りまとめていたようだ。このように自治会農事部は患者個人の利益の追求に力を貸していただけでなく、みなの食料の供給を豊かにするため、慰安畑の収穫量を上げるべく、日々奮闘していた。

R：今度はその集めた農地代でもって消毒だとか、ああいうのは個人で消毒やらなくてもいいように、まとめて（自治会）農事部で消毒してね。[3]

このように施設内の個人的な生産においては、生産物は私的な所有に属するものであることに変わりなかったが、実際それは独占されることなく自発的に他の患者たちへと配分されていた。そして食べきれない収穫物は施設内の給食として買い上げられるしくみを通じて、個人的な生産は個人の所有というだけでなく、共同の生産でもあるというもう一つの意味を帯びることになった。つまり個人の所有は共同の利益と重ね合わされ、私的な所有と公的な収奪というような対立として表面化していなかったといえる。

2　患者作業による生産と分配

次に患者作業による収穫物についてとりあげよう。これはいうまでもなく療養所施設の運営と深く関係している。そしてこの患者作業による食料自給の試みは、患者数が多く食糧事情が厳しかった昭和初期から盛んに行われ、終戦後しばらくまでは活発に活動が続けられていた。しかし療養所環境が充実していくに従ってその存在意義は急速に縮小していき、姿を消していった患者作業である。

もちろんこれらの患者作業による生産物はすべて施設内で消費された。そしてこの分配にはある程度の規則性があり、みなそれに則って行われた。その分配のルールは大きく2つに分類された。ひとつはすべての患者に行き渡るように分配するという平等のルールであり、ふたつめは誰もがその仕方に納得するように公平に分配するというルールである。公平のルールでは第一に患者社会で弱者として位置づけられている人たちが優先され、そのうえで個人の置かれている状況の必要性によって配分された。いずれにしても原則は平等と公平であった。ではどのように営まれていたのかみていくことにしたい。

ひろく一般的であった分配の方法はここでも給食である。施設内でできた収穫物は、ほとんどが炊事場に納められていた。それらを給食に使用することで、患者たち全員にほぼ等しく配給することができた。そしてこの給食では無駄なく食材を使う配慮が徹底していたが、それには施設職員に混じって患者自治会食料部の者たちが献立作りをしていたことが少なからず影響していたと思われる。

こうしてみなで施設内の収穫物を平等に共有することは、患者たちの間では日常であったようだ。ここでひとつのエピソードを紹介しよう。施設内では秋になると、公道に植えられた栗の木が実をつける。その公道の管理は、患者作業の土木部が担当していた。彼らはいつもは「石普請とか、道普請とか、とにかく、重労働」に従事しているのだが、栗の収穫も彼らの作業のひとつとして定着していた。彼らは栗を収穫し、その実を殻から出して炊事場へと納めた。そうして集められた栗は給食へと回された。しかし施設職員や食料部の者たちだけでは、とうていすべての患者分の皮むきが追いつかない。そのため処理を手伝う患者が園内放送で呼び出されるのだった。

C：土木部の人たちが。で納めると、次に私らの放送があって、「栗の皮むき来てくれ」っつって、みんな手のいい人が行くんだよ。ナイフ持って。

＊：栗の皮むき、大変！

C：大変だよ。そのかわり、ポケット、何個か入れてきたりして。

＊：ハハハハハ。

C：ほいで、次の日、栗ご飯なんだ。(4)

このように軽症の一般患者が総出で臨時の作業として従事し、できあがった生産物を分有した。こうした作業は栗の皮むき以外にもいくつもあった。特に春の製茶作業は、二日がかりの園内行事ともいえる大規模な共同作業であった。まさに自分たちが食べるものは自分たちで作るという自給自足的な生活がそこにあり、平等に分配することが実質的な意味をもったのである。

しかし一方で収穫物のなかには入所者全員に配給できる程度の量がとれないものもある。そうしたときには皆が納得するように公平に分配することが求められる。そうした役割を担ったのは自治会食料部である。自治会食料部は施設運営の炊事を手伝うことからはじまった部署であるが、実質的な分配の判断も任されていた。特にこうした皆に行き届かない収穫物の分配には、患者たちの厳しい目が光っている。いかに皆が納得してくれる公平さで行うかがここでは問題なのである。そしてそのルールのひとつが弱者を優先するというものである。つまり病棟にいる病人や子供たちを優先して分配するのである。
具体的にどんなものが分配の対象になるかというと、果樹園でとれた季節の果物であり、酪農や養鶏でとれた牛乳、卵などである。Cさんは幼少期に入所した女性患者であるが、こうした出来事を懐かしそうに次のように語った。

C：イチゴなんてそんなにできないから。なんで、子供舎はよくくれたんだよ。こういうのは、病棟やなんかでもって、一般にはなかったかもしれないけどね。で、葡萄だとか、梨だとか。葡萄はよく作ってあったんだよね。果樹園で。…〈中略〉…。で、牛乳は、毎朝、乳絞っちゃ、炊事に納めて、炊事が、病棟へやるんだよ。病棟に配って、残ると子供舎へくれんだよ。「牛乳、残った」なんつってね。子供舎へ持ってきてくれたりするのがあったんだよ。(5)

このように数多くの収穫物が患者たちの間で分配された。もちろん比較的規則的に収穫できる物は、食料部が分配を管理するのだが、それ以外の物はその都度それぞれの状況に合わせて分配し、その判断や許可はその場の責任者に委ねられていたようだ。
たとえば患者作業の園芸部は施設内の樹木や生花の栽培が任されていた部署であったが、そこで栽培している花はいつもは病棟へ飾られていた。ただ時折初盆だ初七日だといって死者の供養を必要とする者が花を求めにくると、彼らは気前よく分けてやった。この場面では必要性が高い人に分配することが公平のルールとなっていた。たとえその場に少数の人数しかいなかったとしても、つねに皆を意識して判断が下され行動に移されたのである。

3 独立採算体制——全生互恵会

生産にかかわる患者作業は全生互恵会という組織に付属するが、この互恵会の設立の歴史的経緯には特徴がある。

まずは互恵会について説明しよう。
互恵会とは個人で生産物を作ることも患者作業に従事することもできない不自由者、病棟入室者などの作業不能者に対する救済金支給機関として出発した組織のことである。この組織の発足は昭和初期とされ、患者たちによる相互扶助の促進を図って、当時の療養所長が発案したとされている。つまり全生互恵会の発案や発足のきっかけはいわゆる施設運営側によって導入されたものといえる。それは組織にも反映しており、記録では会長に療養所長、「甲」理事に施設職員、「乙」理事に患者がつくことが示されている[6]（多磨全生園患者自治会 1979：84）。
しかしこうした姿は比較的早い時期に崩れていたようだ。というのも1944年に入所し、多磨全生園の歴史にも詳しいRさんは、患者たちがつく「乙」理事しか記憶していないのである。Rさんが過ごした時代、互恵会はすでに施設側の管理を離れて患者たちの手によって活動が行われていたのだろう。彼は次のように語った。

R：自治会っていうんじゃなしに（独立して）、入所者のほうがそれを運営の主体になるってことで。「乙」理事会って。なんで「乙」っていうんかわかんないけど、「乙」理事会つっていう理事会があって、入所者のなかに選ばれた人たちによる理事会っていうのがあって、それが、まあ、いろいろ予算のことだとか、運営のことについて相談をして、それに基づいて各職場の、あの、互恵会関係の各作業所がそれぞれ業務を遂行すると[7]。

Rさんはさらにこの互恵会は、組織の所属は自治会にありながら、自治会とは別系統であると患者たちの間では意識されていたと語る。その最大の理由は独立採算制をとっていることにある。そもそも互恵会組織の設立目的は、患者財産の共有とその利益を相互扶助のために使用することであった。そのため救済金に必要な資金は施設運営費から捻出されるのではなく、互恵会所属の患者作業によってあがった収益を主な資金源とした。この独立採算制は徹底しており、作業への支払いも収益のなかから捻出しなければならなかった。そのため互恵会の患者役員たちは毎月の作業従事者への給与の支払い、作業によって得られた収益の管理、弱者への救済金の配給となにかと金銭管理に追われた。

R：互恵会は厳しくね、自分が運営主体だから、だから粗漏がないようなね、少しでも収益があがるような、それから、横流ししたりだとか、不正のないような、とかね、そういう管理運営には厳しい面をもっていたけれども、それは自治会の仕事ではなしに、互恵会の仕事であってね。(8)

こうした互恵会に所属する患者作業にはどんなものがあったのだろうか。当初は、購買部、農産部、患者機関誌を出版する印刷部の3つだったが、その後、養牛部、養鶏部、養豚部、ミシン部、竹工部、木工部、鉄工部なども これに加わった（多磨全生園患者自治会 1979：84）。そのため互恵会所属の患者作業に従事した経験をもつ患者は少なくない。Rさんの話によると、彼らは自分たちが生産したものは患者社会のなかの弱者へ分配されるということを当然知っており、そのことは他の一般的な患者作業に従事した者たちよりも、強い勤労意欲をかき立てたようだ。

R：現場で働いているとね、その、向こうに比べてね、一般の方の作業場に比べてね、互恵会に比べて、一般の方はね、肥やしが、肥料がほとんどこないわけよね。もともと肥料なんていうのは、その頃は底をついていた時期であったけれどもね、それにしてもまったくそういう面の配慮の仕方っていうのは、格段の差があった。

＊：むしろ互恵会の方が手厚いってこと？

R：うん。だから、自分たちでもってなにかやっぱりね、互恵会の方が知恵使ってたんですよね。一般の方は園の方で管理しているから。だから、お役人仕事で、そこら辺の物はもうないっていえばそれで片づくと、そういうやり方だったんだろうと思います。(9)

実は互恵会所属の患者作業だろうと一般の患者作業だろうと、財源を異にするだけで給与体系に大きな差は見られなかった（多磨全生園患者自治会 1979：36）。つまり患者作業で自分たちの部が多く収益を上げたとしても直接的にはなにも変わらない。にもかかわらず自分たちでやり方を工夫し、収益を伸ばす努力をしたというのは、その循環が目に見える形であらわれていたからであろう。

Cさんは幼いときに互恵会からの救済金をもらったことを次のように話した。

＊：もらってたりした？　そういうお金を。

C：子供舎で少し、私ら、少し小遣いもらったもの。そんで始めのうちは小遣いでガーゼのばしに行ったのよ。学校で、子供時代にね、そうしたら◎◎のお父さん〔寮父〕になってから、勉強1日できるように、小遣い少しもらえるようにしてくれたんだよ。その互恵会から出してくれるように。(10)

この話は戦前、療養所内の小学校の登校時間が午後から一日授業へと変わったことと関連して語られたものである。当時子供たちや盲人にも小遣い稼ぎとして、包帯巻きやガーゼのばしなど比較的簡単な患者作業が用意されていた。そのため子供たちはその患者作業が終わった午後から学校の授業を受けていた。それを子供舎の寮父をしていた患者がみかねて進言したことで、子供たちにも救済金の受給資格が与えられた。これによって学校の授業は、一般社会と同じ朝から行われるようになった。彼女は朝から授業が受けられるようになったことを「うれしかった」思い出として受け止めていた。

このように患者たちのなかからある提案があればそれを採用し、事業へと移すことができたのも、互恵会が独立採算制を取っていたことに起因する。収益をどのように配給するのか、新しい事業を展開するときにも施設側に伺いは立てるものの、特に差し支えなければ患者たちが主体的に実施できた。

確かに互恵会の発足のきっかけは療養所長による提案であり、最初の運転資金の源泉は下賜金だった。だとしてもそれを主体的に運営し、展開していったのは患者自身である。場合によってはこうした患者たち自らが活動していくこと自体も、施設運営者たちの思惑通りだったとする見解もあるだろう。しかしこの活動が施設職員たちの手を離れて常態として自律的に機能するようになったことは重要である。なぜなら患者たちが共同性の観点から主体的な活動を行うようになれば、その活動によって従来の文化コードが上書きされる可能性を秘めているからである。

第3節　患者の共同性と統治との関係

これまで述べてきたように、生産、分配、共有という営みを持続的に機能させるために、患者たちは様々な仕組みを利用し発展させていった。具体的には慰安畑、患者自治会、互恵会などである。こうした患者たちの活動や組織を管理運営の視点からどのように位置づけることができるだろうか。以下ではある療養所長の運営方針を参照しつつ、管理運営システムの柔軟性について指摘する。それを踏まえたうえで、患者集団は自らの生活を自主管理していく機能をいかにして発展させたのか、また彼らが活動を通じて生成した新たな価値や規範について検討を加えたい。

1　患者の生活を配慮する管理運営者たち

全国に療養所が開設されてからというもの、患者たちの生活環境をいかに整備すべきかという議論は絶えなかった。本章で取り上げるような村社会を意識した議論が管理者たちの間で交わされるようになったのは大正期に入ってからである。この時代、ハンセン病療養所の拡張の計画や癩予防法の対象患者の拡大が議論されはじめた時期でもあり、それに伴って逃亡の多い患者たちをいかに効率よく管理することができるのかが課題とされた。

これらの議論の代表として、多磨全生病院院長も務めた光田健輔の見解を取り上げたい。光田は今日ではよく知られることになったハンセン病隔離政策の推進者のひとりである。彼の発想は他の療養所長たちのそれと多くの点で共通するものを含んでおり、彼の見解をみることはこの時代の管理者たちの所内秩序維持に対する考えを知るうえで重要な手がかりとなる。

光田は『保健衛生調査会委員光田健輔沖縄県岡山県及台湾出張復命書』（1916）のなかで、療養所を一つの村として機能するように設計したいと述べている。彼はそうした方針で経営する方法を「癩村経営方法」と呼び、療養所に人工的な村落を形成させることを構想に掲げた。この構想は、医務、会計、勧業、土木、建築、司法、警察などの業務は施設所長ほか職員によって行うが、看護や見回りなどの警備は患者にその役割を任せ、村としての自治の向上に役立たせるというものである。ひとつの療養所を一癩村とし、一癩村あたり1万人の患者収容を見込み、患者32人を一家族として、一家を構えさせようとした。一家はひとつの舎で暮らし、そこには炊事場、井戸、食堂、便所、納屋、畜舎、薪炭《しんたん》置場を附属させ、さらには農場をあてがい、日々の活動の場を提供する。一家族には弱き者、強き者、勤勉な者、怠惰な者がいるが、いったん家人になるうえは一生助け合い、強固な家族的結合を構成させることになるだろうという。また一家族の成員たちの事務的な取り仕切りを患者たち自身にさせるため、一家ごとに選挙によって舎長を選出させる。こうした癩村での新しい生活に入り、同病の憐れみに触れさせることが、患者たちの生きる希望につながるのだと説いた。これまで暮らしていた社会で失ったものを癩村という新社会で復活させることが、彼の癩村経営方法構想の意図だった（光田 1916=2002：19–24）。

こうした光田の癩村経営方法は、あくまで机上の提案にとどまるものであり、当初よりそれがハンセン病療養所の患者の生活管理に計画的に実行されたというわけではない。多磨全生園の前身である全生病院においては、職員の不足によって生じた問題に対処するために舎から代表者を選出し、舎の入居者たちの世話をさせるという方法がとられていた（多磨全生園患者自治会 1979：87–89）。また患者作業にしても、ある患者がたまたま施設内の公道の切り株を脇に寄せている姿が職員の目にとまり、殊勝な態度だとして駄賃をやったことがはじまりだと記録されている（多磨全生園患者自治会 1979：34)。すでにある現実の状況のなかで思いの外うまくいっていたことを抜き出して、この癩村経営方法の着想につなげたと考えられる。

だが当初は施設側が意図していなかったとしても、本来患者が主体的にかかわった営みが施設運営に利用できそうだと踏むと、管理運営組織は彼らの活動を管理運営組織の文化コードに読み替えて、運営に沿って機能するように位置づけ直すのである。上述の光田の着想はこのような文脈から導き出されたものであり、またこれまで患者自治会や患者同士の相互扶助関係が批判的にとらえられてきた所以でもある（ハンセン病問題に関する検証会議 2005, 藤野 2001)。

2　患者社会における共同性が意味するもの

前項に見るように患者同士の相互扶助関係や生活組織が、施設運営に利用されたという側面をもつことは明らかである。しかしそのことだけを単純に強調して一面的に評価するのは、患者たちの生活意識に照らしてみる限り、早計であるように思われる。患者たちはあてがわれた仕事が、自分たちの生活に直結したものであったことで工夫を施し、新しい仕組みを作り出していった。共に生産に携わり、分配し、分有するという相互扶助関係に支えられた営みのなかで、自分たちのことは自分たちで決めその決定に従うということが自然なこととして受け止められていった。形式的には施設から認証された自治であったとしても、実質として彼らは管理される客体から自らを管理する主体として自律していったといえるのではないだろうか。

確かに患者たちが相互扶助関係や患者自治会を発展させていった背景には、同じ時代における村社会の場合のように「相互に依存しあわなければ生産できないという状況から生じた共同社会性」や「共同体の外部に対する閉鎖性」など（福武 1959）の否定的な契機が働いたことも事実であろう。前者は過剰な隔離政策の実施による運営費の不足によって生じた事態であり、後者はハンセン病療養所における全制的施設としての特徴が関係している。そのことから状況に強いられて患者同士の相互扶助関係や患者自治会を発展させざるを得なかった不幸な事態として、否定的に患者自治を理解するという立場は一見成立しうるかのように見える。しかし患者たちの生活を巡る語りからは、到底そのような単に状況に圧倒される受動的な姿を導き出すことはできないのである。むしろ隔離政策によって偶然集うことになった患者たちは、同じ病いの仲間として互いの痛みを共有し助け合っていこうとする積極的な意志をもって、様々な外的条件を利用しつつ生産と分配の仕組みを生み出したと考えるべきであろう。

たとえば彼らは自らも病人でありながら自分より弱い者を思いやる。患者社会では徹底して弱者への配慮を欠かさない。患者たちはハンセン病という病いを患い、時に身内からも疎んじられ追われるように郷里から隔離された。生活を共にするにつれて、ハンセン病を患うという共通の問題状況に対処してきた者を、同じ仲間と位置づけるようになるまでに多くの時間を必要としなかっただろう。このような同病者というカテゴリーのもとで、彼らは病気で弱っていく者やまだ幼い者を他者にするのではなく、メンバーの一員として集団のなかに位置づけた。このような同病者カテゴリーに基づいた患者社会における弱者に対する価値や対処のための規範のことを、本書では「病者の論理」と捉えている。

また患者社会は共有と平等に対する意識が強く働いていた。本章では自分で作った作物を独り占めなどせず、他者へ分け与える、あるいは給食によって平等に分配するなどの事例を紹介した。独り占めには制裁のまなざしがむけられるという点から考えるに、平等を指向する意識は価値と同様に規範によっても支えられていた。本書においてこれを「平等の論理」と捉えておきたい。

このような患者社会固有の論理が彼らの共同性を支えていた。あるいはこうした論理は互いが独立して生活ができる条件では発動しづらかったのかもしれない。その意味では隔離収容政策による過剰な収容によって生じた相互に依存しあわなければ生存できないという否定的な事態そのものは、決して一定の自治にいたるような高度な共同性を生み出した主たる原因ではないが、皮肉にも患者たちの集団としての結束力を高める契機であったといえる。事実、互いに依存しなくとも生活できるようになっていく戦後において、本章でとりあげた旧来の共同性は衰退の一途をたどっていった。

3　文化コードから捉える患者社会の共同性

本章で捉えてきた患者作業はある患者個人の発意を管理運営に援用したものだったり、職員不足を補うための策として検討されたものだったりとその出発点は多様である。作業品目においても、その時々の療養所の環境にそって新たに追加・統合されたり、あるいは削除・消滅したりと変化の様は一様ではない。

しかし患者作業は治療以外の患者たちの生活のすべてを包括する労働であり、療養所運営の根幹ともいえる。また療養所における患者作業である以上、配給系統が異なっていようとも、それは療養所運営のために用意された資金によって賃金が発生する。そして患者たちはたとえわずかな金額であったとしても、労働に対する報酬として作業賃を受け取る。このように考えると患者作業の機能と構造は、あくまで療養所運営組織のなかに位置づけられている。つまり患者作業に関する文化コードの原型は、管理運営組織によるものである。

ところでこの作業の担い手は患者である。施設職員は各持ち場の見回りにくるものの、作業場を監督する作業場主任は患者であった。たとえば互恵会所属の患者作業においては、患者が賃金の支払いや売り上げの配給までを任されていた。彼らは管理運営組織の文化コードに規定されつつも、時には自分たちの文化コードへとスイッチして、状況に対処することもあったであろう。患者作業の文化コードが管理運営組織を原型としていても、誰のための活動か誰と共に行う活動かということが状況に反映し、原型のコードは少しずつ書き換えられていく[11]。書き換えの速度が遅ければ遅いほど施設職員の目に留まりにくい。さらに時がすぎればその原型を忘れていることもある。本章でRさんが互恵会の組織について説明してくれた際、彼は施設組織の者が就く「甲」理事を忘れ、患者たちが就く「乙」理事しか記憶していなかった。ど忘れではなくなぜ「乙」なのかわからないというくだりをみるに、組織からすでに「甲」理事の実質的な役割だけでなく名目的な役割さえも欠落し、「乙」の前にあるだろう「甲」理事の意味が形作られなかったと思われる。こうなってくると、すでに上書きされた管理運営組織の文化コードは、断片的に患者集団の文化コードに紛れているにすぎない。患者たちの意識の流れのなかでは、現在使用しているコードを自前のものとすら感じて用いているのであり、断片化した他集団の文化コードのひとつひとつを区別することさえできないだろう。

つまり患者作業や患者自治会が施設運営の目的に沿って位置づけられていたとしても、患者たちがこれらの営みを自分たちの労働であり自治であると意識しはじめ、そしてこうした意識がひとりではなく多数の者から沸き起こってくるとき、その意識がいわゆる生活意識と呼ばれるものである。またこの意識はただ沸き起こってくるのではなく、生活を営むという活動を通じて表象されるのであり、本書で集合的記憶と呼ぶものである。

次に患者たちは自分たちの共同性をどのように捉えているのだろうか。この答えを「同病者」である「われわれ」についての語りから探ってみたい。Jさんは患者同士の助け合いということについて、血を分けた親族がいても頼りにできるのは同じ患者同士であるとして、次のように語った。

J：(患者さんは) 肉親に代わる人。あの、他人同士だけどね。肉親がいたからって、何人、甥っ子や姪っ子がいたっていったって、さあ自分の頼りになるって人はいないですよ、患者さんしか。…〈中略〉…頼るというよりも、お願いする。お願いすれば、「お願いされたんだから動いてあげましょ」って気持ちになる。同病相憐れむでね。助け合いというのか。(12)

ハンセン病訴訟以降、旧来の政策に対する反省がなされ、今日ではハンセン病に関連して使われる「同病相憐」という言葉は否定的な意味合いで使われることが多い。前述のように患者たちの「同病相憐」の関係を施設の管理運営に利用したといった文脈からの理解である。しかしJさんの語りをこの文脈から捉えてもよいのだろうか。管理運営の文化コードから意味づけられる「同病相憐」と、共に生活して得た仲間という患者集団の文化コードから意味づけられる「同病相憐」とでは、この言葉の背景に広がる文化体系は異なる。つまり同じ境遇の者が助け合う様子＝「同病相憐」といった言語による指示的な意味は同じであっても、語り手がその言葉を用いて指し示したかった内容を理解するためには、語りをただテキストとして理解するのではなく、語り手がどの集団からの視点でこの言葉を捉えて用いていたのかを把握する必要がある。このような視点を意識して分析しなければ、生活について語る彼らの語りから、仲間に対して抱く共同性の意味を理解し、分析することはできない。

また経験を語るという行為は語る行為の他に思い出すという行為も含まれる。〈今・ここ〉の時点から過去の経験を振り返るとき、それは集合的な記憶について語ることでもある（Halbwachs［1950］1997=1989：19-21）。Jさんは患者集団の思考の流れに身を置き、過ぎ去った関係ではなく療養所という地で育んだ今に続く関係が自分の生活を支え、心のよりどころとなっていることを語っているのである。

注

（1）２００２年４月５日に行ったKさん（男性、１９２２年生）へのインタビューに依拠する。
（2）２００２年３月13日に行ったCさん（女性、１９３１年生）へのインタビューに依拠する。
（3）２００８年12月20日に行ったRさん（男性、１９２５年生）へのインタビューに依拠する。
（4）２００９年２月25日に行ったCさん（女性、１９３１年生）へのインタビューに依拠する。
（5）２００９年２月25日に行ったCさん（女性、１９３１年生）へのインタビューに依拠する。
（6）施設内で患者たちの慰安や相互扶助の促進を目的とした組織には、互恵会と慰安会の２つが存在する。起源は慰安会が古く１９１４年に発足しており、一方で互恵会は皇太后の下賜金をもとに１９３１年に財団法人として発足した。Rさんの話ではその後１９４４年に慰安会が財団法人化するにあたり、慰安会は施設が中心となって取り仕切り、互恵会は患者組織が中心となって取り仕切るというように分業したのではないかと話してくれた。互恵会はその後１９４９年に自治会事業部として吸収された。またこの２つの組織は現在でも存在し、共に患者の文化活動の金銭的な援助を行っている。
（7）２００９年２月25日に行ったRさん（男性、１９２５年生）へのインタビューに依拠する。
（8）２００９年２月25日に行ったRさん（男性、１９２５年生）へのインタビューに依拠する。

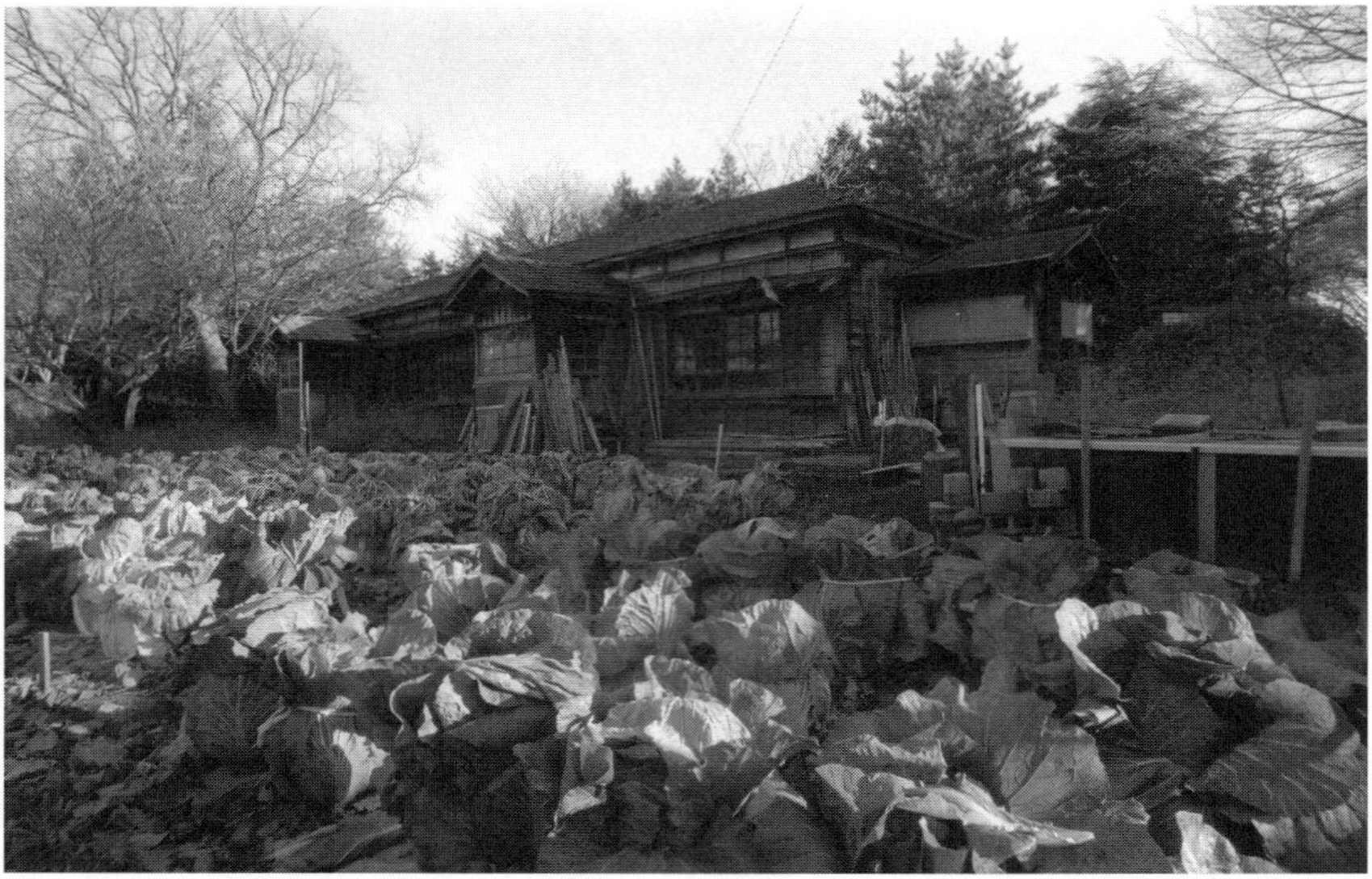

旧山吹舎（男子独身軽症舎）と慰安畑

(9) ２００９年２月25日に行ったＲさん（男性、１９２５年生）へのインタビューに依拠する。

(10) ２００９年２月25日に行ったＣさん（女性、１９３１年生）へのインタビューに依拠する。

(11) コード・スイッチによる文化コードの書き換えはゴフマンの第二次的調整、役割距離、『会話の形式』におけるフッティングから発想を得ている。共に仕事に従事する者が同じ患者仲間であれば、患者作業従事者としての制度的役割コードから大きく逸脱しない範囲で、患者仲間という役割コードへとスイッチが行われやすい。これは人が平面的な日常生活世界を生きているというよりは、状況的に多層的なフレームのなかで経験を組織化させているために生じる事象である（Goffman 1961a=1984, 1961b=1985, 1981）。

(12) ２００２年４月３日に行ったＪさん（女性、１９２４年生）へのインタビューに依拠する。

第5章 看取りからみる多層的なネットワーク

親密圏の形成と変容

第1節 はじめに

死に至ることが予見される者を看取る。看取りという営みは、死にゆく者ができるだけ安らかに最期をむかえられるように、十全の配慮を施して介護することである。また看取りを通して看取り看取られる関係にある者たちは、互いの親密性を確認しあう。われわれはこうした看取りを馴染みあるものとして捉えると同時に、どこかで非日常的な営みとして位置づけている。

ところがハンセン病治療に効果が見込めなかった時代、療養所での看取りはむしろ日常であった。療養所は当初より社会で居場所がなくなった患者たちが集められ、彼らの最期が看取られてきた場所である。感染を恐れられた遺体、引き取り手のない遺骨、これらに対処するために施設内に火葬場を設け、遺骨を礼拝堂に納めていた。そして葬儀を含めた患者の供養は施設主導で執り行われていた。また軽症な者が不自由な者や病人を介護・看護するという付添作業は、開院して間もない頃より開始され、患者作業として制度化していった。

一方患者たちにとっても看取りはもっとも核心的でかつ重要度が高い営みだった。一般社会から隔離された世界に生きる彼らは、療養所という場で親密な関係を結んだ者を最期まで介護し、死後もなお供養したいという気持ちを、看取りというしきたりによって表現してきたのである。しきたりとしての看取りは、偶然にも共に生活を送ることになった者たちによって醸成されたのであり、擬似的な親族関係や園内結婚といった私的なネットワークによって支えられていた。またこの関係を陰で支えていたのは、宗教団体や県人会といった患者たちによる生活組織であり、これらの組織は従来の主たる活動以外に、所属する患者のしきたりとしての看取りに対して重要な役割を担ってきた。こうしたしきたりとしての看取りが患者社会でかたちを成してくると、療養所が行う合同葬儀とは別に宗派別の個人葬が執り行われるようにもなった(1)。

このように看取りには付添作業に代表される管理運営側による看取りと、患者たちの生活組織や親密圏で支えられた看取りがあり、本章では前者を公的な看取りとし後者を私的な看取りと便宜上区分して記述していく。ただし両者は看取られる個人を中心に重なり合う営みである。また付添と呼ばれてきた患者作業は作業賃が発生する労働であるが、彼らはこの作業を賃労働と割り切って従事したのではなく、同じ病いを患った者同士の相互扶助として従事していたといえる。そして付添という場は先輩から後輩へと患者文化が伝承される場にもなっていた。ゆえに看取りとは公私を問わず彼らの文化そのものであるといえる。

患者たちはことあるごとに「同病相憐」という言葉を用いて看取りについて語ってくれたが、この看取りという経験とはなんだろうか。本章では彼らがこの経験をどのような意味体系のなかで語るのかに着目したい。また本章後半では時代の流れに従って変わっていくしきたりとしての看取りについて記述する。

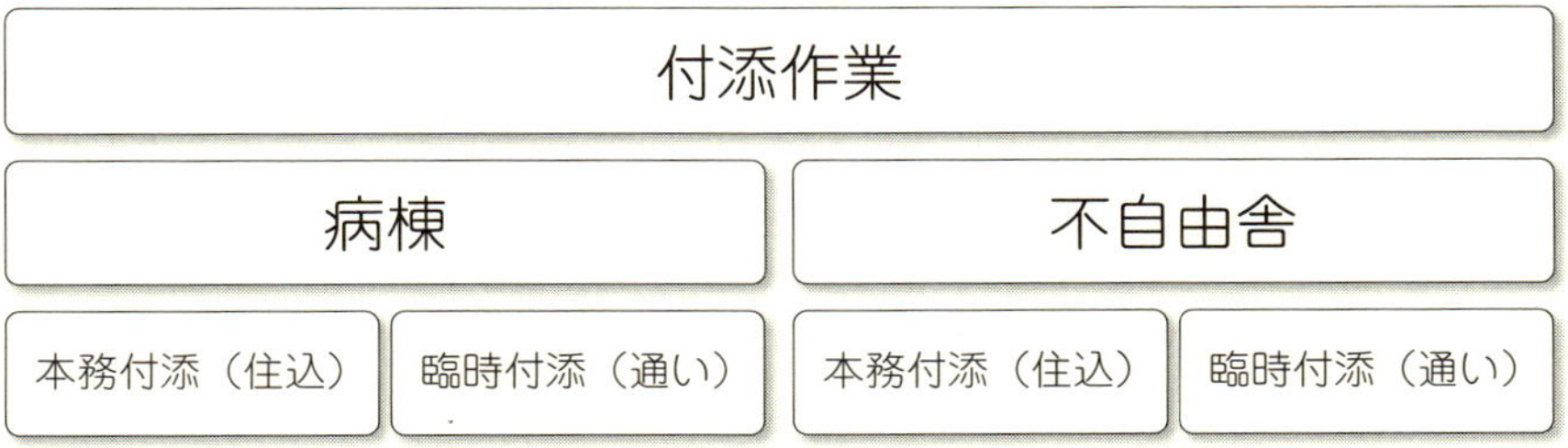

図5－1　付添作業の概略

第2節　公的な看取りのなかにおける相互扶助
——付添という患者作業

患者作業である付添はどのように公的に制度化していったのだろうか。公立療養所での付添作業は当初から導入されたものではなかったが、公立療養所よりも開所時期が早い私立療養所において患者同士の看護・介護が行われていたことから、その形態を公立療養所が取り入れたのではないかと考えられる。ちなみに患者たちが綴る歴史記録『倶会一処《くえいっしょ》』では、1917年の施設記録に重病室看護と不自由舎介護について記述があることを指摘し、この頃に付添作業の原型ができあがったのではないかと推測している。[2]

次に付添作業のしくみについて説明しよう（図5-1参照）[3]。

患者たちは病棟にて病人を看護・生活介助すること、不自由舎にて生活介助をすることを付添《つきそい》と呼んでいた。ゆえに付添作業には病棟で行われる場合と不自由舎で行われる場合の2通りがある。また付添を正規の患者作業とする場合は「本務付添」あるいは「本看《ほんかん》」と呼び、人手が足りないために期間限定で行う場合は「臨時付添」あるいは「臨時」と称した。前者の本務付添は他の患者作業の兼業は許されなかった。また担当する不自由舎に自らも住み込んで行うため、彼らにとって付添作業とは日々の生活そのものであったといえる。

不自由者や病人に対する看護や介助は、住み込みの付添作業だけで回すことはできず、常に臨時の付添を募集していた。そのため軽症な者は誰もが臨時付添作業に従事した経験をもつ。臨時の付添作業は患者自治会（みどり会のちの自治会厚生部が担当）に管理が任されており、彼らの指示により軽症者たちは配属となった不自由舎の部屋や病棟へ赴き、約2週間（一期15日間）のあいだ、自分の居住する舎から通いながら不自由な者や病人たちの介護を行うことになった。

1　不自由舎の付添

まずは不自由舎における付添作業についてみていくことにしたい。「舎、大概4部屋あるんだよね。1舎、4部屋あって、その何号に行ってくれって頼まれて」。こう語るのはBさんである。

不自由舎は今ではセンターと呼ばれるひとつの大きな棟づくりの建物となり、すべての個室へ廊下づたいで行けるようになっているが、以前は軽症舎と同じ平屋建てであった。似た作りの家屋が立ち並ぶ療養所に最初は不慣れで、みなよく担当する舎を間違えたと笑いながら話してくれた。

この付添患者作業は季節を問わず、朝の6時に起床して持ち場の部屋に向かわなければならない。住み込みだろうと通いだろうと基本的に作業は同じである。

B：ほいで、隣の部屋もあるから、ふた部屋で、トイレなんか洗面所ひとつだからね。こっちの人、当番のときと、こっちの人の当番のときと、あるわけよ。ほいで、自分の方の当番のときはトイレ掃除して。したり部屋掃除したり。(4)

部屋や共同便所の掃除を終えると、今度はお湯を沸かしお茶を出す。それらが済むと朝食の支度が待っている。今のように職員が患者一人ひとりに配膳してくれるわけではなく、療養所のほぼ中央に位置した配食所まで、毎食ごとに部屋の食事を受け取りにいかねばならなかった。給食施設から配食所まではレールが敷かれ、職員たちが配食車に汁食缶やお櫃などを積んで運んでくる。配食所には付添の者たちが他の部屋の食事当番たちと雑談をしながら給食を待つ光景がよく見られた。この配食所は患者たちが集まる場所であり、それゆえに彼らの情報交換の場所でもあった。

Q：珍しいのがあったな。一番。ごはん、ごはん時分になると今の福祉室があるでしょ。あの辺にね、炊事からごはん、トロッコで運んでくる。線路が引いてあってな。それで各部屋の寮の部屋へ食缶を置いていくんだ。それをわれわれが時間になるととりに行くの。それが珍しかった。最初は珍しくて、おもしろいなあって思って毎日「俺が行く」「俺が行く」って、俺が三度三度行ってて。ごはん取りに。おもしろい。向こう行くとね、いろんな情報が入るところなんだ。各寮から、ごはん取りが集まってくるから。みんな、出てくるのを待ってるから、その間、いろいろと話すわけ。情報交換できるわけ。それが一番楽しみだった。(5)

当時の給食はほとんど調理していないまま出されることが多かった。食べる前に仕上げるために出来合いのさめた料理がくるよりは温かい物が食べられる。しかしそのぶん手間もかかる。ガスのない時代、3度の食事に炭で火をおこし、そのつど調理するのは大変なことでもあったとDさんは次のように語る。

D：今の職員さん、介護員さんたちは炊事でも何でも、すぐに焼いてくるでしょ。私たちのときは大変だったんですよ。自分で火をおこして、「生」で持ってこられちゃうから、6人だったら6人分。

＊：ごはん、作るようなものですね。

D：そうそう、そうですよ。ごはんだけは炊いてくるけど、それとお味噌汁は作ってくるけど。蕎麦だとか魚とかは自分たちで作る。それも、今みたいにガスじゃないですから。(6)

付添の主な仕事は掃除、朝昼晩の食事提供、10時と5時の間食時のお茶だし、トイレや風呂場、医局までの同伴、洗濯物の集配、薬品請求、治療材料の受けとり、買い物、金銭管理、郵便などの取り扱いなどが主な内容である。もちろんそれ以外にも常に不自由な者たちの要望に応えて動かなければならなかった。たとえばゆるんだ包帯を巻き直してほしいといわれれば応じるし、代筆してほしいと頼まれればそれを行い、たばこが吸いたいといわれれば用意した。身の回りの細かい用事から簡単な看護までを担当し、息つく暇もない。

ただし臨時の付添は終始不自由舎につめていなくてもよかったようだ。食事の支度や掃除など一通りのことが済めば、自分の舎に戻り休憩することもできた。Hさんは臨時の作業を次のように語る。

H：でな、4人くらいのところ（不自由舎）で、1人でやらなくてはならない。不自由舎の付き添いはなぁ、3人か4人かおるわなあ、こんな部屋におるだろう、そこへ行って飯を食わせるわけ。で、帰ってきてもいいだろう。あと10時に行ってお茶を飲ませるだろう。で、また昼までうちに帰ってきてもいいわけ。で、昼飯食わせて、で、うちに帰ってくればいい(7)。

住み込みの本務付添に比べると、通いの臨時付添はまだ楽だったのだろう。ただ不自由な者にしてみれば、住み込みの本務付添に比べて、無理をいって通ってきてもらう臨時付添に遠慮がちになって、自分の要求を伝え切れなかったり、本務付添と違って定期的に人が変わっていくために、気苦労が絶えなかったとも聞く。小さな患者社会の人間関係は付添をする方もされる方も、細心の心配りが強いられた。「しんどい仕事」という意味には作業による身体的な辛さだけでなく、気苦労による精神的負担も含まれているのだろう。

しかしその一方で、付添は不自由者な者を介助するというだけでなく、彼らから様々なことを伝授される機会でもあった。住み込みで本務付添をしていたBさんは、担当していた盲人女性は療養所の生き字引だったと敬意を込めて語ってくれた。

B：私はその人、もうそう（不自由に）なっちゃってからしか見てないんだけど。その姿はもう、「らい」はこわいなってことを覚えている。だけど、そのおばあちゃん、ミツエ（仮称）さんっていう人はね、頭がよくって、なんでもよく教えてくれた、私に。(8)

裁縫の仕方、療養所での処世術、この病気のむごさといった現実までその女性を通して教わった。治療が乏しかった時代、不自由者といっても最初から不自由で入ってくる者はわずかであった。「今よか、まだあの頃は不自由でもなんでも、年はずっと若かったからね。まだ、おんなしあれでも動けたね。あの人たちの方が」と続けてBさんは語ってくれた。昔は多くの者が闘病の末に、30代40代という若さで不自由者となった。不自由な者は付添につく若い者たちより10年か20年ほど先に入所し、療養所の礎を築いてきた古参の者たちである。付添という営みは単なる患者同士の介護であるばかりではなく、古参の者から若い者へ自分たちの世界観を伝える場としても機能していたのである。

2　病棟の付添

不自由舎と違って病棟の付添は、軽症者5人一組となってそれぞれの役割を担当する。(9) 不自由舎の付添作業に比べると重篤な者が多いのが病棟付添の特徴である。1病棟（20床程度）に1室の詰所があり、そこで待機しながら看護や生活介助にあたる。

H：朝は早うから行って、あっち（病棟）で飯を食うわけ、詰所があるから。飯食って、先、患者さんに飯食わせて、それで、当番だからな、今日は誰々が（食器）洗う日。4人か5人かでやるわけだから、（病室）20人くらいのところ。で、今日は誰々が助（当直）さんって、名前があるんだよ。食器洗いとかなぁ。部屋のなかの掃除とか。みんな飯食った食器洗いを全部やるわけ。ほんで、飯盒をまた炊事（場）に渡すわけ。それが、2週間くらい通知が来るわけ。その時分はな。(10)

付添の作業内容は同じといっても、重篤な患者が多い分それだけ作業量も増える。さらに病棟の付添は食事の支度や掃除、買い物の代行といったもの以外に病人の看護も作業内容に加わる。たとえば気管切開してのどにカニューレを入れている患者には、看護師に代わってその手入れを行ったりもしていた。

H：のどを切っとる人もおったよ。のどを切っとる人はこう管、通すだろう。ああいうのだって俺はやったんだから。油つけてこうやってこう。

＊：油をつけて。

H：なんかつけたなぁ、あれ。もみんな忘れちゃった。ここをこう傷がつかないようにやるんだよ。

＊：もうここに結節がきてるから、開けるわけ？

H：ここをこう開けてなぁ、ここに小さなハンカチぶら下げているわけ。そういうこともやったわなあ。あの頃はそういうことをやらんと職員の人もいなかったから。(11)

効果的な治療が望めなかった時代、患者たちの傷が化膿して異臭を放っているのは日常だった。付添の者がこうした膿んだ傷口を丁寧に洗い流し、洗濯済みの包帯で巻き直す。たいていの看護はみな患者たちが行っていた。「仕事。大変だとは思わなかったな。あの時分はなぁ」とHさんは当時の日常を振り返る。

Kさんは専門的な知識を身につけた看護師たちより、自分たちの方がこの病いに詳しく、うまく対処できるのだと自慢げに語って聞かせてくれた。

K：そうそうそう。（病状が重くて）いる人が多かったな。それをみんな患者がさ。外科（看護）もやったんだよ。今は看護婦が、きれいどころがやってくれるけどさ、全部やったんだから。だから、一番、やってもらいたいことはこれとこれだって、わかってるから。今の看護学生に、「違うよ」と。彼らはマニュアル通りにやってから。彼らはほれ痛いも醜いも知らないし、本人じゃないから。こっちは本人が本人を看てるんだから、こんな確かなことはないんだよな。(12)

もちろん看護師たちの技術よりも自分たちの方が勝っていたというのではないだろう。彼がいいたかったのは一人ひとりに気配りして工夫をこらし、不自由な者に少しでも快適に過ごしてほしいと努力する姿勢のことである。自分がもしそうだったらという重ね合わせができる同病者だからこそ質の高い看護ができる。「モットーがね、相愛互助なのよ。お互いに助け合う」。「相愛互助」の現実はいたってシンプルなのである。

しかしどんなに心を砕いて看護をしても、看取られる彼らに死は訪れる。病棟の患者たちが最期をむかえるとき、付添の者が行う重要な仕事のひとつに親しい者たちをベッドサイドへ呼び出すという作業があった。

H：夜はなぁ、当直っていうのがあったんだよ。で、1人、泊まるわけ。そうすると、なにかあるだろう、看護婦さんが当直のところにくるんだ。「誰々さんが悪くなったからお願いします」って。そうすると夜中でも自転車でたぁーっと、1軒1軒。仮に10軒だったら10軒行って、「誰々さん危ないから。誰々さん危ないから」って。そうすると夜でもみんな飛んでくるわけ。こんなかはみんなそういうな、あれが、みんなつながりがある

から。(13)

この役目は亡くなる者の親しい関係を知らないと務まらない。療養所職員にはそうした患者たちの人間関係までは把握しきれず、どうしても患者側の連絡係を必要とした。付添の者が呼び出すのは、看取られる者の親しい友人・知人たちである。彼らは看取られる者の容態が急変するたびに駆けつけた。何度呼び出されても彼らは嫌な顔をせずにベッドサイドに集うのだった。そして臨終になると病棟の付添たちも親しい者たちと一緒に故人の死を悼むのである。そこには公私の看取りの区別はなく、療養所で生きた仲間への深い哀悼の意が示されたのである。

第3節　しきたりとしての看取り――インフォーマルな組織と社会関係

ここまで患者作業における公的な看取りについて見てきた。以下では同じ看取りであっても、作業賃が発生しないもうひとつの私的な看取りを取り上げたい。

彼らは「補助看護人」または「消灯看護人」と呼ばれていたが、患者作業としてではなく、あくまで私的な関係で臨終をむかえた者を看取ることを目的とした。その任につく者たちと病人との関係は舎が同じであったり、共に患者作業にいそしんだり、出身地が近かったり、同じ宗派だったりと、療養所のなかで培われる人間関係により様々であった。消灯看護人についてKさんは次のように説明してくれた。

K：だから、消灯看護って準夜や深夜、交替で、重体になると、ほれ、看護婦なんていやしないんだから、なんにも。病棟だって。医者についてくるとか、看護士って男の人が見舞いに来たり、看護婦がたまに来たりするけど。全部自分たちがやったんだから。具合悪くなれば医局行って、先生にお願いして来てもらったりね。生活

の一切は自分たちが。準夜、深夜に交代でふたりずつ行ったりね。(14)

彼らは病人の病状が重くなると配置され、臨終まで病人の要求に細やかに応えてやる。しきたりとしての看取りの起源は定かではないが、社会一般の看取りの風習が患者社会のなかで形を変えて定着したのだろう。

こうしたしきたりとしての看取りは遺体の湯灌《ゆかん》まで行う。Mさんは懐かしそうに次のように語った。

M：だって、私、親しい人たちが全部湯灌したんだから。

＊：湯灌？

M：そうよ、たらい持ってきて、あんた、お湯わかして、そこで全部われわれが、あんた、タオルを何枚も、死体洗いやったんだもの。今なんてさ、ああやって亡くなっちゃったら全部、職員がやっちゃうでしょ。あれもね、一時ね、ずいぶん寂しがったのよ。そんな時ぐらいは、われわれがやりたいって。だけど今は人数も少ないし、年取っちゃってできないから、今はあきらめているけどね。そう、全部、知ってる人がやったの、入棺っていうのは、その時分は。どんな不自由な人を湯灌して洗っていようがなにしようが。そう、もう、同病相憐みつって。そんなことではね、全然、そんな気（＝怖い）は起きないね。(15)

消灯看護人をつとめるほどに親しい者たちは、病人が息を引き取ると湯灌を施し、喪主に近い立場で葬送を取り仕切る。また死後の弔い、仏教ならば初七日や法事も彼らが主導で行った。誰がどの程度かかわるかなど詳細な取り決めがあるわけではないが、故人との親密度に従って役割が割りふられた。

もちろん患者のなかには死の床に伏すまでに親密な関係を築けない者もいたはずである。たとえば入所して間もない者や内気な性格の者などには、彼らが所属する宗教団体や県人会といった生活組織から消灯看護人が派遣された。

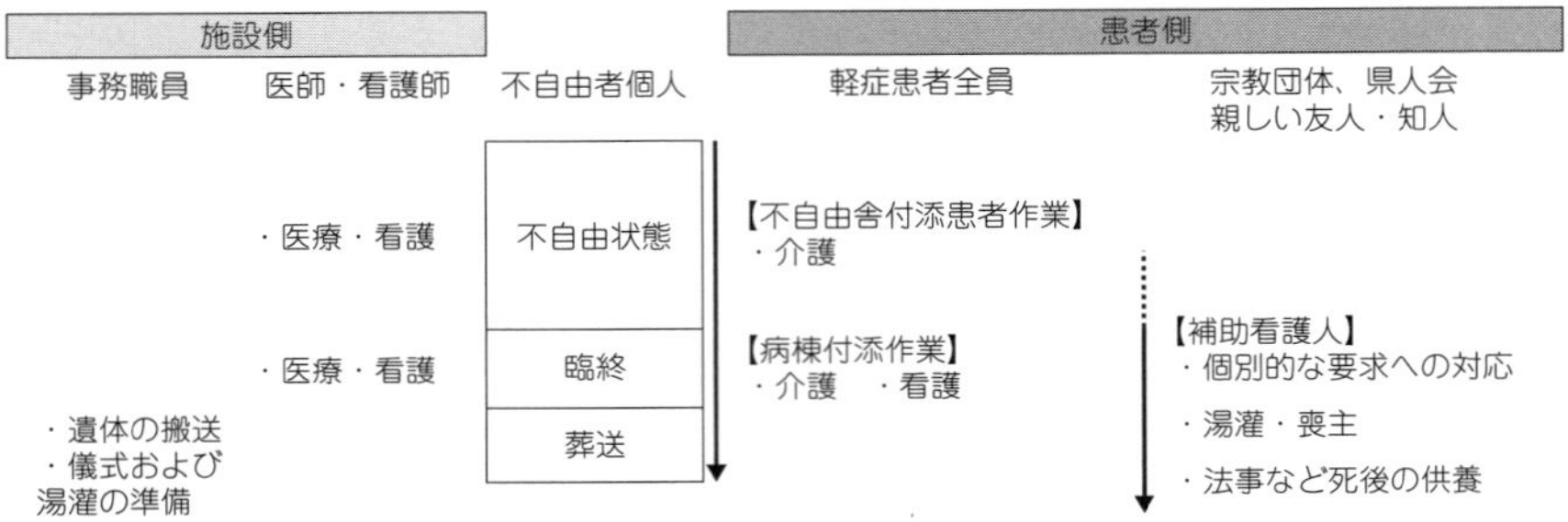

図5－2　付添作業の時代的変遷（戦前）

そして彼らの最期はこれらの組織が責任をもって看取り、死後の仏事まで行っていたのである。入所時の事務手続きとして所属する宗教団体を決めることが習慣化していたが、葬儀形式を事前に決めるというよりは、人間らしく最期を看取られることを目的にしたならわしであった。

このように患者たちは何重にも重なるネットワークで個人を支えてきた。そしてネットワークが重層性を帯びるのは、患者たちの関係や生活組織が合理的に形成されたものではなく、生活を共にするなかで偶発的に生成されたことに由来する（図5-2参照）。

さて次に紹介していくのは、しきたりとしての看取りの活動である。ひとつは宗教団体や県人会といったネットワークによって個人の看取りを支えた事例であり、もうひとつは世話になった者を看取るという親密な人間関係のなかで展開された看取りの事例である。そこにはマスとして扱われる患者の姿ではなく、人の輪のなかで生かされた個人の姿があった。

1 「県人会」と宗教団体の存在

「ひでぇーのがいたんだよ」

公私にかかわらず看取りとは「相互扶助」「同病相憐」という言葉で表現された患者社会の連帯の象徴であった。しかしこれが絶対的な価値や規範であっても、現実ではときに守りきれないケースが出てくるものである。次に紹介するVさんの話は、ある病人の看取りによって、患者たちの連帯が揺るがされるというエピソードである。彼らは一丸となって患者社会のなかのしきたりとしての看取りを守り通すために奮闘する。

この話をしてくれたVさんは、邑久光明園《おくこうみょうえん》（岡山）から多磨全生園（東京）へと移り住んできた転園者である。紹介するエピソードは、Vさんが邑久光明園に入所したときの経験に基づいている。話に入る前に簡単に邑久光明園の籍元制度について説明しておこう。光明園では不自由度が増して過度に介助が必要となると、同じ出身部屋の者がその不自由な者の生活介助につくという制度[16]がある。付添作業に準ずる程度に公役的な要素が強かったが、作業に従事する者は無給であることを考えると、しきたりとしての看取りと捉えた方が理解しやすい。

事の発端はひとりの不自由な者に対する特別看護人の派遣依頼からであった。Vさんの話はその説明から始まった。

V：私の舎、入った舎では、体は元気、超不自由で。そして、遠慮なく人は使うは、ものすごい患者がいたわけだ。
＊：あー、病人の中ですごいわがままな人がいたんだ。
V：もう、わがまま、わがまま。ひでぇーのがいたんだよ。（後遺症で）顔もなにもねえのがいたわけよ。ほいで、不自由で不自由でどうしようもない。自分で立ち上がれない、（膝は）笑ってる、腰は萎えてるわ、手はこう（下垂）なってるわ、目は見えてないわな。「（介護が大変だから）『特看』（「特別看護人」）にこい」と。ほんで、それが、いっても部屋5人おるから、5日にいっぺんずつくらい、回ってくるわけだ。ほんで、飯食わしてやったら、こっちの飯の準備をしてやらんといかんわけだ。そんなの、そんな人を一人抱えたら、死んだ方がましだと思ったよ。
＊：そのグループに入ったときには、
V：「もう、どうにもならん」と。「もう、（介護は）堪忍してくれ」と。「とにかく、堪《こら》えてくれ」と、いうていうて、自治会の人事部。「なんとかしてくれ」と、「かなわん」と。
＊：この患者さんには？

V：うん、うん。「（介護は）堪えてください」というと、「（自治会は）みんながやってるんだからな」ってこういうて相手にしてくれんわけだ[17]。

「わがまま」な不自由者と表現されたこの者は、不自由度が高くて介護が大変だからという理由から敬遠されていたわけではなかった。問題はむしろその人個人の性格に向けられていた。

V：かわいげがない、やりがいがないんだよ。
＊：その人とのつきあいが嫌だってこと？
V：そうそう、義務が嫌だとかそういうのではなくて、やっぱり人柄が、問題が。
＊：相性が、
V：相性、みんなが嫌がったんだからさ。そりゃ、あの時分[18]。

Vさんは園から配給されるちり紙一枚さえも他者へ分け与えたことがないなどの事例を挙げて、彼のけちぶりや身勝手さを説明してくれた。しかしどんなにみなに疎んじられていようとも、彼の介助を放棄することはできない。彼らがとった最初の策は自治会人事部の介入による救済だった。彼らがこの問題を自治会へ持ち込んだのは、自治会人事部が主に患者たちが居住する舎の割り振りや、そこで生じる人間関係のトラブルを解決する部署と位置づけられていたからである。しかし自治会人事部は「みんながやってるんだから」と建て前ばかりを持ち出して、Vさんたちの問題にとりあってくれなかった。

さてここから注意深く見ていきたいのは、「相互扶助」という規範が機能しなくなっていくなか、柔軟な対応で事態を収拾しようと現れてきた生活組織である。その後宗教団体や県人会といった組織が互助システムとして、しきたりとしての看取りに関与していくのである。

患者を支える宗教団体と県人会

療養所内には患者によって運営されている宗教団体がいくつか存在し、それらは今日でも活動を続けている。これらの宗派は宗教的な信仰を第一の目的としているが、それ以外にも信者同士が助け合うことが誰が取り決めたわけでもなく自然に行われてきた。また県人会も親睦団体として古くから存在している生活組織であった。これらの組織は患者社会が公式に取り扱いきれない問題を、それぞれの組織の裁量の範囲で処理することが許されていた。特にこうした看取りに関する問題へは積極的に関与していた。Vさんの話しぶりでもこの場合が特に例外というわけでもなく、自治会で無理なら宗教団体へというふうに、ある程度想定された問題解決の道筋だったことがわかる。

V：そんで、その（自治会の）次に頼むのは、宗教団体に頼むわけだ。ここの。各集団、真宗だとか、真言宗だとか、日蓮宗だとか、今はもう年取って、よたっているけど、みんなまだ元気だったの。

＊：フフフ。

V：そしたら、自分、真宗がな、数が多かったからな、真宗頼みにいったら、「よし、代わってやる」って。そしたらひとり1日ずつ交替だよ。真宗の連中が行くんだ。ほんで、3か月くらいな、助けてもらったわけだ。ほいで、また、1回りしたから、「自分でやれ」っと。(19)

Vさんたちが助けを求めた真宗は、療養所内でも歴史のある宗教団体で在籍患者も多く組織力があった。またこの問題の患者が入信していた宗教団体も真宗だったということで支援を要請したのだった。信者たちはひとり1日交替でその患者の特別看護人を担当するという策で対処してくれた。根本的な解決策にはならないまでも彼らのおかげでしばらくの間は苦境をしのげたようだった。

V：自分たちでやって、1か月、2か月やると、もう、疲れ果ててな。「今度は県人会に頼もうか」ってちゅうな。そしたら、その県人会、ま、1回はやってもろうた。そんで、真宗にまた、自分たちが頼みにいった。今度は3か月だったら、「あの人のとこには行かん」と。

＊：そんなに、みんなに嫌われて。

V：嫌われて。ほいしてさ、それでまた1か月くらいやって。今度、県人会に頼みにいったらな、「もう、解散しました」っていうんだよ。

＊：県人会が、

V：県人会が、「もう嫌だ」って「解散しました」っちゅって。[20]

宗教団体の次は問題の患者が所属する県人会が特別看護人を交替で行ってくれたが、どちらも2巡目は断ってきた。もはやどこにも問題を持ち込むことができなくなり、Vさんたちは困り果てたという。彼らの様子を不憫に思ったのか、問題の患者と同じ部屋に住むある男性が面倒をみようとVさんたちの代役をかってでてくれた。自分が不自由であってもできることがあれば助け合う。患者一人ひとりにこうした相互扶助の信念は根付いていたのである。Vさんたちはこの申し出を無邪気に喜んで受け入れた。

V：ほいで、そしたらな、奇特なおじさんがいて、不自由な人だけれども、「そのくらいのことならどうにかできる」って、「わしが面倒みてやる」ってさ。代わってくれた。神様仏様。そんで、その人が入ってくれて、やれ、神様と拝んどったらさ、1か月して、その人も死んじまう。

＊：あ、神様が死んでしまう。
Ｖ：そ、神様が死んじゃったんだ。ほいで、いよいよ困って、園の方にな、「もう、どうしようも、堪えてくれ。何とか制度を改めてくれ」と、わし、嫌だったからさ。そうするとやっと園の方でさ、「こっちで何とか面倒を看ますから」っていう制度になってきたけれども。(21)

Ｖさんたちが取った最後の解決策は施設による介入の要請であった。Ｖさんが入所したのは戦後の開放的な雰囲気が療養所にも広がりはじめた頃だった。付添作業をはじめ、本来の施設が行う業務は施設が責任をもって行ってほしいと、患者たちが動き出した時期と重なった。時代の流れにも助けられて、Ｖさんたちの要望は施設側によって認められ、介護員が配置されることになった。

このＶさんの話は結局ひとりの患者の看取りを患者社会で支えきれなかったとして終わる。今日ではＶさんたちや当人を含め、彼らにこのような負担を強いた療養所の体制そのものが問われる時代であるが、患者たちの生活に視点を落としたとき、そこには別の解釈が広がってくる。

この話で登場した患者は「わがまま」として皆に疎んじられたとしても、多くの者たちが彼の看取りに無償で関与したのである。建前や本音のなかに様々な感情をはらんでいても、患者社会では決して個人を見捨てない。このように患者たちの看取りをめぐるネットワークが多層的に根付いていたのである。

2　世話になった者を看取る個人

患者社会においても、世話になった者を看取るという一般社会でみられるような普通の看取りの営みがある。次に紹介するＯさんは、家族内感染者で父親と一緒に多磨全生園に入所した男性である。彼は父親の最期を看取る一方で、長い療養生活のなかで世話になった者たちを幾人も看取ってきた。Ｏさんの語りから患者社会におけるしきたりとしての看取りの意味について考えてみたい。

世話になる

話を聞いた当時、Oさんはふたりの患者と私的な看取りの関係にあった。ひとりはOさんが若い頃に従事したある患者作業をきっかけに、その後も親しいつきあいが続いている男性である。療養所のなかで知らない間柄ではなかったが、当時患者作業において現場主任を務めていた彼は、Oさんを息子のようにかわいがってくれた。彼のことを「自分にとっての恩人だ」と敬意をもって話すほどの間柄である。そしてもうひとりは父親と同じ舎で暮らしていた男性の配偶者である。幼い頃父の舎に遊びに行っていたときからの知り合いで、男性が園内結婚をして夫婦舎に移り住んだのちも、Oさんをよく自宅に招いてもてなしてくれた。妻のことを頼むと遺言して亡くなったことから、彼の配偶者の看取りにかかわっている。Oさんはこうした彼らとの関係はまるで身内のようだと話す。

O：よく、面倒をね。なんつうかさ、このなかっつうとね、親戚関係みたいになるちゅうか、親しいと。あの、内輪のきょうだいみたいにするとか、家庭の親子関係みたいになるっていうのがあるんだよ。そうすっと、自分のせがれじゃないけれど、「嫁さん探してやろう」とか、「そういうのがいるからどうだ」って。
＊：それ一回の話だったの。
O：それと、100歳のお婆ちゃんをみてるけど、お婆ちゃんのご主人も、「適当な人を」ってな。
＊：それは、どういう関係の人だったの。
O：それは、親父の寮（舎）の人だったの。ちっちゃい頃、親父さんのとこへ来てたのを知ってたから。それで晩年なって、めくらになって、今度はこっちが世話するようになったんだけど。(22)

肉親との関係は入所年数が経過するのに比例して希薄になっていく一方で、患者同士で親子のような関係は少しずつ築かれてゆく。かわいがっている若者がいれば、それに見合う相手を見つけて世話してやるというのもごく自然に行われていた。Oさんには彼らのお膳立てにより2度にわたって結婚の機会があったが、「(園内)結婚つうのは、昔の制度ではいたわりの制度だから」として今日まで独身を貫いている。紹介された結婚を断るという不義理をしたものの、彼らが自分に注いでくれた心ある配慮に今でも感謝の念は絶えないと話す。

看取るという営みを支えるもの

患者社会においても親しい者を看取るという営みはいつの時代でも変わりない。しかし治療の向上にともなって、彼らの寿命も長くなっていった。戦後になると若くしてこの病いで亡くなる者は減り、天寿を全うする者が増えていった。それにともない戦後の看取りは、かなり長期にわたることがしばしばである。病室に入室している彼らを何年にもわたって見舞うというのが、戦後の看取りの一風景となって久しい。こうしたしきたりとしての看取りをOさんは次のように語る。

＊：そういったしきたりについてはどういうふうに考えていらっしゃるの。

O：やはり、しんどいときもあるし、相手もしんどいんじゃないかと思ったりするよ。でも、なんつうかな、今はしんどさよりも、なんつうかな、仮にね、悪くなったり、命の灯火が消えかけたときなんか、やはりそういう人がいるっつうことは、面倒かけることだけれども、本人としては、やはり、そういうしきたりがあった方がいいと思ってるのね。

＊：じゃあ、本人たち(相手)にとってはそうだけど、Oさん自身はどう？

O：自分にとってはやはり恩返しということもあるしね、そういうあれでは、相手が拒まない場合、相手がやってくれっていう場合は、そういうあれは、できる範囲だけど。[23]

血縁でもない相手に面倒をかけること、そしてその面倒を快く引き受けること。しきたりとしての看取りの関係は一朝一夕で築き上げられるものではない。この関係は血縁ではないからこそ互いに相手をおもんばかり、徐々に距離を縮めていって作られた関係である。

＊：それをやることによってなにか自分に返ってくるものとかある？

O：それでプラスになるってことはないけど、なんつうかな、このなかのやはり人情風俗、じゃないかなって思うよ。

＊：その人情風俗は自分自身にとって心地いい、それとも煩わしいと思うのかな。

O：いや、煩わしいとは思わないけど、煩わしいっつうよりも、なんつうかな、義務的な面も自然に出てきちゃうね。うん、もう、1日2日行かないと相手が心配してるんじゃないかって、こっちのことをね。

＊：それによって心の安心感とか生まれてくる？

O：自分の場合はないな。うん、安心感というのは自分のなかから生まれてくるもんであって、そういうかたちのなかから生まれてくるもんじゃないと思ってるな。

＊：じゃあ、これは形式っていう割り切りがあるの。

O：形式っていえば、形式だね。だから、あんまり、宗教的な意味合いをもたせていっちゃうとあれだけど、これは、やはり、やはり、人間としての生き方のなかで生まれてきた自然的な形態じゃないかと思うな。[24]

看取りというしきたりを「人情風俗」とOさんは語る。そしてこれは時として「義務」となって個人への負担を強いることもある。しかし互いの関係は「親戚みたいな関係」だから、そうした「義務」の派生を「煩わしい」とは思わないのだという。彼らをつなぐ関係は血縁のもつ無条件的な安堵感ではないが「人間としての生き方のなかで生まれてきた自然的な形態」として彼らに深く定着していた。

第4節　しきたりとしての看取りの制度化――施設サービスの充実と患者組織の変容

ここまで公私の看取りの内容について取り上げてきたが、これらの看取りが時代の流れと共にどのように変化していったのかについて説明しておこう。

まずは公的な看取りから触れてみたい。本来公的な看取りは療養所運営と密接に関係しながら成立していたこともあり、療養所運営と連動して変化していった。その大きな出来事のひとつが患者作業の職員化、いわゆる「作業返還」と呼ばれているものである。１９５０年代から患者作業のなかでも負担が大きい病棟看護から患者作業の職員化が着手され、ついで１９６０年代に不自由舎の生活介助の職員化へと拡大した。そして患者作業の職員化は１９７０年代にほぼ完了した。これにともない長く続いた付添作業は消え、患者たちは公的な看取りから解放されることになった。

時代の流れによって公的な看取りが消えていくなか、その一方で私的な看取りは継続された。そもそも私的な看取りは患者たちの風習として定着してきたものである。公的な付添作業がなくなったからといって、その風習が変わるようなことはなかった。完治が可能な時代になっても、療養所に彼らを看取りに家族が訪れることはまれであり、引き続き親しい者たちで臨終を看取り、死後の供養をするということが繰り返されていった（図5-3参照）。

しかしあるとき、このしきたりとしての看取りに対して施設側が介入するという事態が生じた。１９９０年代の施設側による保護者制度の導入がそれである。この保護者制度とは私的な看取りの実態を施設側が把握するために導入

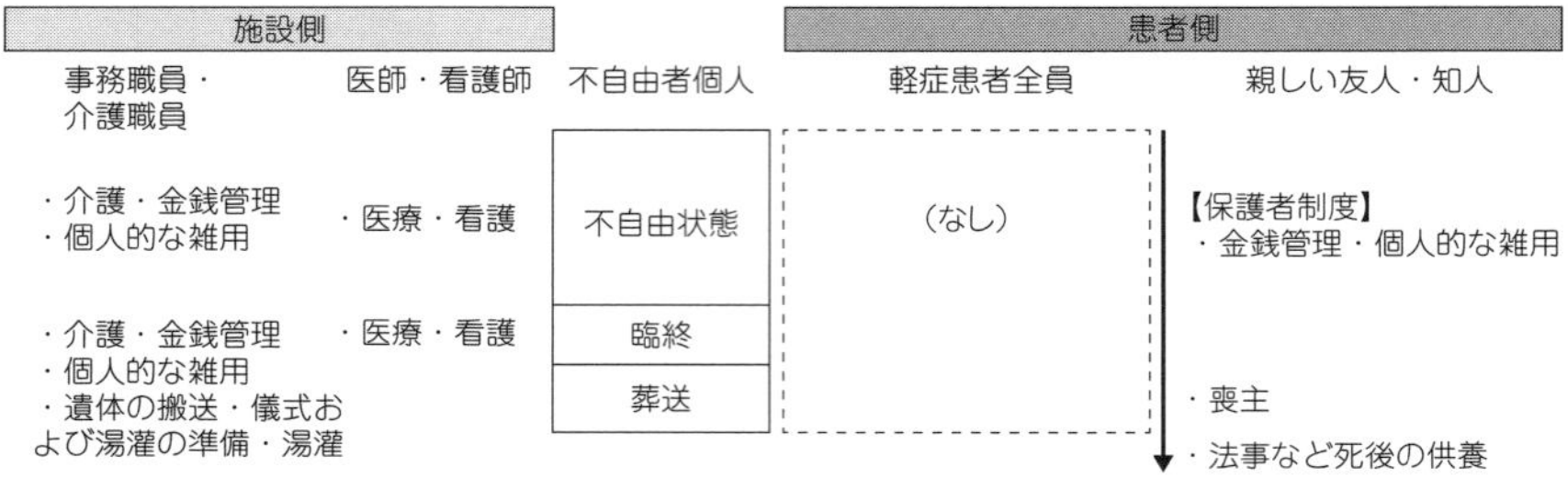

図5－3　付添作業の時代的変遷（戦後にかけて）

された制度である。この制度によって患者同士、誰と誰が私的な看取りの関係にあるのかを施設の福祉課に届け出なければならなくなった。さらにひとりの患者に保護者は3人までと、私的な看取りの範囲に制限が設けられた。なぜこうした制度を導入しなければならなかったのか。風習として長く親しまれてきたものをあえて制度化した保護者制度を中心に私的な看取りの変遷を追っていこう。

1　「保護者制度」のいきさつ

調査に入った頃、馴染みのない保護者という言葉を耳にして、なんのことかと調査協力者に尋ねたことがあった。みなこの保護者の仕事内容、つまり具体的にはどういったことをするのかについては詳しく説明してくれるのだが、なぜ制度化されたのかについてはあまり意識的には語ってくれなかった。ゆえに導入の経緯を知ったのはずっとあとになってからだった。この保護者制度は多磨全生園独自のものであり「平成になるかならないかの頃」に当時の療養所長の発案によって導入されたものであった。

では保護者の仕事はどういった内容なのか。たとえば患者が病棟へ入室すると施設職員から「保護者の人は誰ですか」と尋ねられ、保護者が職員から呼び出しを受ける。入院の準備にはじまり、患者の汚れ物を洗濯したり、ほしい物や食べたい物などの買い物を頼まれたりもする。保護者は一日に何回か病棟へ訪問して彼らを見舞い、こうした細々とした用事を聞いてやるのだった。また不自由舎の盲人の保護者になると金銭管理の代行まで行うこともあった。もちろんすでに病棟や不自由舎には看護師や介護職員による看護および生活介助が完全導入されており、保護者がいなくて困るようなことはない。また盲人の金銭管理はすでに福祉課が担当することになっていた。ゆえに上記のことはすべて保護者の善意で行われるのである。こうしてみると保護者の仕事はしきたりとして看取りそのものである。

ではなぜしきたりとしての看取りを制度化する必要があったのだろうか。当時療養所長が提唱した保護者制度の表向きの目的は、看取りを行う保護者への慰労と彼らにその自覚を促すことだったとRさんは話し始めた。

R：いや、福祉課の話が出てくるっていうのはごく最近のことであってね。もともとは、誰かの世話になるってね、そういう、かならずしもそれが「保護者」だっていうふうにはいわないけれどね、誰かの世話になっている、誰かの面倒を看ているっていう関係はね、暗黙のかたちで、かなりのパーセンテージであったと思うんですよ。それを□□園長（導入を決めた当時の園長）のときに、制度化して、一年に一遍くらい、ケーキのご馳走くらいしたらどうなのかっていうくらいでね。

＊：へーー、そんな話なんだ。

R：そういうものを制度化したわけ。(25)

ただし保護者へのねぎらいを目的として開催された慰労会は、制度導入の初年度に一度行われただけでその後は開催されなかった。Rさんは当初よりこのような保護者制度に批判的だったと語る。彼にいわせると、従来通り看取りのしきたりがあるのだから、わざわざこうしたものを制度として規定しなくてもよかったのだと主張する。制度化しなければ成り立ち得ない相互扶助など他の療養所の患者たちの物笑いのネタになる、恥ずかしいことだと一笑した。

R：私は、□□先生（導入を決めた当時の園長）がそういう制度をね、制度化するっていうのを、あれして、集めてね、慰労会っていうのを催したときにね、やっぱり批判的にみてたし。外では、よその園から笑われていると。要するに否定的な面のほうがよくみえるからね。制度がなくってもね、看るやつは看るの。制度にあるなしにかかわらず、自分の友だちの状態については関心をもっているからね。ま、いろいろ相談にも乗るし、なにか手助けが必要なときは、手助けもするし、ていうね。そういうふうなかたちでね、看るやつは看るの。

＊：そうですよね。

R：だけど、制度に依存して、それで、施主になろうとする、それだけを狙いにしているやつがいるんだから。これだけはね、百害あって一利なしだと。こんな制度がなくっても看るやつは看るんだから、こんな制度はいらないと。むしろよこしまなやつに道を開くだけのものだから。こんなものはない方がいい、いうふうな主張でしたね、私は。

＊：なるほど、なるほど。

R：ねぎらう、奨励するね。そういう、前向きな、感じでそれを考えたんだと思うんですよね。しかし、それは表向きのいい面であって、保護者が今度、自動的に施主になるから。施主になるときに、遺産を保護者が、施主としてね、好き勝手にすると、そういう否定的な面というのはそりゃあ、やっぱりずっともっていたと思うんでしょ。それをともなっていたと思うんですよね。人は、しばしば、保護者であるときには、さほどの保護はしないでおいて、施主になった瞬間に、徹底した施主になって、それで、どのくらい金を残したはずなのに、そのあとの処分の仕方が、必ずしも世間を納得させないとかいうような、否定的な面というのはあるわけ。[26]

実は保護者制度を設ける本当の理由は、金にまつわるトラブルへの対処にあった。ある保護者が看取りらしいことは何一つしていないのに、葬儀の施主となったとたん一変した。看取りにくる家族がいないのをよいことに、故人の遺産を自分の懐に入れ何食わぬ顔をしていたのだった。このことが患者たちのうわさになり、道義的問題として取り上げられたことがあった。しかしこれに似た事件がそれまでになかったのかというと、もちろんあったのである。

R：あのね、それはいつの時代でもあるの。それは、お金を持ってるからとか、持っていないとかっていうよりもね、亡くなった人が、めがねを持っていたとかね、こんな本を持っていたとかね、カメラを持っていたとかね、時計を持っていたとか、「あれはあのセーターはいいな」とか、そういうあれはあるわけ。だから、もう、危ないっていうときにね、引出やなんもあけてね、お金を全部ね、「これだけしかなあー」って。ウッフフ。「おかしいな」っていうことは。／／＊：フハハハ／／そういうことはね。エへ。あるの。(27)

Rさんは語気を強めて、金のない時代であっても遺品を目当てに自分が面倒をみていたと主張する者はいたという。以前にもほしいモノを誰よりも先に持っていくような不届きな輩はいたのだ。「死人に口なしなんだから」。故人の所有物がモノだろうと金だろうと処分する権利は遺された患者にある。それがたとえ公正でなくとも故人を最期まで看取ったのはわれわれ患者であるのだから、患者自身が了解すればそれで問題は生じなかった。つまり患者社会のなかでこうしたトラブルも処理されてきたのである。患者たち自らの処理能力が及ばなくなったことが、施設側の介入による看取りの制度化へと向かわせたとも考えられる。

2　金がからむしきたりとしての看取り

看取りのトラブルにさらに拍車をかけているのが金である。戦後になると故人の資産は生前に国から支給された給与金などが知らず知らずに積みあがり、額として数百万円程度が残された。必ずしも大きな額ではなかったが、時々トラブルにはなっていたようだ。

またその一方でこうした遺産金は、園のなかの葬送の風景にも変化をもたらした。「ほんっと、今は金がかかるんだよ」。こう話すのは幼少期から入所しており、これまで何人もの親しい知人を看取ってきたCさんである。モノがなかった時代の初七日では、親しい者たちは故人を偲んで訪れる一般患者たちに、手作りの団子などを用意してもてなしていた。「そんで、団子じゃ、あんまり質素だからって、缶ジュースやなんか配るようになって」と時代を下るごとに葬儀が華美になっていったことを語ってくれた。

そのほかに羽振りよく振る舞うようになったもののひとつとして、葬儀の参列者への心添えがある。１９７０年代になると、療養所内にあった火葬場は廃止され、遺体は外にある多磨霊園で荼毘に付されるようになった。わざわざ送迎バスに乗って最後まで故人を見送る患者には、クリーニング代あるいは食事代といって金銭を手渡すことがいつの間にか新しいルールとなった。

そのほか故人が生前お世話になった者たちに、わずかばかりでも金銭を包んだり、所属した患者団体へ寄付するというのも戦後の葬儀におけるしきたりのひとつだ。看取りにかかわった宗教団体や県人会、患者自治会など、自分たちの生活に密接に関わってきた生活組織に対して故人より寄付がはじまったのも、手元に自由になるお金が残るようになってからである。こうした華美な風潮を戒めるために、１９８０年代には自治会から葬儀の簡素化にむけた提言が出されたが、さして効果はなかったと聞く。

C：ここにはここのある程度のしきたりがあったわけよ。でほら、身内も誰もこないで、みんながお互いに、看てやったり看てもらったりしているあれだしね、それに世話になった人に多少誰もこう、(心添えを) やりたいってさ、そういうのあんじゃないのよ。だから、私も看てるときに、(亡くなった後家族が) 面会したときに、お金渡すときにね、お金をやって、その人にね、面会、来た人に渡して、であと残ったのをね、ここで長いことお世話になったんだし、昔のしきたりがあるから、少しずつ、もう、こんなかでもおのおの、ほら、自分が文化団体、団体に属していると、県人会なにで、その人は盲人会だったから、盲人会とか、そういうとこにいくらかずつ、寄付をするんだよ。みんながしてるから。だから、そういうのにもやるから、「あとのお金もらいました」って、断ってやったよ。
＊：お葬式のときだよね。
C：葬式のときもお坊さんにあげたり、各団体にあげたり、やるんだよ。ここじゃ、昔から。
＊：そのしきたりっていうのはいつぐらいからできたの？　その亡くなったときにいくらかそういうお金を寄付するとか。
C：だから、身内なんにもいない人もいるわけだよ。だから、そういう人たちだって、自治会、寄付して、自治会だって、多磨誌発行だとか、前は資料館、今は国立になったからあれだけど、資料館だとか、人権の森だとか、寄付するとこあるんだよ。ね、県人会とかね。そういうとこに多少なり寄付して。ずっと、みんな寄付してる、しきたりみたいになっちゃってんだよ。(28)

Cさんは保護者として葬儀を出した後で故人の家族が訪れるような場合、「外の人」に中のしきたりを丁寧に説明していると語っていた。また近年になって葬儀の後に家族が患者社会のルールで使用された遺産金に納得できずに苦情を訴える事件が増えていったという。それは時に裁判沙汰になることもあった。

このような話を聞くと、保護者制度とは患者社会と一般社会との文化摩擦に対して、施設側がその仲立ちのために講じた策だったとの見方もできる。いずれにしても葬送をめぐる人間模様は以前では療養所の中で終結していたことだったが、遺産金をめぐって外の家族が参入してくることで施設の介入するところとなったのである。

3　保護者制度から遺言書へ

保護者制度ができてからすでに20年以上がたつ今日、その様子はどうなっているのだろうか。しきたりとしての看取りの制度化のあと、国家賠償訴訟の勝訴により患者たちに補償金が支払われた。これによって以前とは桁の違う金額が個人の「死に金」として残されることになった。訴訟以降金銭にまつわる生臭い話を聞く機会は以前に比べて増えている。Rさんは今日の保護者制度の様子を次のように説明した。

R：それは、はじめっからたぶんあっただろうけど、ただ、顕在してきたというのは、国賠訴訟でね。

＊：ああ、まあ、それ以降、

R：補償金がでるようになって、今度は所持金、桁が違ってきたという段階で、それで、それは今度、そういう額のものを、たいした保護者らしいこともしないで、かってでて、「お前の保護者は俺がやってやる」っていうようなことでもって、なんかのひょんな拍子でされた約束を笠に着て。今度は施主になったときに、「あの金どうしたんだ」ってことに。それから、今度、補償金を持つようになったときにね、それまで断絶していた故郷の肉親とのきずなが復活したりというケースが少なくなくって。それでたまたま、従来通りのしきたりのようなかたちでもって、施主になった人間が勝手に処分した遺産を、外の肉親が権利を侵されたようなかたちで、きてね、大変な争いになって、「裁判で訴えるぞ」っていうような、大変なもめ事が、何回かあったわけね。園の方では、「これは困る」ということでね。それで法的な後見人制度というのを導入して、公証人であれ、弁護士であれ、頼んでね、正式に、きちんと、これは法的に後見人だということを確認して、で、本人のなるべく、遺書を作成しておいて、それで、その、最終的にはそれに基づいて財産を処分すると、そういう形に、今、なってきてるんですよね。(29)

訴訟によって増大した遺産金は、これまで以上にトラブルを深刻化させた。そもそも保護者制度は施設側の任意で作られた制度であり法的な効力はなにもない。一般社会の常識でいえば故人の遺産の相続権はあくまで親族が優先されるのであり、「なかのしきたりだから」ではもはや通用しないのである。そのため訴訟以降、保護者制度による施設側の管理では間に合わなくなった。むしろ今日では患者個人による遺言書の作成が主流となっている。つまり施設の介入から法による介入へと移ったのだ。

もちろん外の家族が患者たちとの関係を回復する目的が、補償金にあるというわけではない。訴訟をきっかけに旧来のハンセン病に対する誤解が解け、地域社会や家族の理解が深まった。その結果両者の関係の回復が加速したのは事実である。薄く細くつながっていた糸が、国賠訴訟を機に強い絆へと変わったという患者を何人も知っている。このような交流によって持ち込まれた一般社会の常識が、患者社会で通用していたしきたりに変化を求めてきたのである。これはある意味自然の流れかもしれない。

第5節　おわりに

訴訟以降療養所そのものを広く社会に開いていこうと、一般社会との交流が意識的に取り入れられて、療養所自体の社会復帰が実施されるようになった。そのため一般社会の文化コードの流入がこれまで以上に加速することになった。訴訟後しばらくのあいだ、このような状況の変化にどのように対処すればよいのかと困惑する者の姿があちらこちらで見かけられた。

今までにない騒がしい雰囲気が続くなかで、Fさんは「大事な人」を亡くすという経験をした。「私にとって、（園内結婚している）夫の次に大事な人」。入所して50年以上になるFさんには、幼少期から共に療養所で過ごし助け合って生きてきた一人の女友だちがいた。つらいときも彼女がいたから乗り越えられた。彼女は親友であり恩人だと言い切るFさんが印象的だった。

ところが親友はここ数年のあいだ、持病の心臓病が悪化し病棟と舎を行き来していた。大きな手術も経験し、外の病院へしばらく入院していた時期もあった。つらい闘病生活は続いていたが、彼女の死期は確実に近づいていた。Fさんは最期まで彼女を看取り立派な葬儀を出してやりたい、それが親友へのささやかな恩返しであると強く思っていた。しかし患者社会のこれまでの文化コードが急速に衰えはじめ、一般社会の文化コードへと移り変わっていくなかで、その思いをいかに形にすればよいのかFさんには見当がつかなかった。時間は無情に過ぎ、結局ふたりが最期について話し合うことは一度もなかった。やりきれない思いを抱きつつ、彼女を看取ったその日、福祉課からFさん宛に一通の遺言書が手渡された。そこには葬儀の取り仕切りをFさんへ一任する旨が示されていた。Fさんの思いは親友にも通じていたのである。

看取りのしくみが保護者制度として施設の介入するものになり、さらには遺言書として法的な手続きを必要とするなど短い期間にめまぐるしく変わっていったが、人々はその変化に柔軟に適応して思いを形にしていく。まさにたくましい存在である。

注

（1）公式の合同葬儀は月に一回である。各宗派ごとの個人葬がどのような経緯で行われるようになったのかはよくわかっていない。また通夜にも利用する霊安室がもうけられたのは１９２８年である。遺体と遺骨については、開院してから2年ほどは土葬で敷地の東南あたりに埋葬し、墓標として松の苗を植えていたという。１９１１年より療養所内に火葬場が設けられ、骨壺は礼拝堂の押し入れに納められていた。その後患者の発意により１９３５年に共同墓地として納骨堂が完成し、遺骨はそこに納められるようになった（多磨全生園患者自治会 1979：52-53, 97, 資料5）。

（2）『倶会一処《くえいっしょ》』での記述は以下の通りである。「大正6年の年報によると、病状が進んだり外科、内科の治療を必要とする者や、結核、丹毒など伝染性の合併症等は『重病室ヲ設ケ之ニ収容シ其付添看護人ハ軽症同病者ニ任シ日夜懇篤ナル看護ヲ受ケシム』と記し、失明者や手足の不自由な者で『寝食ヲ自弁シ能ハサルモノハ重病者ニ準シ他室ヨリ区別シ軽症同病者ヲ付添ハシメ其介補ヲ受ケシム』と病室、不自由舎は入院者の付添いで世話をすることを決めている」（多磨全生園患者自治会 1979：90-92）。

（3）配置には性別によって配慮があり、女性は女性、男性は男性がそれぞれ担当することになっていた。特に女性は身繕いなどなにかと細やかな介助が必要となるので、男性の不自由舎には一室1人であったが女性の不自由舎には一室2人が配置されていた（多磨全生園患者自治会 1979：91）。

（4）2002年3月12日に行ったBさん（女性、1932年生）へのインタビューに依拠する。

（5）2002年3月24日に行ったQさん（男性、1920年生）へのインタビューに依拠する。

（6）2002年3月17日に行ったDさん（女性、1937年生）へのインタビューに依拠する。

（7）2002年3月26日に行ったHさん（男性、1925年生）へのインタビューに依拠する。

（8）2002年3月12日に行ったBさん（女性、1932年生）へのインタビューに依拠する。

（9）病棟での付添作業は5つの役割に分けて、仕事内容を分担していた。その名称は「当直」「助当直」「一非番」「二非番」「当直明け休み」である。どんな仕事を担当するか一つずつみていこう。「当直」は朝8時半から翌朝8時半までの24時間を担当し、その日の作業責任者となる。この「当直」の仕事内容は、掃除、病棟患者にのみ配給される滋養品（卵や牛乳、くず粉など）や食事の世話、給食の煮物、外科手伝い、下の世話などその他一切の介護を担当する。また夜は病棟患者の付添部屋で就寝する。夜中に急変した患者が出ると当直医や看護師へ連絡に走ることもある。「助当直」は「当直」の次に重責であり、担当する作業内容は、掃除、便所洗面所掃除、飯器取り、お勝手洗い物一切となる。夜は「当直」と同じ付添部屋で就寝する。「一非番」の仕事内容は、掃除、診療の連絡、薬品の受け取り、買物、金銭、通信などである。「二非番」の仕事内容は、掃除、薬請求の金板書き出し、残飯運びである。「一非番」と「二非番」では「一非番」の方が仕事内容が多い。「二非番」を終えると翌日は「当直」を担当する。「当直明け休み」は一日休めるが、軽作業を「二非番」と共に行う。こうした役割を「当直明け休み」→「一非番」→「助当直」→「二非番」→「当直」の順番でまわしていた（図5-4参照）（多磨全生園患者自治会 1979：92-94）。

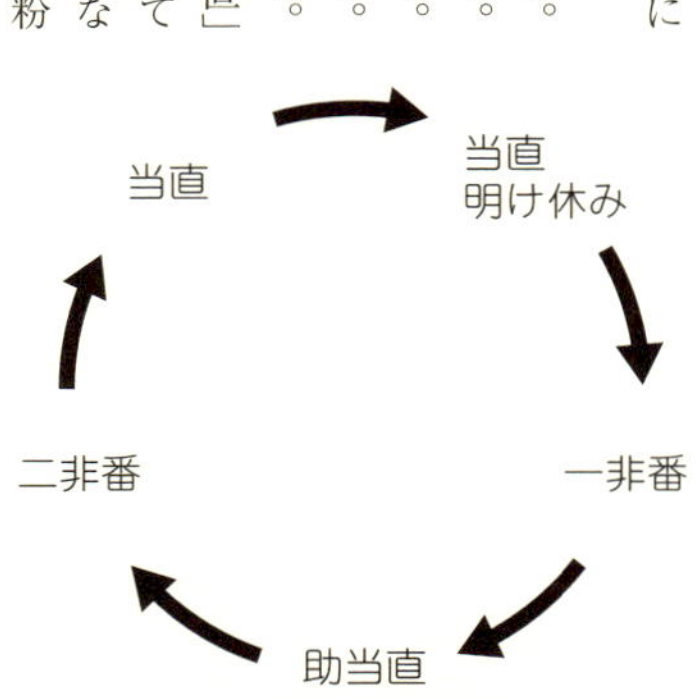

図5－4　病棟付添作業の順番

（10）2002年3月26日に行ったHさん（男性、1925年生）へのインタビューに依拠する。

（11）2002年3月26日に行ったHさん（男性、1925年生）へのインタビューに依拠する。

（12）2002年4月5日に行ったKさん（男性、1922年生）へのインタビューに依拠する。

（13）2002年3月26日に行ったHさん（男性、1925年生）へのインタビューに依拠する。

（14）2002年4月5日に行ったKさん（男性、1922年生）へのインタビューに依拠する。

（15）2002年4月9日に行ったMさん（男性、1924年生）へのインタビューに依拠する。

（16）籍元制度は邑久光明園設立以前にあった外島保養院（大阪）でのしきたりであった。1934年の室戸台風により外島保養院が浸水・崩壊してしまったことから、その再建の目的で作られた療養所が邑久光明園である。そのため光明園には保養院のしきたりの一部が継承されており、籍元制度もそのひとつである。籍元制度をVさんの話からまとめると、入所者は最初収容病棟から一般軽症舎へと降りてゆくことになるが、この舎で生活する同部屋の者が親戚づきあいのような親しい関係を結ぶことになった。たとえば先輩患者に対する結婚の報告や年賀の挨拶が定着しており、まさに親族さながらの関係であったという。

(17) 2002年2月3日に行ったVさん(男性、1927年生)へのインタビューに依拠する。
(18) 2002年2月3日に行ったVさん(男性、1927年生)へのインタビューに依拠する。
(19) 2002年2月3日に行ったVさん(男性、1927年生)へのインタビューに依拠する。
(20) 2002年2月3日に行ったVさん(男性、1927年生)へのインタビューに依拠する。
(21) 2002年2月3日に行ったVさん(男性、1927年生)へのインタビューに依拠する。
(22) 2002年4月22日に行ったOさん(男性、1929年生)へのインタビューに依拠する。
(23) 2002年4月22日に行ったOさん(男性、1929年生)へのインタビューに依拠する。
(24) 2002年4月22日に行ったOさん(男性、1929年生)へのインタビューに依拠する。
(25) 2007年9月5日に行ったRさん(男性、1925年生)へのインタビューに依拠する。
(26) 2007年9月5日に行ったRさん(男性、1925年生)へのインタビューに依拠する。
(27) 2007年9月5日に行ったRさん(男性、1925年生)へのインタビューに依拠する。
(28) 2009年2月25日に行ったCさん(女性、1931年生)へのインタビューに依拠する。
(29) 2007年9月5日に行ったRさん(男性、1925年生)へのインタビューに依拠する。

病いの共同体とはなにか――第一部をふり返って

第一部では患者集団の文化を理解するために、療養所という環境へ適応していく人々の営みと、その営みを組織化していた患者集団の枠に注目してきた。最初に集合的記憶論における枠の生成や変化について整理し、患者集団の枠の生成が集団の創発性にどのように関連しているのかを示したい。そして改めて患者集団における共同性とはなにかについて検討してみたい。

アルヴァックスによると、集団の枠はメンバーたちの活動に支えられているのだという。またこうした活動は時間と空間に規定された、ある生活環境のなかで営まれる行為ともいえる。仮にこの環境が大きく変化したとしよう。人々はこの環境を理解し適応を示すために、試行錯誤しながら新たな取り組みをはじめなければならない。今の環境を理解しようと以前は用いていなかった枠を理解のパターンとして導入することもあるだろう。また環境の変化によって古いメンバーがいなくなり、新しいメンバーが参入することもあるだろう。いずれにしても環境は自然条件や社会条件によって変化が生じるものであり、こうした環境の変化へ適応すべくメンバーたちは活動を行う。そしてメンバーたちの適応に向けた活動が継続されるに従って、そこには今の環境に適応したある新しい枠が生じてくる。この枠は今の環境を自分たちが意味づけるために作り出したものであり、それはすでに以前の枠ではない。以前の枠を今の環境を理解するために用いようとするならば、以前の枠はすでに不完全な枠でしかなく、かえって混乱を引き起こすだけとなる。つまり日々の集合的な活動は、様々な生活環境の変化に対する適応のための活動であり、そして環境を理解するために用いられる枠はその都度定義し直され、新たな意味の地平に開かれていく。ゆえに集団の枠とは常に静止したものではなく、可変的でありかつ流動的な特徴をもつといえる（Halbwachs［1925］1952：289-292=1992：182-185）。

本書では現在の環境に適応した枠の生成・変化を、集団のもちうる創発性として把握したい。この創発性は集団を単なる個人の総和として捉えるのではなく、また集団を個人の相互作用を通じて出現する次元において認識することではじめて把握可能な特性である。またこのような特性を事象において観察するためには、個人を原子のような不変の実体とみなすのではなく、具体的な関係のなかで機能する関数のように把握することが必要となる。

本書で取り上げた患者集団の生活活動は、療養所という環境への適応を課題に展開された活動であった。彼らは置かれた環境に適応するなかで様々なコードをもち込んでいった。たとえば患者同士の園内結婚による夫婦関係や園内結婚を契機に発展させた擬似的親族関係においては、外部世界の婚姻に関する文化コードが用いられていた。さらに所与の地縁や入所前に身につけていた職種技能なども外部世界の文化コードであった。彼らはこれらを馴染みのない療養所という環境への適応に用いることで、自分たちの居場所を作り出していった。また患者たちの自治活動を取り上げてみても、舎長会時代の舎長の代表の呼び名を総代としていたとする記述を見る限り、彼らが適応のために借用した枠は入所前に生活していた村社会のものであったと推測される。ところが患者たちの自治活動といっても公的には管理運営組織の補助機関として位置づけられており、彼らの活動を規定するコードの原型は管理運営組織に由来していた。しかし自治とは自分たちのことは自分たちで対処するということである。患者たちの自治活動が集団内部に向けられている以上それは患者集団の活動であり、活動を規定するコードがたとえ管理運営組織のコードを原型としていたとしても、彼らは時間をかけて借り物ではない自分たちのコードを作り上げていったのである。つまり管理運営組織の文化コードにそって行われる活動であっても、活動を共にする者たちが仲間であれば患者集団の文化コードへとスイッチされる機会は多くなる。彼らは施設の補助業務を粛々とこなす一方で、管理運営組織が用いるコードとは異なる自らの文化コードを形成し育んでいたと考えられる。

次に患者文化とはなにか、この問いについて検討したい。本書では人々の生活の語りに着目してきた。生活を語るとは語り手がある集団の思考の流れのなかに身を置き、集団の枠に従って過去の経験を言語表出する活動のことである。それゆえに患者集団の生きられた文化を知るには、いまも療養所という場で生活を営む人々に向き合い、彼らの語りを通して患者集団の文化コードを認識することからはじめなければならなかった。患者集団の枠にそって組織化される患者文化とは果たしてなんだったのだろうか。

そもそも患者カテゴリーでひとくくりにされた人々は、階層、性別、年齢、出身地、職業、学歴など、外部世界での様々な背景をもつ人々であった。また療養所内でも性別、年齢、不自由度などのカテゴリーが存在した。このような療養所内外の様々なカテゴリーがあるなかで、彼らはハンセン病を患うという共通の問題状況に対処してきた者を、相互作用を必要とする生活活動を通じて共に生きる仲間と位置づけ、われわれといった意識を醸成してきた。あるときは子供や病室で療養する人に滋養のある食べ物を優先して配給したり、患者作業にでられない不自由者にわずかであったが金銭を分配し、そのシステムを管理運営してきた。またあるときは不自由者の日々の介護や臨終を迎える者を静かに看取ることも患者社会の日常的な生活だった。本書では同病者同士で互いに支え合い、子供や不自由者、臨終を迎える人などの弱者に対しても同じメンバーの一員として思いやる価値や規範のことを「病者の論理」と位置づけた。

また彼らが看取りについて話す際には「同病相憐」「相互扶助」といった特定の語彙が用いられ、「頼る」のではなく「お願いする」あるいは「かたちのなかから生まれてくる」「人間としての生き方のなかで生まれてきた自然的な形態」などと語られていた。

そこで患者集団における共同性とはなにかといえば、それは血縁や地縁といった人々が所与と考えているものをきっかけとするのでもなく、精神的な志を共にするなど自らの選択によるものでもない。縁もゆかりもない他人同士が精神的身体的にも安定した生活を送るために、やむなく療養所という場で活動を共にすることで共同性を高め合い、われわれといった共属的な意識を醸成された。つまり患者文化とは患者作業や共同生活といった〈今・ここ〉を共有する活動を通して、同病者というわれわれ意識がわき上がり、盲人や不自由者、子供といった弱者に対しても仲間として思いやる「病者の論理」を生成させた集合的な生の営みであったと考える。

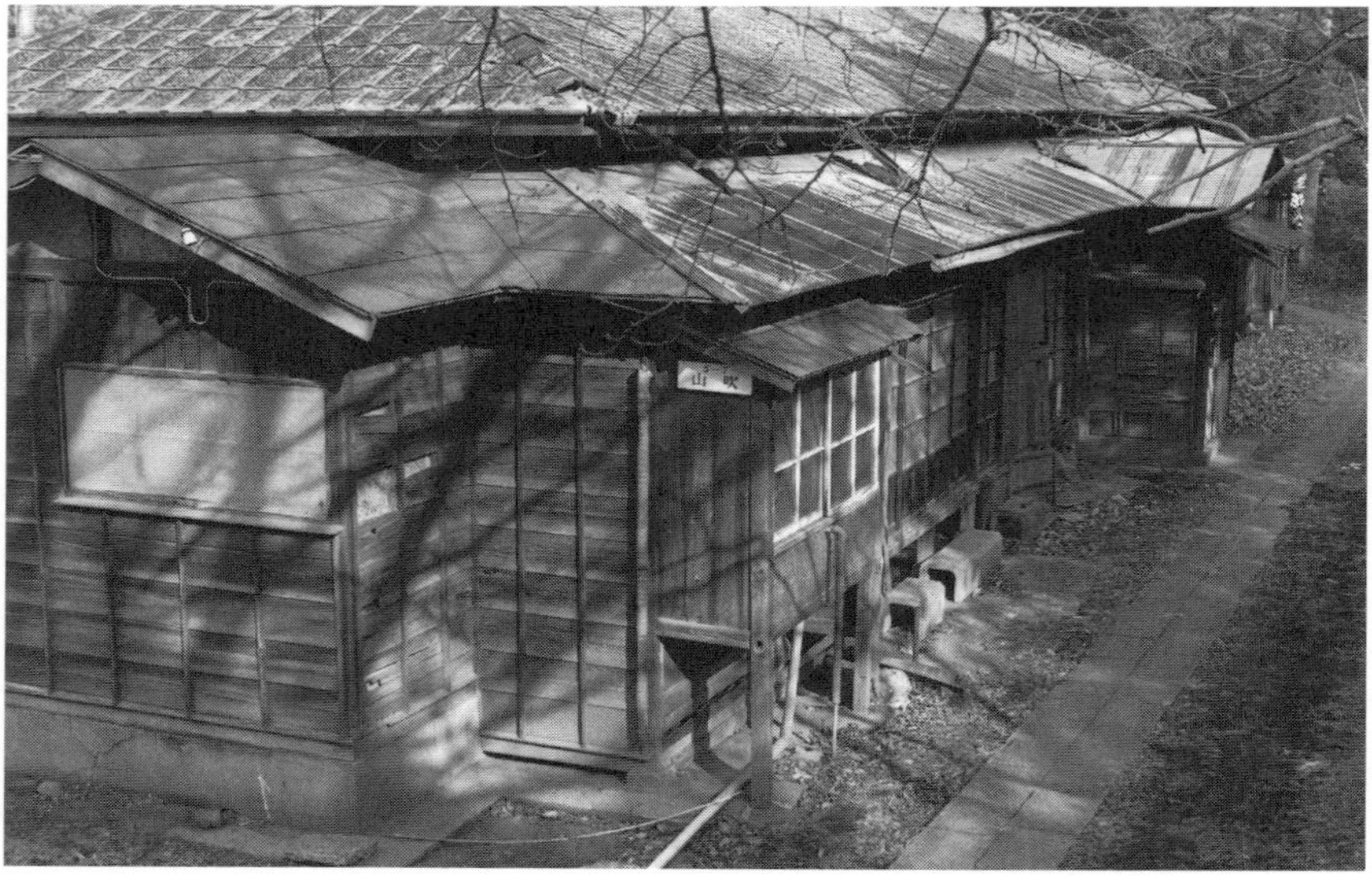

旧山吹舎（男子独身軽症舎）

多くの療友たちが眠る納骨堂

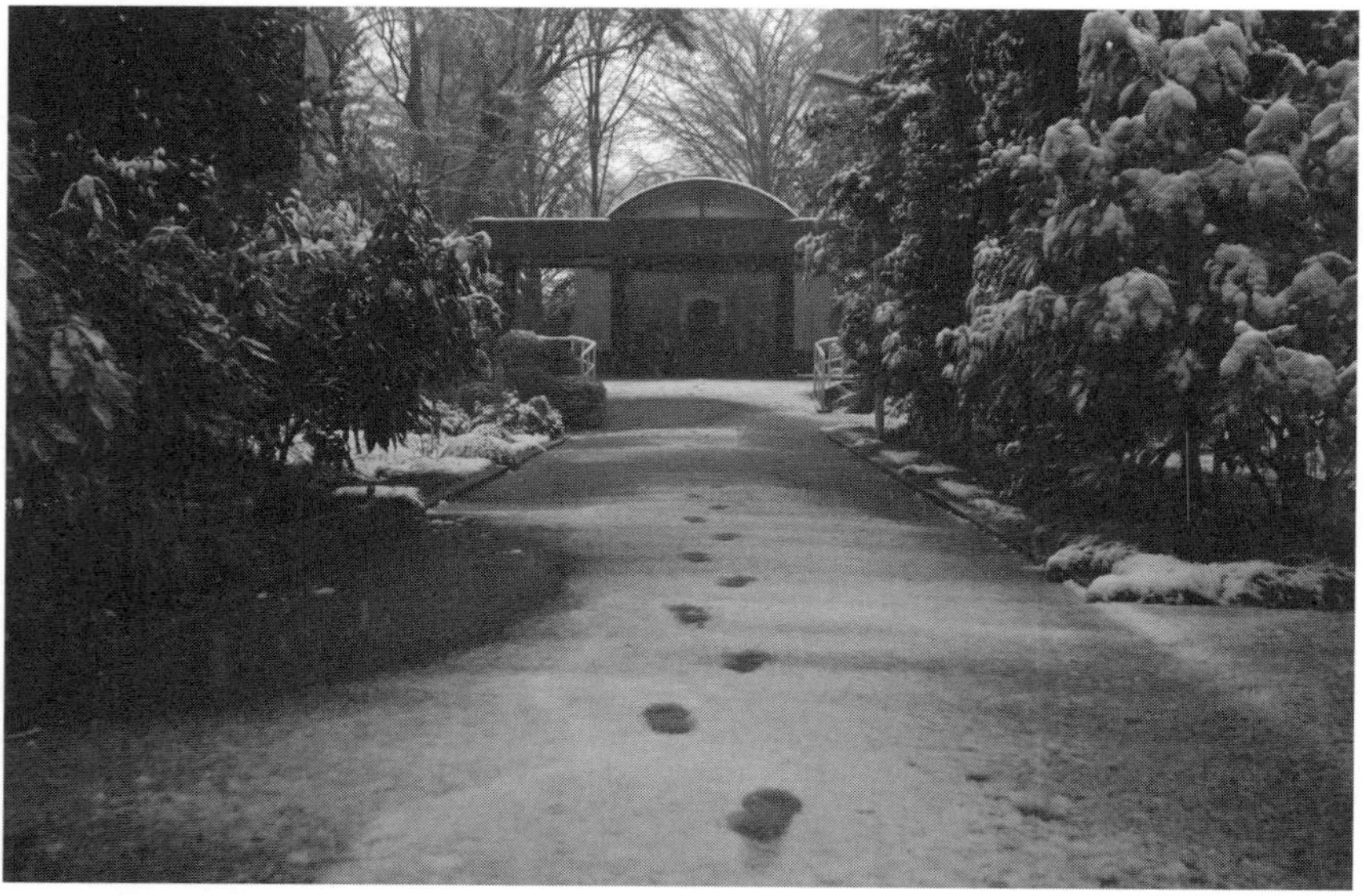

第二部

患者集団の記憶の枠に寄り添い、離れつつ語る自己

第二部では語りのなかに現れる枠を、これまでの人生や生き方について語る自己物語から分析することを目的としている。彼らは療養所社会のなかで人生の大半を過ごしてきた人々であるが、彼らの自己物語の語りは患者集団の記憶の枠に限定されたものではなく、様々な枠へ結びついて多義的に意味づけられていた。彼らの自己物語の語りのなかで、患者集団の記憶の枠はどのような経験と結びつきながら意味を構成していくのかをみていきたい。

第二部に入る前に自己物語の語りと、語りが産出される相互作用場面について説明を加えておきたい。

まず本書では自己物語の語りを含め、すべての語りは文化的な意味体系に基づく言語的な行為であり、それゆえに社会に起源があると考える。ただしプライベートな領域を全否定するものでもない。本書では枠によって規定されていない、内的な意識の流れのなかにあってイメージと切り離しが不可能な経験を私的なものとして位置づけている。翻って捉えると、語られたものとは他者と共有された意味体系に依拠して表出されたものだと考えている。そしてその言語行為とは社会・文化および歴史的な生活の連鎖のなかに埋め込まれているとともに、他者との相互作用のなかで進展していくものでもある。

ではアルヴァックスの集合的な記憶の枠との関係で個人を捉えると、個人とは様々な過去の集合的な枠が交差する地点である。そしてこれらの枠は個人の生活環境の変化とともに伸び縮みし、時に消滅したり追加されたりする。特に自己物語の語りは〈今・ここ〉の私の視点とこれまでの様々な集合的な経験が結びつけられて物語が組み立てられていくため、生活の語り以上に語りを組織化する枠が活性化される。また個人が経験を語るときの枠は個人で任意に用いられるものではなく、これまで経験を組織化してきた集合的な枠が拘束的な力をもち、個人の経験に対する解釈の幅を制限している。

次にインタビューという語りの産出場面について言及しておこう。インタビューとは相互作用場面における時間と場所の外側で行われるのではなく、語り手と聞き手が識別可能なかたちで形式化された状況のなかで展開される解釈活動のことである。そして状況とは刻一刻と流れていくものであり、その流れに伴って人々の状況を組織化する枠も推移していく。ゆえに状況の定義は限定的であると同時に流動的でもある。一方これを個人の視点から捉えると、状況の推移とは個人が状況を再解釈し続けることである。それゆえにインタビューの参与者が解釈のために持ち込もうとする枠は必ずしもひとつとは限らず、その場の定義をめぐって語り手と聞き手が持ち込む枠がすれ違うことがある。また語り手が過去の経験を語ることで状況を組織化する枠が二重に重なり合うこともある（Goffman 1974）。

このように語りの産出場面を含めて語りを分析するには、会話という状況、語り手あるいは聞き手の存在、経験を組織化する枠、そしてこれらが時間の流れにそって推移していくことを考慮しなければならない。ゆえにデータとなる語りを十全に把握し、分析することはかなりの困難が予想される。こうした限界を踏まえたうえで、第二部では患者集団というローカルな集団の枠に照準を合わせて自己物語の語りを分析してみたい。以下各章の概略を示す。

第6・7章では結婚・出産というテーマに絞って自己物語の語りを取り上げる。特に第6章では子供を出産して育てたある女性患者の語りをもとに、出産という経験が患者社会のいかなる枠に基づいて語られるのかに着目して分析する。また結婚・出産という言葉のセットは一般社会では当たり前に受けとめられる理解のパターンであるが、患者社会では結婚・出産にさらに断種・堕胎といった言葉がセットになって理解のパターンを形成している。このことを療養所のローカルな日常における視点から分析してみたい。そして第7章では枠の差異によって園内結婚という経験がいかに異なったトーンで意味づけられるのかに着目する。組織化に用いら

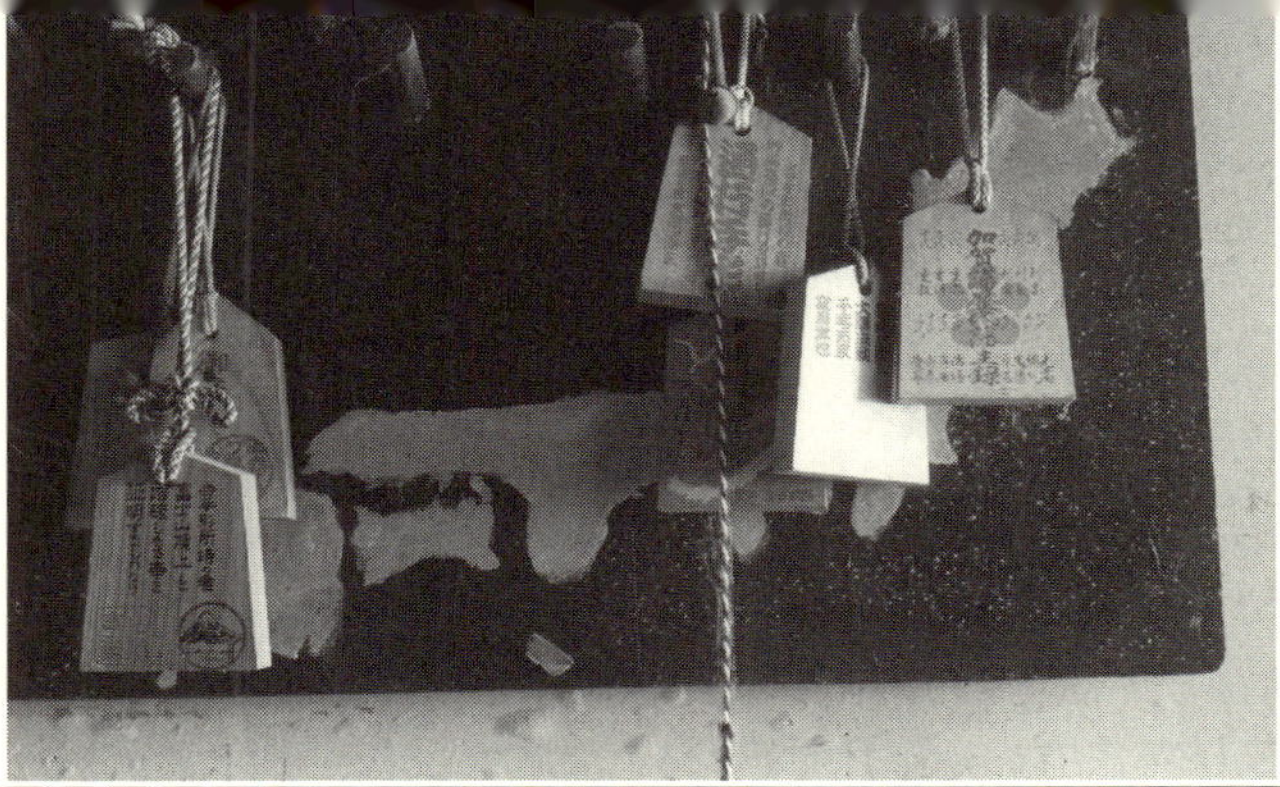

若竹舎（少年舎）の壁にかけられた日本地図

れる枠のひとつめはハンセン病を人権侵害からみる枠であり、もうひとつは療養所という環境に適応してきた患者集団の枠である。これらの枠はインタビューアーが会話状況を規定するために持ち込もうとした枠であるが、これらのコードに沿って語り手の園内結婚という経験は安定して表出されたのだろうか、この点を意識しながら論じたい。

次の第8章、第9章では自己物語そのものを取り上げる。最初の語り手は父親も患者で、幼少時に父と共に入所したある男性である。ハンセン病が血筋に関係づけられていた時代、家族内感染者の日常は自身の発病が認められない頃からも、親の発病によってこの病いからの影響を受けることになった。また男性は自分のライフワークとしてハンセン病の資料収集を行っていた。彼のライフワークは自分たちの目線で、関係ある資料を残していこうと考えた患者自治会のある事業に由来している。第8章ではその作業に40年という長い月日を注いできた男性の語りを取り上げる。

もうひとりの語り手は在日朝鮮・韓国人の男性患者であり、近年はハンセン病東日本訴訟の原告として活躍したひとりである。幼少時の渡日間もない頃の自己物語は、家族や同胞を養うために様々な事業を展開したたくましい父親の姿とともに語られていく。そして発病による入所、まもなく迎えた戦後の療養生活は祖国への民族意識とともに運動の語りが展開された。国民年金法の制定における患者社会の「年金問題」に、在日として運動に参加することの意義が、さらにはハンセン病訴訟で原告として立ち上がる経緯が在日の歴史とともに語られている。

それぞれの自己物語を通して、戦後の患者社会の変容を捉えることが第8・9章の目的である。

第6章　療養所で子供をもつことの意味

患者たちに潜む出産のタブー意識

第1節　はじめに

ハンセン病患者への優生手術の合法化は、1948年に制定された優生保護法（1996年に母体保護法へ改正された際に対象から除外）からである。ただしこれ以前にも療養所において患者への優生手術が行われていた。その際に患者の合意はあったとされるが、療養所という隠蔽されやすい環境での合意であり、これまでに優生手術を経験した入所者は無視できない数にのぼるだろう。ハンセン病訴訟では優生政策を人権侵害という視点から捉えていたため、訴訟ではその追及がひとつの争点となった。原告弁護団は近年行われた調査などを用いて具体的に優生手術実施数を取りあげるなどして被害立証に努めた（ハンセン病違憲国賠裁判全史編集委員会 vol. 1-3）。また尋問の場では原告たちが優生手術を受けた屈辱や子孫を残すことができなかった悲しみを切々と訴え続けた。以下では原告たちの陳述書及び本人調書で、優生政策に関連した部分を抜粋して紹介したい。

星塚敬愛園入所者・上野マサさんは女学校に通っていたが、1940年に入所となった。沖縄からやっとたどり着いた敬愛園の待合室で医師の診察を待っていた。そのときのどが渇き水がほしいと職員に頼んだが、コップに口をつけると感染が広がるので患者地区で飲んでほしいといわれたという。その後1946年に園内結婚をした際、夫がワゼクトミー（断種手術）を受けた。「後遺症もない、何の障害もない本当に健康そのものと思えるような夫がどうしてワゼクトミーなど受けなければならなかったのか、本当に悔しくて仕方ありません」（ハンセン病違憲国賠裁判全史編集委員会 vol. 7, 2006：65）。

菊池恵楓園入所者・志村康さんは高等学校への進学を希望していたが、1948年に入所となった。園内結婚をしたのは1958年で翌年に妻が妊娠した。妻が具合が悪いというので診察を受けさせたが、そこで妊娠がわかったのだった。妻は医師から『次の何曜日が手術日ですが、その手術日が空いているからこの日に手術をします。』と堕胎勧告をうけたという。志村さんは何とか産める方法はないかと考えたが、どんなにあがいても優生保護法の下では受け入れるしかなかった。「死んだ子の年を数えると言いますが、私ももう六七歳になります。年を取ってくればくるほど、そのときの子供に、申し訳なさと、もし生きてたら、国が殺さんだったらどういう人生があったのかということをいつも感じております」（ハンセン病違憲国賠裁判全史編集委員会 vol. 7, 2006：390–391）。

奄美和光園入所者・山本栄良さんは1947年に兄と共に入所することになった。戦時中に建てられた和光園はまだ設備も整っておらず、そこでの生活は困難を極めた。園内結婚をしたのはそれから二十年ほどたった1969年である。しばらくすると妻が妊娠した。「職員が何度も何度も堕胎をするように言ってきました。妻はどうしても産みたいと言いました。私は、しつこく言ってくる職員の前に立ちはだかって、『妻は産みたいと言っている。妻と子を守るのは義務であろう』と言って、堕胎を拒否しました。妻はこの時七〜八回、私は三回呼び出されて堕胎の話をされました。その時、私は看護婦から『貴方もくくってもらわなければ困ります。』とまで言われました。『私は豚ではありません』と反駁しました」（ハンセン病違憲国賠裁判全史編集委員会 vol. 7, 2006：456）。

多磨全生園入所者・安述壬《アンスーニン》さんは1941年に邑久光明園に入所した。最初の夫から結婚前に強引に関係を迫られ、結婚前に妊娠してしまったという。子供をほしがる夫に励まされてとうとう妊娠9か月になってしまった。そのときの中絶は医師ではなく看護婦長が行ったと話す。取り出した赤ん坊は男の子で「『さあ、男の子ですよ。見なさい。』言うて、目の前に見せてくれました。…〈中略〉…生きていました。手も動かし、泣き声もしました。…〈中略〉…『もういいでしょう。』と言うて、目の前で子どもを伏せてしまって、それで持って行きました。…〈中略〉…恐ろしい、残酷な人やと」と語っている（ハンセン病違憲国賠裁判全史編集委員会 vol. 8, 2006：378-379）。

このように4名の語りをみるとおり、彼らは子供をもてなかった（産めなかった）ことへの無念さ、予期せぬ妊娠でも授かった命を産みたかったと強い思いを訴える。今日こうした語りは訴訟を通じて広く世に知られ、ハンセン病患者たちの優生手術経験として定着している語りである。

一方当時の私は、原告たちの本人調書などの内容や和解後に語られ始めた優生政策をめぐる語りに腑に落ちない気持ちを抱いていた。その感覚をもつようになったのはすでに全生園へ調査に入って半年ほどが過ぎ、録音によるインタビューをはじめた時期であった。そこで聞こえてくるのは子供をもつことは「考えられなかった」「断種はきまりだからしょうがない」「育てるお金はどうするというのか」という語りばかりだったのである。つまりあってはならないこととして語られ、子供をもつことはタブーであるという強固な規範がここでの常識として通用しているようだった。彼らの語りは訴訟後に聞かれるようになった断種・堕胎の語りと明らかに異なっていた。つまりともに経験の構成要素は結婚にまつわる自らの断種や堕胎であったが、異なる文化コードにそって組織化されることで別の意味を帯びていたのである。語りは常に語られる場における社会的状況によって規定される。このことに気づいていなかった当時の私は、両者の語りのどちらが正しいのかとその真偽の追求を始めた。手始めに断種・堕胎というトピックに的を絞り、自らが行った療養所でのインタビューデータを分析することにしたのだった。

さて子供に対して患者社会というローカルな文化のなかで共有されている固有の集合意識とは何だろうか。一言でいえば、それは子供をもつことへのタブーという規範である。そして彼らの語りぶりから推測するに、この規範はあからさまな権力という手段を用いて人々に強制されているというよりは、患者社会の成員としてある限りにおいて自明なものと感じられているようにみえた。たとえば調査協力者に優生手術経験について質問をすると、ある人は療養所内で他の患者の子供が産まれたときの出来事がいかに大変な事件だったのかを話した後、自らの優生手術経験を正当化していた。このように規範が輪郭を表すのはまさに禁忌が破られたときであり、またそれによって規範が可視化されるため、人々は規範の存在を再確認しているようにも見受けられた。

本章で紹介するIさんは、療養所で子供を産み育てるという患者社会では共有されることの少ない経験をもつ女性患者である。まず彼女の経験の記述に入る前に、簡単にインタビューを行った経緯や、その頃のIさんの生活環境について触れておきたい。

彼女へのインタビューは第二センター看護師長からの紹介によるものであり、調査初期に行われた。その頃という世間のハンセン病訴訟への関心はピークに達していた時期だったが、私とのやりとりのなかでは、訴訟にもまた世間のハンセン病に関する注目にも一貫して興味がないそぶりを示していた。彼女はハンセン病による手足の後遺症はみられず独歩が可能だったが、過度のアレルギー体質のため不自由舎で生活していた。高齢や持病といったことで治療薬を必要としており、点眼薬を含めあらゆる治療薬があわないことを、少しイライラした様子で説明してくれた。また若いときから短歌や俳句をたしなんでおり、園内の機関誌でも彼女の雅号をときどきみかけていた。

その後他の調査協力者たちに彼女について聞いたことがあったが、頭のよい女性という好意的な評価とともに、過去にとてもつらい経験をした苦労人と同情的なコメントが多かった。そして少し神妙な面持ちで彼女の出産の話をしてくれた。患者社会のなかでの彼女の出産は一個人の経験としてではなく、ローカルな文化のなかでのひとつの事件として位置づけられているようだった。

以下では彼女の出産に関する語りを中心に記述したのち、出産に関する患者社会での意味の生成過程について考察を加えたい。ライフストーリーの提示では語り手の敬称を省略して記述していく。

第2節　療養所で子供をもった女性のライフストーリー

1　入所までの生い立ち

家計を支えていた父親は寺の住職だったが、Iが2歳半のときに肺結核で亡くなった。その後兄たちが寺を継ぐことはなく、長男は中学校の寄宿舎に、三男は跡継ぎのない父方の親戚へ養子にもらわれていった。母親は次男、長女をつれて実家に戻り、幼稚園の先生として働き始めた。職業婦人として日中は家を空けることが多く、幼いIは東京で薬屋を営む叔母（母親の妹）のところに小学校に上がるまで預けられて育ったという。しばらくして小学校に通うために親のもとに戻ったときには、母親は師範学校の先生として働くほどに出世していた。Iは母親との接触がとても薄く、寂しさを感じたこともあったと当時を振り返る。

ハンセン病とのかかわりは、尋常小学校4年生の終わりごろだった。姉の顔色が芳しくないため、母親が薬屋を営む叔母に相談を持ちかけたことに端を発する。叔母は商売がらこの病いに明るく、姉の病気がハンセン病ではないかと推測した。そして診てくれるところがあるからと多磨全生園が紹介された。診察には、母親、叔母、長女、Iの4人で向かうことになった。Iは自分はたまたまついて行っただけだったと語る。ところがほほにある小さな水ほうが医師の目に留まり、家族内感染が疑われた。断定できるほどの症状ではなかったため、とりあえず3か月間という約束で姉とともに入所した。その出来事はIが11歳のときだった。その後感染がわかっても、姉と違って症状の進行が遅かったせいもあり、治療らしい治療はしないでいたという。病状の軽さを理由に、一年の半分近くは実家に帰って過ごしていたほどだったと語る。

2　結婚そして妊娠・出産

最初の園内結婚の相手は、姉に薦められた人で、姉の短歌仲間だった。Ｉは結婚相手に対して「頭の切れる人」という印象をもち、彼のそうした様子が「なんだか怖かった」と語る。結婚を断る理由も特に浮かばず、なんとなく回答を先延ばしにしていた。ところがあるとき帰省ののち園へ帰ってみると、すでに夫となる相手は断種手術をしてＩを待っていたというのだ。Ｉが19歳のときである。最初の結婚が自分の気持ちを汲んでもらえずに事が進んだためか、Ｉはこの話を少し不機嫌そうに話してくれた。

事件ともいえるＩの妊娠がわかったのは結婚して5か月くらいのときだった。断種を受けていた夫との間に子供ができるわけはない。不義を疑われたＩは、いわれのない屈辱を患者や施設職員たちから受けることになった。Ｉ自身は妊娠がわかると、産む気はなくとにかく堕ろしてほしいと医師に頼んだのだという。

Ｉ：5か月くらいかな。そしてね、あれなのよ。そのお医者さんがね、すごかったのよ「俺の腕には絶対自信がある」って。「あいつは何月何日に帰省している」とか「田舎に行ってる」とか「一日東京に行ってきている。そのとき浮気してきたんだ。不貞してきたんだ」ってそういうわけ。んーーなことないって。そしたら、園長先生もね、「親が一緒に住んで育てられないような子をね、産むのは親もかわいそう、子もかわいそう。だから大きくならないうちに堕してしまえ」ってどんなにいってくれたか。でもその先生、だめだった。そしてとうとう、否応なしに産まされたでしょ(1)。

ほどなくしてＩは女の子を出産する。出産時の子供はしわしわにもかかわらず、産婆はその子を夫似だと指摘した。「産婆さんは『おやおやこの子は親孝行な子だねぇ』ってこういうのね。『お父ちゃんにそっくりだよ』ってこういうの」。出産から一週間が経過して少し顔立ちがはっきりしてきた。「ぱちっとしてかわいくなって、あれ、目が大きい子だ」。Ｉは夫に似ていると思い始めたと語る。その後成長した娘は「顔や体つきが華奢なところは父親そっくり」だった。

夫の断種をした医師は、輸精管を切った後にその管を結ばないで切りっぱなしにするという「新しい手術」を行ったのだと聞いている。この新しい手術が失敗に終わったことはＩの後に3人もの妊娠があったことで明らかになった。しかし当の執刀医は頑として自分の非を認めなかったため、堕胎が行われず次々と園内結婚夫婦から子供が生まれた。このような経緯からＩたちの出産は、自信家の外科医の過失による不幸な事件として人々に記憶された。

3　奔走した子供の養育

Ｉ夫婦の子供は草津の施設(2)に送られることになった。早い時期に親子を引き離す理由は、乳幼児期における子供の感染の危険性をさけての判断だった。しかししばらくしてＩ夫婦は子供を療養所近くに呼び寄せることにした。「施設になんかに預けておくのはよくないよくない」。こういい出したのは夫だった。未感染児童の施設の養育状態がひどいというよりは、できるだけ目の届くところにおいて情を注ぎたいという彼の養育方針からだった。そのため夫はすでに廃院となった私立療養所・慰廃園(3)で子供を育てられないかと画策を始めたという。

Ｉ：それから預けたところ〈草津の施設〉の人たちやら未感染児童抱えている人たちが一緒になって運動したの。そうしたら5、6人かな、こっちにきたわ。そうしたら入れるところないじゃない。ひとりなら頼むとこあるけど。昔、慰廃園ね。…〈中略〉…そこのところは誰も患者がいなくなっちゃって空き家になっていたの。そこのところがね、ここの病院の職員さんたち、田舎の方にお家があって、そっちの方で学校にだしているでしょ。でも、高等学校になって入って、職員さんたちの息子や娘、東京に呼び寄せた。お医者さんの子が多かったけれどね、それで慰廃園っていうキリスト教の病院があったわけね。そこのが空っぽになってたから、そこのところを改築して先生方の息子さんの下宿にしたわけ。まだたくさん部屋が空いているからって、私たちの子供、5人、まだいたかな、5、6人ほど、無理無理にそこに入れてもらって。(4)

I夫婦を含む親たちの運動は、療養所長や職員からも支援を受ける形で実現することになった。こうしてI夫婦の娘は目黒・旧慰廃園の寮から小学校に通うことになった。都心と郊外という地理的な距離があったにせよ草津の施設よりは近い。また慰廃園の元職員に寮母をお願いしたところ快く引き受けてくれ、安心して子供を任せることができた。「子供のね。だから学校の用事があるときは全部その人が行ってくれた。……年をとって何もしないでいたので、頼んでね」。ただし子供の養育費は決して無料というわけではない。子供の寮の宿泊代や食事の賄いなどの費用には、I夫婦の仕送りが必要だった。それでも休みには子供を寮まで迎えに行くなど、少しは親子らしい暮らしができたと語る。ところがこうした生活は夫の死によって一変する。

4　弟夫婦に引き取られる

子供を手元に置くために積極的に動いてくれた夫だったが、彼の病状は少しずつ進行していた。すでに化学療法が有効な時代に入っていたが、それでもまだ治療法の確立していない時期だった。Iの看護の甲斐なく夫は先に旅立っていった。娘はようやく中学生になったばかりだった。自分一人でなんとか娘を育て上げるつもりだったが、夫の遺言が妨げとなった。娘を義弟夫婦が引き取るという約束が、Iに内緒で結ばれていたのだ。

I：それはね、あの子の父親の遺言だった。弟に対して「育ててくれ」って、いってあったんだって。私はそのことを知らなかったから大反対したんだよね。「そんなこと一度も聞いてない。絶対に預けない」っていったんだけれども、父親の方がちゃんと頼んであったっていうでしょ。だけど、東京でひとりおいてやっていけるかどうか、私、急に不安になって。ま、弟が「遺言だから、姉さんは黙ってろ」っていうから、お願いしたわけ。頭下げてね。ところがね、まぁ、2回ほど家出してきて。弟と大衝突になっちゃった。そいでね、私、「どんなにつらくとも高校までは卒業してきなさい」っていったの。かわいそうだけどね。(5)

娘は義弟夫婦のところで「中学2年生から高校まで」を過ごした。義弟夫婦はIに娘を養女にむかえると約束してくれたが、結局その約束は果たされることはなかった。居候としての生活は娘にとっては苦痛だったのだろうとIは語る。

I：いや、逃げてきたから、大あわてにあわてたの、私がね。先のことも計画なしではしょうがない。何があっても。膝詰め談判をやったら、「子供ならいい」っていうのね。「あ、じゃあそれだったら、ちゃんと学校にいかなくちゃ」って、前、したみたいに先生方（療養所の医師）に頼んで、学校にやって。それからはね、一生懸命やってくれてた。それで、学校を卒業して。(6)

義弟夫婦の家から出てきた娘と互いの膝をつき合わせてとことん話をした。気持ちに任せて動くのではなく、自分のやりたいことを考えて動きなさいと諭したところ、娘は子供にかかわる仕事なら興味があると答えたという。主治医に相談して幼児教育の学科をもつ短大を探してもらった。進学後の娘は身を入れて勉学に勤しみIを安心させた。その後娘は短大を卒業し勤めに出るようになった。娘が大人になるにつれて、Iは人前に出しても恥ずかしくないように「一人前」にしたいとの思いから茶道や華道といろいろな習い事をさせたという。

手塩にかけて育てた娘が結婚したのは「28歳」のときだった。当時としては晩婚である。Iは友達が結婚していくなかで娘も焦ったのではないかと推測する。実は同じ年に郷里の母が亡くなっており、娘の結婚は母の喪の時期と重なった。「亡くなった者よりは生きている者の方が大事という考え方」で、結婚の延期は主張しなかった。ところが大事な娘の結婚式にIは出席を辞退したと語る。彼女の門出に私のようなものが出席して水を差したくない。母親が患者であることを悟られてはいけないとの思いからだった。そして彼女の代理として「見た目も普通な」2番目の夫が結婚式に出席した。

娘の婿は妻の母親がハンセン病患者であることは知っているのだという。これまで「3回」ほど療養所を訪れ、時には孫を連れてきてくれたこともあった。孫はすでに「大学生と社会人」になり、立派に成長している。Iはなにかにつけて孫たちに祝いの品を贈り続けていた。以前に一度、娘から孫たちに自分の母親のことを話した方がいいだろうかと相談を受けたことがあった。Iはそのとき「遠くのおばあちゃん」でそれ以上は言及しないようにとつよく念を押して娘をたしなめたと語ってくれた。

5　娘との多様な関係

Iは娘との関係を「いい友達」と表現する。「でも、向こうは得だよ。都合のいいときは親にするし、都合が悪けりゃ、あの人になっちゃうし。フフ」。

その一方で、Iが娘は必ずしも「いい子」で育ったわけではないという。旧慰廃園の寮から義弟夫婦に引き取られて思春期を過ごした時期は、「寂しさとか孤独とか、そういうことで私に当たり散らす」こともあったと話す。また娘が自分の身の上をひどく嘆き、落ち込んだときには「せっせと旅行に連れ出し」たりもした。

I：……（一緒に暮らせないために）親を知らないってことかなぁ。ときどき、こう、なんていうかなぁ、かばいきれないような孤独というか、そういうものに落ち込むことがあるみたい。だけど、あんまりひどくは顔にださないけどね。自分が子供の親になってきてから、少しずつわかってきたみたい。フフフ。でもね、親子なんて

なんだろうなぁって思うことがあるよ。ハッハハ。(7)

Iは娘との関係を「いい友達」「人間対人間」と民主的な親子関係であることを強調する一方で、血縁に依拠した親子愛で語ることもあった。たとえば最近の娘とのやりとりを次のように話してくれた。

I：今では、彼女は彼女なりにわかってきてるみたいだな。フッ、この前おかしかった。今年なんだけどね、「私ね」って、私ここ（自分の個室）にいてね、「あたしね」って廊下でしてね、「どうかしたの？」って。「私ね、いつだってお母さんだって思ってたんだよ」って。「ううん？」って、私、いったの。「いつだってお母さんだと思ってたんだから」っていうから「へぇー、そう。親子だもんね」っていって知らん顔しちゃったんだけれど。あれをいったこと、あの言葉を口に出すことは容易ではなかったんだろうなって。反発して大変だった時期があったからね。「年取ったな、子の親になってわかったな」って。(8)

娘が結婚してからも、娘とIとの関係に埋まらない溝は存在していた。娘夫婦は近辺に住んでいても、やりとりのほとんどは電話であったし訪問も決して多くなかった。それでも互いに意識せずにはいられない存在だった。

第3節　子供をめぐるローカルな意味体系と個人の語り

1　園内結婚——管理と生活の交差する場

ハンセン病患者に対する断種・堕胎はこれまでどのような文脈で理解されてきたのだろうか。国のハンセン病政策の責任を問う法廷の場やその後に設置されたハンセン病問題に関する検証会議において交わされた議論は以下のようなものであった。たとえば法廷において、原告弁護団では患者への優生手術は法に基づく断種というがその実行は強制であったと主張し、一方被告弁護団では本人の了解を得て行ったものだから強制ではないとして反論した。また検証会議においては、ハンセン病患者を優生政策の対象とするに至った経緯を、当時の国会答弁や関係委員会、推進派反対派の論客たちの論文などから分析している（ハンセン病問題に関する検証会議 2005）。本章は患者社会の日常から優生手術を読み解くために、患者社会における出産のタブー意識がどのように形成されたのかを検討したい。

本章で紹介したIさんの妊娠・出産のエピソードは、夫の断種やIさんの不貞行為といった語りから始まる。夫がすでに断種を受けていたのに彼女は妊娠したことで、施設職員や患者にまで不貞を責められるという悲劇を生んだ。そして妊娠を知った彼女の決断は迷わず堕ろすという選択だった。「園長先生もね、親が一緒に住んで育てられないような子をね、産むのは親もかわいそう、子もかわいそう。だから大きくならないうちに堕ろしてしまえってどんなにいってくれたか」と療養所長の堕胎の勧めを好意的に受けとめている。しかし断種を執刀した医師が手術の失敗を認めないことから、堕胎を行えず結果的に出産となった。そのことをIさんは「否応なしに産まされた」と、のぞまない出産として評価している。

筆者は調査当時のインタビューにおいて、「あなたはなぜ断種を受け入れたのか」という質問を一律に行っていた。この質問に対して人々はみなIさんの語りにある「親子が一緒に住めない」「ハンセン病者の子供は不幸である」、さらに付け加えると「養育費が払えない」という理由を用いて、自己の優生手術の経験を説明していた。この理由は患者社会の視点から子供をもつという経験を組織化する際によく使われていたリソースといえる。そしてこのリソースは身近な過去の記憶と関連して形成されていったと考えられる。

たとえば入所では島流しややっかい払いのように家から出された人もいたし、入所後は「そちら」の人として扱われてすでに外部世界に居場所はなかった人もいただろう。程度に差異こそあれ、郷里に残る親やきょうだいに子供の養育を頼めるほど良好な関係を保てていた者は少なかった。また療養所で保護を受けている自分たちで子供の養育費を捻出できるはずもなかった。

子供を育てるシステムをもたない療養所にあって、生まれた子は近隣の農家へ里子に出されたり、未感染児童たちの施設に送られたりしていた。里親捜しに奔走する施設職員や子供を施設へ送ることになったときのさみしそうな患者夫婦の姿が患者たちの目に焼きついた。

また施設職員、とりわけ医師といった存在は、一方的に対立する抑圧的な人たちとしてではなく、相談する相手として位置づけられていた。実際子供を産んだIさんの子育ての語りにも、子供を少しでも近くに置きたいという親たちの活動や娘の進路の相談など、なにかと医師に相談を持ちかけて力になってもらったことが語られている。Iさんが子供を産む羽目になったきっかけは外科手術を失敗した医師であったが、子育ての相談にのってくれたのも医師であった。それぞれ別の医師であることは明らかだが、日常における施設職員との関係の複雑さが彼女の語りからも読み取れる。つまり患者たちの日常のある部分は同様に職員たちの日常のある部分でもあり、まさに結婚に関係する活動は両者の活動が重なるところであった。職員として患者たちの結婚に関連する問題状況を解決するために、彼らは一般社会での結婚・出産という言葉のセットに断種・堕胎といった別の言葉のセットを加え、結婚と出産を分離するという新しい理解のパターンを形成させた。そして療養所という場に施設職員のみならず患者も参加している以上、ある理解のパターンは必然的に患者集団や患者個人へ浸透するだろう。つまり理解のパターンに採用される文化コードが管理運営組織のものであったとしても、療養所という場において施設職員のみならず患者においても使用される機会が生じる。出産に関する患者たちのタブー意識はこのように管理運営組織の文化コードを反映した規範であるが、それは外在的な規範としてではなく、また日常からかけ離れた抽象世界から生じたものでもない。きわめて身近な経験や記憶から形成されていたのである。

2 豊かな語りを産み出す個人の解釈活動

冒頭でも紹介したようにIさんのインタビューは、調査初期に行ったものである。その頃の研究計画では病い経験を重ね合わせてハンセン病患者たちの人生の軌跡を描くことを計画していた。それなりにハンセン病に対する事前学習を進め、彼らが共有していると思われる経験を項目別にして質問文を作成した。たとえば用意していた中項目には、入所の経緯、従事した患者作業、園内結婚の経緯、宗教活動、文化活動といったものが並んでいた。彼女には他の調査協力者同様に研究の趣旨を説明したのち、半構造化インタビューを開始した。生いたちから入所までの経緯はとても熱心に話してくれたが、患者作業などの療養所内の生活については明らかに適当な回答が続き、気持ちがここにないといった様子だった。ところが話が園内結婚にさしかかると、堰を切ったように熱心に話し始めた。私としては他の項目もあわせて聞きたかったので、幾度となく彼女の語りを制止して質問項目にそった方向に戻す努力を行った。私しばらくの間熾烈な会話場面の主導権争いが続いたが、結局彼女の語りをこちらが制御することはできなかった。私は敗北感にも似た感情を抱きながら、彼女の語りにつきあうことにしたのだった。ところがしばらくするとすっかり彼女の語りの世界へと引き込まれていた。意に沿わぬ相手との結婚、思いもよらない妊娠と出産、患者社会からの孤立、夫の死、子供との離別。「娘さんはどうなるのだろうか」「Iさんは大丈夫だろうか」と、彼女の話の展開に私の気持ちは揺さぶられていた。ふと気がつくと当初抱いていた敗北感はすっかり消えさり、彼女の経験的な語りに聞き入っていた。聞くという経験は語り手の思考の流れのなかに己の思考の流れを重ねることで、語られる経験を追体験することである。いずれにしてもインタビューについてよく勉強していなかった当時の私に聞くというスタンスをとらせたのは、彼女の語りの豊かさであったと思う。以下では前述のライフストーリーの補足説明をしつつ、彼女の語りを振り返りたい。

Iさん自身、患者社会のなかにおける自己評価として「端から見ていて変わり者」と語り、出産以後「もう、馴染んでいくような気持ちはなかった」と振り返るが、その後の彼女の関心は確かに患者社会に向けられていなかった。

子供が目黒の寮で暮らすようになると、患者作業では作業賃が安いために労務外出として所外に出て新築家屋のハウスクリーニングに従事した。そして夫が亡くなってからは引き取られた義弟夫婦と娘との折り合いが悪いことに心を痛めた。娘が青年期になり、患者の子供であることに思い悩んだときには、娘の気晴らしにとせっせと旅行に連れ出した。また人前に出しても恥ずかしくないようにと様々な習い事をさせるなど、園内結婚以降の彼女の人生の語りは娘への語りに集中していた。

そしてあるときは娘との関係を「いい友人関係」「人間対人間」といった言葉で表現し、現代的で民主的な子育てを指し示す意味体系に結びつけて語ることもあった。たとえばこのような文脈で娘との関係を語るエピソードには、両親がハンセン病患者であることを娘はよく理解しており聞き分けよくふるまうというものや、親に向かって平気で食ってかかってくるといったものがあった。

その一方で、娘との関係は血縁による親密性を指し示す意味体系へ結びつけて語られることもあった。たとえば最後に紹介した最近の娘とのやりとりのエピソードがそれにあたる。「私ね、いつだってお母さんだって思ってたんだよ」の一言をインタビュー時に繰り返し私に語って聞かせ、それを口にする彼女の表情には笑みがこぼれていたことを記憶している。そのとき私はよほどうれしい一言だったに違いないと解釈した。このエピソードの語りを血縁による親密性という意味体系によって経験が組織化されたものだと分析するのでは実に味気ない。枠は確かに経験を組織化するのに必要なコードであるが、彩りある豊かな語りは語り手の語るという解釈活動に支えられることによってはじめて生まれてくるものである。語り手の解釈活動によって生まれる語りの世界は、インタビューという状況場面に緩やかに規定されながらも、ドラマ的に自己表現する機会を個人に開いているのである。

注

（1） 2002年3月27日に行ったIさん（女性、1928年生）へのインタビューに依拠する。

（2）多磨全生園内に保育所は開設されなかった。そのため患者同士の子供や入所前にできた子供、いわゆる未感染児童は草津にある栗生楽泉園（群馬）に隣接した保育所に預けられて育っていた。この栗生保育所が作られたのは1933年である。それ以前の未感染児童の処遇としては各療養所においてさまざまであった。多磨全生園では1914年に全生病院患者慰安会が設立されるが、寄附行為規則に「患者携帯児の保護」の項があり、これに基づいて患者の子供の養育費を工面していた（全国ハンセン氏病患者協議会 1977：108）。

（3）すでに1942年に慰廃園は閉園していたが、戦後の東京にあって慰廃園内の社宅1軒は焼け残っており、これが本省へ上京出張する折の療養所職員宿舎として利用されるようになっていた。そしてこのような縁から慰廃園跡地に児童養護施設・恵光寮が開設された（1952年）。しかしその施設も5年で閉鎖となった。

（4）2002年3月22日に行ったIさん（女性、1928年生）へのインタビューに依拠する。

（5）2002年3月22日に行ったIさん（女性、1928年生）へのインタビューに依拠する。

（6）2002年3月22日に行ったIさん（女性、1928年生）へのインタビューに依拠する。

（7）2002年3月27日に行ったIさん（女性、1928年生）へのインタビューに依拠する。

（8）2002年3月27日に行ったIさん（女性、1928年生）へのインタビューに依拠する。

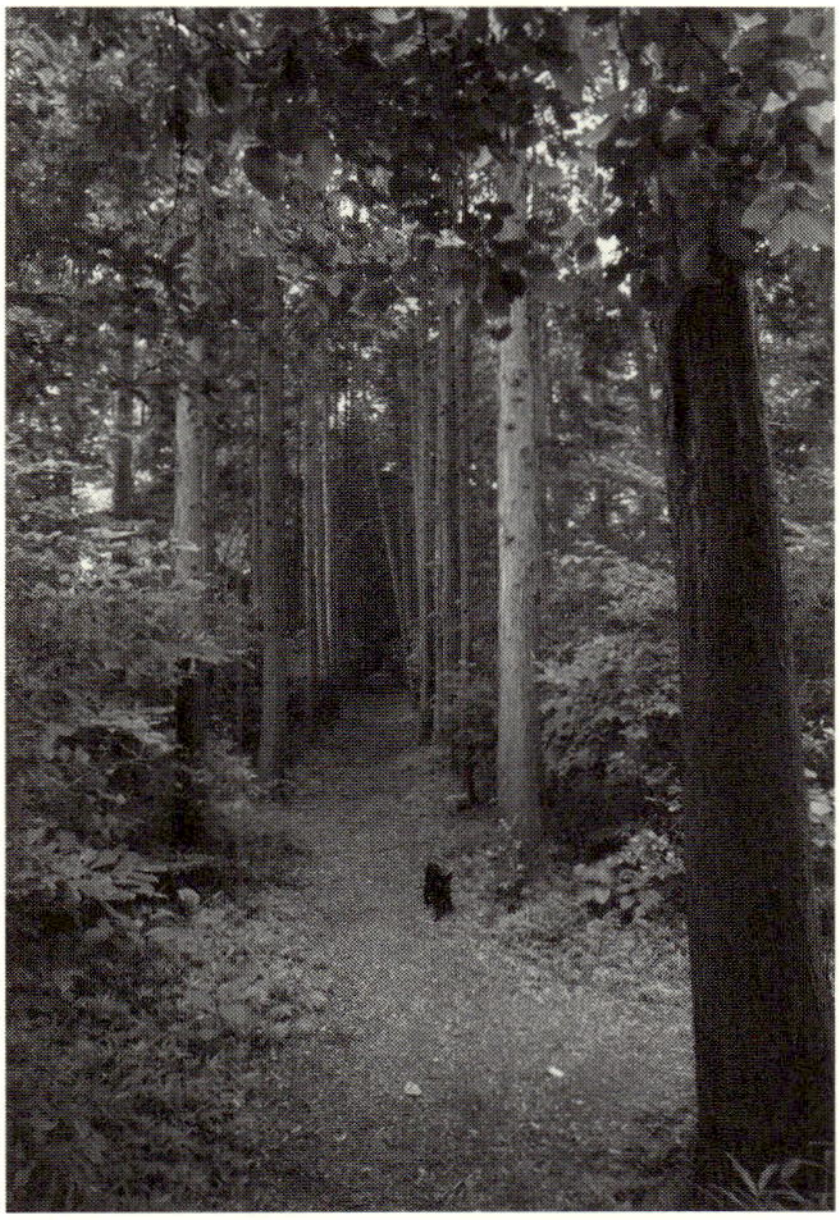

患者たちにかわいがられる野良猫も通る遊歩道

第7章　療養所のなかの夫婦のかたち

異なる視点から園内結婚を聞き取る

第1節　はじめに――インタビュアーの立場の違い

訴訟を契機に人々のハンセン病に対する関心が高まり、さまざまな目的で患者たちにインタビューが行われるようになった。なかでも聞き手側の立場に焦点をあてると大きくふたつの立場が存在するように感じる。

ひとつは国賠訴訟の流れをくみ、ハンセン病に人権問題として取り組む立場からのインタビューである。この立場はハンセン病患者に対する長期隔離収容政策がとられたのは国策による誤りだけではなく、それを受け入れてきた一般社会にも少なからず原因があると考える。たとえば訴訟後に設置されたハンセン病問題に関する検証会議では被害実態調査が計画された。福祉専門職団体の協力により、聞き取り調査には現役の福祉専門職が調査員として派遣されたが、この調査はこちらの系譜を代表するものであろう。また無癩県運動などを積極的に展開した過去の政策を反省し、各自治体が市民団体と協力して行った聞き書き集作りなどもこちらに含まれる。この活動は患者たちの話を記録または被害検証することを主眼とするだけでなく、ハンセン病に対する正しい知識を身につけてもらう参加型の啓発活動という側面もある。

一方訴訟の意義は認めつつも、ハンセン病患者たちがこれまで歩んできた人生や生活に焦点をあてて分析しようとする立場が存在する。この立場は患者たちの語りによって表象されるローカルな歴史や社会、語り手個人の生きられた現実について把握することを目指している。こちらは調査研究を訴訟以前から行っていた者もいるが、多くは訴訟をきっかけにハンセン病に注目して療養所へのフィールドワークやインタビューを開始したものである。本章の目的はこのような聞き手の立場の相違が、園内結婚という経験の意味づけにどのように影響するのかを分析することにある。

ところで療養施設での結婚と聞くと、人々はどんな感想をもつだろうか。たとえば病院やリハビリ施設などでの出会いをきっかけに恋愛が結婚へと発展したとしよう。これはあくまで個人的なライフ・イベントとして考えられて、人々は特別なまなざしを向けることはないだろう。しかし入所者同士が結婚して退所することもなく生活し、それが療養所のなかで制度として定着しているとしたらどうだろうか。自分たちが考えていた一般社会での結婚という枠で捉えきれないなにかとして、私たちはその事象を前に意味づけを躊躇してしまうだろう。少なくとも自分たちの馴染みある結婚の枠組からはみ出しており、そのはみ出した部分を理解するために探求のまなざしを向けるであろう。では療養所における結婚とはなんだろうか。具体的にみていくことにしよう。

第2節　ハンセン病を聞き取る1――ハンセン病問題の視点から

1　ハンセン病問題からみた園内結婚

本題に入る前にハンセン病問題の視点から、園内結婚はどのように位置づけられているのか概観しておこう。

訴訟後に設置された検証会議の最終報告書では、大正期に書かれた光田健輔の論文を引用して男女関係を管理の道具に用いたと考察する。内容をかいつまんで説明しよう。ハンセン病患者の男女比は３：１であった。そのため男性の間に競争が生じ、女性の気をひくには品行方正で女性に対して誠実であることが必然となった。また女性への贈り物や同室者へのお披露目に金がかかり、その費用の工面のために園内作業にもまじめに取り組む。このことから男女別居にしておくよりも、男女併存の方が療養所管理に利点があるのだと光田はいう。報告書ではこのような光田の発言を引用したあと「女性患者の性と性役割が療養所管理のための資源として利用されることになる」と考察している（ハンセン病問題に関する検証会議 2005：194）。

今度は多磨全生園における患者たちの生殖管理についてまとめてみたい。患者たちの歴史記録『倶会一処《くえいっしょ》』では、出産にまつわる様々な悲話が紹介されている。あるときは療養所長が私費で近隣の農家へ里子に出したり、あるときは患者が子供を東京市養育院に預けたところ養育費を請求されて困ったという。また患者の両親に子供の引き取りを頼み込んだり、両親が市街に子供を捨てに行き、誰かに拾われるまで見届けてきたなどの話が患者社会のあいだで語り継がれているという（多磨全生園患者自治会 1979：47-52）。このような療養所での出産に対応するためにとられた方法が、結婚が決まった男性の断種あるいは妊娠してしまった女性の堕胎であった。

光田健輔がはじめて全生園にて患者に断種手術をしたとの記録は１９１５年であった。その後１９２０年に内務省保健衛生調査会における根本的癩予防策要項にて、断種容認の項目が盛り込まれた。これによって政府関係機関内において、患者への優生手術が公認されたかたちとなる。しかし実施はあくまで本人の許諾を得ることが前提であった。はじめて正式にハンセン病患者の断種における法的根拠が示されたのは１９４８年の優生保護法制定においてである。

次に患者管理の視点から園内結婚について記述してみたい。園が生殖の管理をすることで園内結婚は容認されるが、それは園内結婚が管理の対象になることでもあった。すでに開院初期の頃より職員によって患者たちの恋愛関係が記録されていたが、園内結婚を制度化したことで患者たちは管理運営組織へ結婚の届出をするようになった。

またそれと関連して新たに患者たちの居住を管理することにもなった。たとえば夫婦舎は戸籍上で夫婦となっている者に入居資格があったが、園内結婚が制度化してからはさらに男性の断種手術が済んでいることが入居条件に加わった。夫婦舎はもともと外部世界で結婚していた者が住む舎として開院当初より建設されていたものだったが、その後患者の増加に伴う舎の増築の際に追加して建てられていった。ただし需要の割に数が少なかったために入居できる夫婦は限られてしまい、患者たちにとって夫婦舎での生活はあこがれとなっていた。どんな人たちが入居していたかといえば、療養所生活が長い年配者、舎長経験者、自治会役員たちなどであり、これらから判断すると患者社会のなかで発言力の強い者たちの優先順位が高かったように思われる。当時の主流を占めていたのは男性が既婚女性たちの軽症舎へと出向く通い婚であったが、そのために女性は園内結婚をすると、独身女性の舎から既婚女性の舎へと居を移さなければならなかった。

すべての園内結婚夫婦が生活を共にすることを考慮して夫婦舎が設置されるのは戦後の話である。全生園では１９４７年に入所者全員を巻き込んだ居室替えを実施して、12畳半の居室に3夫婦が同居する夫婦雑居制を導入した（多磨全生園患者自治会 1979：165-167）。そして１９５０年頃から舎の新設が行われるに従い、夫婦一室一組制が実現していく。このような方針が打ち出された背景には、新憲法によって事実婚の夫婦も法律婚の夫婦と同様に取り扱われ、夫婦者には一室を与える同棲療養が管理上で認められたことがあったと指摘されている（林 1955：４）。

2　ハンセン病問題の視点から園内結婚を聞き取る

ハンセン病問題における園内結婚を考察するにあたって、国家賠償訴訟後に厚生労働省の委託により設置されたハンセン病事実検証調査事業・検証会議の最終報告書を分析対象と位置づける。訴訟では園内結婚にともなう優生手術や、結婚を許可しつつも居住環境を整備せずに通い婚をさせていたことが人権侵害として取り上げられたが、療養所のなかで営まれていた夫婦生活の被害についてはあまり言及されなかった。検証会議では訴訟ではくみ取れなかった多様な被害実態を明らかにすることを目的としており、このような視点から改めて夫婦生活の被害が取り上げられることになった。ゆえに夫婦生活という日常が被害として描き出されたのは、裁判後に設置された検証事業における報告書がはじめてであろう。

以下で紹介するライフストーリーは、検証会議による報告書によるものである。該当部分はマスコミ出身委員によるインタビューをもとに、主要な意志決定機関であった全国ハンセン病療養所入所者協議会や、各療養所患者自治会が果たした役割と責任を明らかにすることを目的としており、そのような視点から園内結婚による夫婦生活や女性の位置づけが問われていることを記しておきたい。インタビュー協力者は自治会活動や全患協活動に従事した患者、国賠訴訟で原告として活躍した患者たちであり、調査は2004年6月から9月にかけて行われた。また園内結婚や男女関係に関する証言は、菊池恵楓園（熊本）によるものが高い頻度で紹介されている(1)。ではどのようなライフストーリーが採用されているのか実際にみてみよう。

「いじめられた女性入所者(2)」

畑野むめさんが菊池恵楓園に入所した1934年には、結婚する相手は「出雲の神」と呼ばれていた自治会の長老が決め、畑野さんは執拗にある男性患者と結婚するように迫られた。また新参の女性患者に対して男性患者からの求婚が絶えず、何度か諍《いさか》いにまで発展したことがあった。それを契機に入所6か月以内の患者の結婚を認めないとする規約が設けられたほどである(3)。そのため長老たちは大っぴらに結婚話を持ち込むことを控えてはいたが、彼女がひとりでいるところを見つけては結婚話を持ちかけてきた。畑野さんは「嫌だ、嫌だ」といい張って文字通り逃げ回ったが、きちんと自己主張できない女性は渋々結婚させられていたと語る。戦後になっても長老や世話焼きの患者たちが結婚を斡旋する慣習が続き、なかなか改められなかった。昭和30年代（1955年〜）になってからも、畑野さんは男子独身寮の仲間たちから好きでもない相手との再婚を無理やり押し付けられそうになり困ったと話す。また恵楓園では「側《がわ》」と呼ぶ世話焼きたちが、強引に周辺の世論を醸成しながら、勝手に男女をくっつけたり仲を引き裂いたりしたため、女性たちは抵抗できずに結婚や離婚に追い込まれたケースも多かったと話す。
報告書ではこのような証言を踏まえて以下のようにまとめられている。「このように女性を男性の所有物であるかのように扱ったことや、女性の新患が入所してくる前から『次の女はお前にやる』といった取り決めがあったことなど女性の受難の時代の出来事については、戦後になってから入所した女性入所者たちにも悪弊として話が言い伝えられている」（ハンセン病問題に関する検証会議 2005：468–470）。

「過酷だった雑居生活」

入所後畑野さんは大部屋に収容されたが、新入りの決まりとして古株の同室者に挟まれて真んなかで寝かされていたのだという。そして畑野さんの両隣は夫婦もので、その夫である男性が睡眠中畑野さんの胸の上に手や足をのせてきたりもした。重さに驚いて目を覚まし、どうやって足を振り払おうかと悩んだりもしたと語る。このように夫婦が別の夫婦と体が触れ合うようにして寝ていたから、しばしば間違いも起きた。自分の妻だと思って抱きついたら他人の妻だったということも少なくなく、「あらあ、ババアじゃなかった」と笑って済むこともあれば深刻なトラブルへと発展してしまうこともあった。畑野さんはある朝同室の女性の夫から「お前、ゆうべ見ていただろう」といわれたりもしたが「何をですか」とかわして、特別に頓着はしなかったと話す。
一方前田静子さんは夫婦同士の雑居生活は決して陰惨なものではなかったと話す。菊池恵楓園では結婚のお披露目にみなで小豆と砂糖、小麦粉製の餅で作ったぜんざいを食べることから、お披露目のことを「ぜんざい」という。そしてぜんざいを済ませた夫婦が初夜を迎えたときには、同室の女性が新婦を部屋の隅に隠し、自分たちも隠れて新郎がやってくるのを待ち受ける。そして新郎が現われたら皆で「ワッ」と大声を出して飛び出して新郎を胴上げして、新婦が隠れている場所まで大笑いして運んでいくのがならわしだった。少々荒っぽいこうした祝福が伝統だったのだという。

また長島愛生園で1949年に園内結婚したある男性は、まだ12畳半に2組の夫婦が同居するという時代だったが、相方の夫婦は年上なので、新婚まもないこちらは低姿勢でいなければと気を遣ったという。向こうの夫婦の友人が遊びに来れば自分たちは外に出るようにし、たいていは園内の光が丘に行って時間を過ごした。両夫婦がケンカすることがないよう、お互いに「少しずつ身を引きながらの生活だった」。そして夜は一つの蚊帳の中に4人が寝ることになった。また相手の夫婦を二人だけにしてあげるため、「ゆっくりしてくれよ」といってよく夫婦で外に出かけた。外で星を見ながら妻と世間話をして過ごしたという（ハンセン病問題に関する検証会議 2005：470-472）。

「園内結婚の実相」

畑野さんは「病人の夫婦は普通の夫婦とは違う。一言でいえば、〝介護ごっこ〟だ」と話す。入所者は時々病気が騒いで熱を出したり、傷を作って自分で自分の始末ができなくなることが多い。それをお互いに看取り合うために伴侶を求める。具合が悪くなったときに看取り合うのが療養所の結婚の基本だと語る。たとえ意に添わぬ相手と結婚しても、夫婦になればいくらかは愛情も湧いてくるので、ケンカ別れするようなことはなかった。夫婦の絆は強く、伴侶が亡くなった後の弔いにも熱心だった。

しかし畑野さんは辛い話も聞いている。ある女性患者が園内で一緒になった夫には外に残してきた妻子があった。夫に「もし、あなたの奥さんが、同じ病気になって園に来たら、元の奥さんと一緒になりますか」と尋ねると、いとも簡単に「そりゃあ、そうよ」と答えた。女性は口に出してそういうことをいうものかと衝撃を受けたが「そんなものかなあ。やっぱり元の人がいいんだなあ」と思って自分を納得させた。女性は「それでも一緒にいる以上は、いくらか大事にしてくれたし、主人は俳句、わたしは短歌にそれぞれ打ち込み、人間的な葛藤というものはなかった」と明るく振る舞っていると話す（ハンセン病問題に関する検証会議 2005：472-473）。

3　ハンセン病問題における園内結婚の位置づけ

語りの枠を支える実践

こうして語られたストーリーはどのように解釈されているだろうか。検証事業の目的は裁判を受けて、これまでに及ぼされた隔離政策の被害実態を明らかにすることにあった。そのため上記のライフストーリーの紹介のあとの考察では、次のようにまとめられている。

> 戦後、自由と園側との交渉権を得た自治会は、夫婦舎の建設や個室化推進に積極的に取り組んだ。あまりにも非人間的な雑居生活からの脱却が大多数の入所者の悲願だったからに他ならない。入所者同士の結婚を認めながら断種、堕胎を強いて出産を認めなかったことも国のハンセン病政策の重大な過ちだが、雑居部屋での夫婦生活を強制したことの罪も深い。夫婦のプライバシーに関わる問題だが、入所者の《（原文ママ）》人間として扱わなかった証左として記録に留める必要を痛感する。同時に、非人間的な所業の数々が女性の入所者たちの羞恥心や屈辱感を掻き立て、自治会活動をはじめとする諸活動の表舞台から退かせてしまった面は否めないのではないか。療養所内での最大の難問が男女問題だった、とする入所者は多いのに、自治会は園当局と同じ側に立ってしまい、風紀上から取り締まるばかりで人間的な処遇を求める意欲に乏しかったと言わざるを得ない。とりわけ女性の権利にはあまりに無頓着であまりに無力だった。療養所内にも男尊女卑の悪弊が持ち込まれていた時代背景は割り引かれなければならないとしても、入所者の権利を護るべき自治組織として非難は免れ得ない。園の責任が何よりも大きいが、社会の側にも責任はある（ハンセン病問題に関する検証会議 2005：492）。

もともとハンセン病問題に関する言説は、ハンセン病訴訟における原告側のコードを原型としている。訴訟は人権という視点から患者がいかに被害を被ったかを主張する損害賠償訴訟であったことから、このコードにおける原告

（患者）カテゴリーはハンセン病隔離政策における被害者、犠牲者という意味を帯びる。また全療協や患者自治会に対して、隔離収容の責任追及のまなざしが向けられた背景には、訴訟運動への消極的な姿勢に対する批判によるところもあったと推測される。このような点を踏まえて上述の報告書の考察では、まず国の責任として患者の性の管理への利用、雑居部屋による夫婦のプライバシーの無視を取り上げ、次いで自治会の責任として無頓着にされた女性の権利、園の補助機関で名ばかりの患者自治を指摘し、ハンセン病政策における園内結婚の異質性や女性の被害を浮き彫りにさせた。

ところで報告書で採用された語りを注意深く読んでみると、なかには園内結婚による夫婦生活や女性の経験を被害として位置づける枠には収まりきらないものがあることに気づく。本章ではむしろこの点に着目して分析してみたい。検証会議によって企画されたインタビューは被害実態を明らかにすることを目的としており、語り手になにを語ってもらいたいのかといったことが明示的に示された。そのため語りが産出されるインタビュー場面の状況は比較的よく規定されたはずだ。つまりインタビューアーであるマスコミ出身委員はハンセン病問題の枠にそってインタビューを制御するであろうし、一方語り手となる調査協力者の参加の意志はあくまで任意であり、語り手たちは訴訟で原告として活躍した人や訴訟へ好意的な意志をもっている人が多いはずだ。ゆえにこのインタビューによって目指される方向性は本来シンプルであり、語り手に対してハンセン病問題以外の他のコードへの切り替えが意図されていたわけではない。しかし実際上述の夫婦生活や女性の経験における語りの断片を拾ってみると、あちらこちらでコードの切り替えが起こっており、語りに一貫性が保たれていないことがわかる。

たとえば前述の畑野むめさんの話には、菊池恵楓園における出雲の神と呼ばれる長老が登場する。彼らは執拗に男女の仲を取り持ち、畑野さんは「嫌だ嫌だ」といい続けることで、その世話焼きたちから逃げ回っていた。しかし根負けした女性のなかには「しぶしぶ」結婚した者もいたという。出雲の神は縁結びの神様でもあり、畑野さんたち患者のあいだでは自治会の長老をこのように皮肉を含めて呼んでいたのであろう。また初夜の日の、新婦と同じ舎の女性たちによる手荒い祝福は、地域の年齢集団を思わせるような行動である。こうした語りに目を落としてみるとまさに村社会の結婚を思い起こさせる。この村社会の枠は患者集団が療養所という環境に適応する際に理解のパターンとして用いた枠であった。また雑居夫婦部屋での生活の語りでは、プライバシーの問題による人権侵害という困難な状況にあっても、他の夫婦に対する思いやりを忘れない人情味あふれる内容である。そして畑野さんは園内結婚を「〝介護ごっこ〟」と語る一方で、夫婦の愛情の深さやかたい絆で結ばれていたこと、伴侶が亡くなったあとの熱心な弔いにも言及しており、そこには病いを患う者同士が夫婦として過ごした日々の豊かさが実によく表現されている。これらの語りをみると明らかにハンセン病問題の枠によって形作られたのではなく、患者社会における枠によって形作られたものだということがわかる。

ではなぜ夫婦生活の経験はハンセン病問題の枠におさまりきらなかったのだろうか。まず考えられる理由として、夫婦生活をハンセン病問題の枠で語る活動が不足していたのではないだろうか。患者への優生手術や居住環境の未整備における被害と違って園内結婚による夫婦生活がこれまでハンセン病問題の枠で語られたことがなく、検証会議の調査において初めて夫婦生活をハンセン病問題の枠で語るということが行われた。にわか仕込みの活動では枠の定着が間に合わず、夫婦生活の経験をハンセン病問題の枠によって安定的に表出できなかったと思われる。つまりこの場合、ハンセン病問題の枠は借用された枠であり、この枠はまだ活動に支えられていないことになる。

一方夫婦生活の経験を組織化する枠は、従来患者社会の枠が用いられてきた。畑野さんに限らず前述の語り手たちは、夫婦生活に関する様々な経験をローカルな患者社会の文脈で解釈している。では次に患者社会の枠に沿って語られる夫婦生活について考察してみたい。

第3節　ハンセン病を聞き取る2——患者社会の視点から

1　患者社会からみた園内結婚

生殖管理や患者管理などによる管理運営側の園内結婚の制度化と平行して、園内結婚は患者社会でも定着していく。療養所内における結婚適齢期は百合舎（女子子供舎）若竹舎（男子子供舎）などと呼ばれていた子供舎を出て、一般成人独身舎へと居を移す18歳以降とされていた。恋愛による結婚がなかったわけではないが、若い患者には「誰かいい人いないかっていって」先輩患者が見合い相手を探すことが多かったようだ。患者たちの生活場面が重層的に重なっていたことによって、新参患者と古参患者との親密さは増しており、その関係が園内結婚の紹介にも影響していた。

配偶者選択の基準であるが、主導権は主に女性にあった。彼女たちの配偶者選びでは、健康度が高い者、園内で社会的に有望な者、気立てがよく優しい者が高い評価を得ていたようだ。一方男性の場合、男女比からすべての者に結婚できる機会が与えられていない。そのために療養所内で男を上げておくことが必要であった。男を上げるには自治会の役職や舎長、患者作業主任など、患者社会で一目置かれるポジションにつくことが有効であるが、他にも年に二回の大掃除で女子独身舎の手伝いを率先して行ったり、慰安畑でとれた作物をお裾分けするなどして親切心をアピールすることもあった。もちろん先輩患者から女性を紹介してもらえるよう強い社会的ネットワークを築くことも有効である。いずれの場合も紹介や告白の次の段階で女性からの許諾を得ることが必要となった。

結婚が決まると療養所内でささやかではあるがお披露目を行う。多磨全生園では「お茶を飲む」といわれるが、新郎新婦は親しい者たちを集めて製菓部（患者作業）に用意してもらった饅頭や落雁などの茶菓子を配りもてなした。お披露目の際に親族と比較的良好な関係を保っている者は、郷里の両親やきょうだいが参列することもあったが、多くは戦後の話だった。また寺や教会など各宗派の礼拝堂が建設されるのに伴い、そこで結婚式が執り行われるようにもなった。ただし戦前戦後を通じてお披露目や結婚式はすべて療養所内で完結していた。

離婚・再婚の理由については戦前では病死による死別が多かったが、戦後では性格の不一致や不貞行為、あるいは高齢による死別など一般社会と目立ってかわったところはなかった。ただし不貞や性格の不一致を理由とする離婚では、狭い療養所であるから互いに気まずくなったり、一般患者たちへの体裁を気にすることもある。その場合は理由を作った方が他の療養所へ転所していくことが暗黙のルールになっていた。また再婚経験は女性の方が多く、特に配偶者との死別後に繰り返し再婚したとしても、比較的周囲からは寛容な態度が示されていたようにみえた。

また患者社会における園内結婚は、時代の流れによってその意味合いが変化していた。そもそも大正期から戦前頃まで、施設は園内結婚を容認していたが積極的に推奨していたわけではなかった。そのためふたりが婚約しても施設が認めて明るみになり、患者社会でお披露目をするまでに3年から5年ほどの年数がかかっていたという。辛抱強く待ちきれない者たちは逃走結婚に踏み切ることもあった。駆け落ちのようにして療養所から逃走し、他の療養所へ入所するか、あるいは元の療養所に戻ってくるというものである。同じ療養所に戻ってくる場合、逃走によって規則を破ったことになるので監禁室に入れられるというリスクがあったが、すぐに結婚できることやお披露目が省けるというメリットもあったという（原田 1959：2-16）。そして戦前の通い婚時代は事実婚がほとんどであった。こうした背景が影響してか、通い婚時代の園内結婚は、少し暗くネガティブな意味合いが込められて語られていたように感じる。一方戦後の園内結婚は夫婦舎での生活から始まり、また法律婚がほとんどであった。そのせいか戦後の園内結婚は民主的で自由な結婚といった文脈で意味づけられることが多かった。また夫婦間で用いられる呼称は、戦前の患者文化の影響を受けている夫婦は年齢にかかわらず「じいさん」「ばあさん」であったが、戦後の民主的な園内結婚をしている夫婦では「父さん」「母さん」などであった。(4)

2　生活の視点から園内結婚を聞き取る

ここから取りあげるあるご夫婦（夫G・妻F）へのインタビューは、2002年3月に行ったものである。(5)その後ご夫婦とは親しくおつきあいすることが多く、ときおりお邪魔して話をするなかで見受けられる様子もこの分析に影響している。年は妻であるFさんが1つ上だが、同学年夫婦であり、恋愛ののち夫婦になった。そのためか彼らと接していると、友だち夫婦という雰囲気をよく感じる。

ふたりが結婚したのは1968年であった。日本が右肩上がりの経済成長期を迎えていた時期と重なる。都市部に近い多磨全生園では健康度の高い若い男性を中心に、居は療養所にあって日中は外の社会へ出て働く労務外出者が増えていった。またハンセン病の治療効果が出始め、社会復帰者が増えたのもこの頃からである。それはこれまで内部で閉じていた患者社会が解放され、一枚岩だった患者たちのなかに多様化の波が押し寄せてきた時期でもあった。こうした患者社会の変動期に結婚をしたご夫婦の語りを通じて、戦後の園内結婚の様子についてみていこう。

出会いと結婚

Fさんが入所したのは11歳のときだった。Fさんは父親もハンセン病患者であり、家族内感染者となる。病気を理由に小学校時代からいじめに遭い、「今日、学校いかなくてもいいよっていわれて、それからいくらもしなくてきたもんね」と彼女は入所の経緯をよく覚えていた。

学級の友だちが彼女の手足の病変に気づき始めたのは、彼女が小学5年生の5月頃だった。学校では二人用の机を使っていたが、隣になった子が嫌がって席を外すようになったり、体育においても組む相手がみつからず、ひとりあぶれることが増えていった。母親は外の社会での暮らしをできるだけ長く経験させてやろうと、周囲に気づかれるまで入所を先延ばしにしていたのだが、この頃になると病気を隠しての登校にそろそろ限界がやってきた。学校の身体検査でハンセン病が疑われ、校医を通じて入所となった。入所の前日までワンワン泣いて家族を困らせた女の子は、当日は気丈な態度で一度も泣くことはなく、両親に連れられて全生園の門をくぐった。

11歳のFさんの療養生活は百合舎から始まった。百合舎には患者作業として寮母が配置されており、子供たちの身の回りの世話をしてくれた。寮母は基本的な作法から療養所の様々なしきたりまで、優しく時に厳しく子供たちに教え、まさに親代わりのような存在であった。そもそも患者社会では幼くして親元を離れて入所してきた子供たちに同情的であった。ひとりぼっちでさみしくないかと、郷里の近い者や宗教団体の者たちが百合舎へ出向き子供たちをかわいがった。ゆえに百合舎や若竹舎の子供たちが成人になるときには後見人のような先輩患者が数人ほどついていることが多かった。彼らが大人舎へと移る頃、いい人がいるんだけどと見合い話をもってくるのはこうした先輩患者たちである。

F：…私は園内のなかで結婚は遅かったんです。ほんとに遅かった。みんな20歳くらいで、んん、みんな、その頃結婚したみたいですよね。

＊：みんなその頃いろいろとご縁があってご結婚されてたみたいでしたけど、

F：ん、だから、私はその頃も意地っ張りというかひねくれていたというか、「私絶対そんなに早く結婚しない」みたいなことをゆって。フフフフ。耳かさないでいて。

＊：4年くらいつきあっていたんですよね。

F：ん、つきあってて。私は結婚、遅かったのよ。あの頃はみんな20歳前後でね、大人舎に出るとすぐ決まったみたいなのが多かったみたいですよ。私は「嫌だ」っつって頑張ってた。フフフ。(6)

Fさんは先輩患者たちからのすすめをよそに、園内結婚の話を断り続けていた。

では次に夫であるGさんの話に移る。Gさんに病気の症状が出始めたのは青年期に入った頃だった。高校に入ってすぐの頃顔がむくむという症状が出始めたという。高校3年生へと進級したときの学校の定期検診で病気が発覚したが、校長の理解によって卒業まで通うことができたと話す。その後就職による上京と称して入所したのが18歳の春だった。

狭い療養所のなかで互いに知らない間柄ではなかったが、ふたりの距離がぐっと縮まったのは患者作業を通してだった。Fさんは自治会機関誌のタイピストとして、Gさんは自治会食料部さらには事業部での仕事に従事したのがきっかけとなり、ふたりはつきあいをスタートさせた。

毎日顔をつきあわせながら、4年間の交際期間を経て結婚へと至った。Fさんが27歳、Gさんが26歳のときである。戦後の民主的な雰囲気が療養所内でも広がりつつあったが、それでも恋愛による結婚は珍しく周囲を驚かせた。

お披露目の日取りが決まり、療養所内でささやかな祝言が催された。Fさん家族からは母親と次姉が参列した。一方Gさんの父親は、彼の結婚の報告を知ることなく1年前に他界していた。ふたりの交際の事実を知っていただけに、めでたい知らせを聞かせることができなかったことに悔いが残った。以前は実家に帰ることがほとんどなかったGさんだったが、結婚してからは嫁をつれて頻繁に帰省するようになったと話す。

社会復帰と子供

Gさんは断種を経験していない。園内結婚の際に断種は条件とみなされていたが、予防法闘争以降こうした規範は緩やかになっていた。彼らが結婚した当時、子供を授かりたくないとして断種を希望する者に実施したことはあった。その頃になると嫌がる患者に無理強いして行ったという話は聞かないと話す。

しかしGさんが断種をしていないからといって、彼らが子供をもつことに前向きだったわけではなかった。むしろ一般患者たちと同様に子供を作らないことを当たり前として受けとめていた。

Ｆ：それはもう、暗黙のうちに作らないってことだったんでしょうねぇ。もうそういう相談はしなかったですよ。話し合うこともなかったね。…〈中略〉…あの時代、断種も強制もなんにもされてなかったけど、あの時代でも自分で進んで断種をした人はいるんですよね。でも、私たちはしなかったんですけど、「したらいいよ」っていう人もいましたね。だから、子供を作るってことは頭からなかったですね。

＊：んー、控えめな選択だったんですか、積極的な選択だったんですか。

Ｆ：そうだねぇ。控えめともいえないねぇ。作る気は毛頭なかったもんねぇ。だって、育てられないもの、ここにいて。(7)

子供を作らないということは、患者社会において話し合う必要もないくらい自明のことだった。そしてそれはふたりにおいても同様だった。

しかし戦後は療養所内に子供を育てるシステムがないのなら、いっそのこと退所して社会復帰してはどうかという選択肢が生まれていた。事実社会復帰をして子供をもうけた人もいたほどである。Ｇさんも結婚をする前から、日雇い労働などで働く労務外出にも出かけるようになっていた。若くてかつ見た目には後遺症がわからない。さらに付け加えるとＧさんは大型車の運転免許や重機の特殊免許を取得して、１９６１年から20年近くのあいだ建設現場を中心に働き続けた。こんなＧさんに対して社会復帰への誘いの声がかからない方がおかしなくらいであった。事実何度か外の社会で暮らす仲間から誘われたことがあったと話す。

＊：断種はしてないでしょ？　労外行ってたら、お金もそこそこあっただろうし。

Ｇ：あるある。

＊：育てられないってこともないじゃない？

G：そうすると退院しなくちゃいけない。
＊：んん、いいきっかけだって思わなかったの？
G：いや思わなかったな。
＊：あんまり、その頃出たいと思わなかったんだ。
G：思わなかった。(8)

誘いにのろうかと迷うこともあったというが、社会復帰には生計のこと体調のことなど様々なリスクが予想された。慎重なGさんは社会復帰に最後まで踏み切ることができなかった。一方でGさんが社会復帰の誘いを受けていた話はFさんも知っていた。夫が切り出せばいつでもついて行こうという思いがあったと話すが、無理に後押しすることはしなかったという。しかし「社会復帰をしていたら子供に対する考え方も違っていただろうね」と振り返る。

F：…たとえば子供がいたり、孫がいたり。おなしパンを作ってもこれ孫が食べてくれるって。私たちがこれ作って、「これ、誰、食べるんだろう」って。仮にパンを作ったってね。喜んでくれる人、いない。
＊：子供っていうのは、
F：いんじゃないんですか。若いときには感じなかったけど、やっぱり子供。自分の分身がどっかにいるってことはものすごいハリになるって思うけどな。だから子供、作った方がいいわよ。必要よ、やっぱりいたほうがいいっ。特に感じるよ。若いうちは感じなかった。年をとってからね、なにもないじゃん。(9)

彼らが子供をもつことを強く望み、社会復帰を実現していれば、もしかすると子供をもてたかもしれない。戦後の患者夫婦にとって子供をもつことは、社会復帰と関連して検討することができるようになったが、それでも想像以上にハードルは高かった。

結婚に対するふたりの評価

社会復帰という新たな媒介項によって、園内結婚に対する評価も一様ではなかった。抗ハンセン病薬・プロミンを皮切りにその後も治療薬が出始め、ハンセン病治療が確立し始めていた。もはやハンセン病は不治の病いではなく治るかもしれない。患者たちの間でも希望の光が見え始めた。その頃入所した男性患者は、早期治療によって後遺症も少なく次々と社会復帰していった。

一方女性たちにとって社会復帰はどのように映ったのだろうか。患者社会で社会復帰が現実味を帯びるようになったとしても、女性が一人で社会復帰するというのは男性よりも厳しかった。そのため男性患者と連れ添って退所するという方法が多くとられた。

ふたりが結婚した1960年代は多磨全生園で退所者がもっとも多い時期にあたる。ある男性患者は、社会復帰を目指すのであれば身軽であるのにこしたことはない、妻帯しての社会復帰は独り身よりもリスクが高いと話す。自分は園内結婚を選択した時点で社会復帰が遠のいたと感じたと話してくれた。もちろん妻がいたから頑張れたと話す社会復帰経験者もいたので、立場の差異によって社会復帰や園内結婚に対する評価は一様ではなかった。

また男女によっても社会復帰や園内結婚に対する評価は異なるようだ。たとえば結婚式に郷里から親族を呼んだFさんに対し、式に参列したいとの母親の申し出をGさんは断っている。

＊：また、なんで？

G：来たってしょうがないじゃん。こんな病院（療養所）で。そんな、ハンセンのところで結婚式あげるなんて。どっかのホテルであれだったら違うんだろうけど。ハハハハ。

＊：むしろ、（ご家族を）呼ばなかったの？
G：へへへへ
＊：それは、うん、呼びたくなかったの？
G：そう。[10]

このやりとりの他にもGさんは、郷里からわざわざ出てきてもらうのにもてなす宿泊施設が整っていないなどの理由をあげた。母親は何度もGさんの面会に訪れており、全生園を知らないわけではなかった。憶測の範囲を出ないが、Fさんとの結婚はうれしい出来事でも、社会復帰できないまま園内結婚となった姿を母親にみせられない。そうした心情のあらわれだったのではないだろうか。

ではFさんは園内結婚をどのように位置づけているのだろうか。この点を理解する前に彼女のハンセン病に対する語りを紹介しておきたい。「私の人生、ハンセンだけでしょ」。「自分のやりたいっていうか、そういうことも全然できなかったし」。彼女のやりたかったこととはなんだったのか。療養所のなかにいて自己実現の機会が失われたというように解釈できなくもないが、続けて発せられた言葉は後遺症として手や足が思うように動かせない日々のもどかしさを吐露した語りだった。「健康があれば、…〈中略〉…健康で生まれてきたい」。彼女にとって健康な体で人生を送ってみたいという願いは強かった。

特に思春期においてFさんは患者である自分の生にひどく思い悩んでいた。というのも姉たちの結婚に自分の存在が大きく障害になったと考えていたからだった。上の姉は親族のすすめで郷里から離れたところに嫁に行った。次女となる姉は職場で「いい仲になった人」がいたが、その人とは妹のことをいい出せず別れることになった。次の恋愛では逆に正直に話したことで破談になった。狭い田舎では無理だと判断したのか、その後上京してめでたく職場結婚を果たした。しかしこうした姉たちの結婚話は、青年期の彼女に精神的な負担として重くのしかかった。

＊：背負ってきた人生っていうのは、いつもハンセンってことを心のどこかで？
Ｆ：私はいつも背負ってきたと思う。いつも。
＊：どこかで踏ん切りをつけるってことはなかった？
Ｆ：なかったね、私は。
＊：それは今も心の片隅で？
Ｆ：いつでもあるねぇ。
＊：自分の病と一緒に生きているっていう？
Ｆ：ん、切り離すことはできなかったものね。
＊：それのどこかで踏ん切りっていうのはつかないもの？
Ｆ：今はね。だいぶね、こころのあれが。20歳前後の／／＊：あー／／ときは、猛烈にあったね。
＊：強く？
Ｆ：うん。うん。(11)

Ｆさんは全生園の中学校でも成績は特に優秀だった。当時患者たちにも高等教育の道が開かれ、岡山の療養所に高校（邑久高校新良田《にいらだ》教室）ができた。周囲の者たちは彼女の進学をつよく勧めたが、当人は患者の自分が「勉強してなんになるのか」と冷めた態度だった。彼女は結局進学を選ばなかった。中学を卒業するとにかくよく図書館に通った。午前中の時間は自治会でタイピストの作業に従事したあと、午後の時間は読書に没頭した。「いまじゃなーんにも覚えてないよ」と笑って応える。「全生園のしきたりを踏んでいく」ことにつよい抵抗感を感じていたのもこの頃だった。「あの頃はほんとに私、真剣に真剣に死にたいって思ったの。死のうと思いましたよ」。また当時の自分を「素直じゃなかった」と振り返る。

ハンセン病患者である自分の存在をどのように受けとめればいいのか、「20歳前後」特にこの悩みは消えなかった。そのような心情のなかでGさんに出会ったのである。

＊：じゃあ、今の心の落ち着きってことはどういう経緯で落ち着かれていらっしゃるのかな。

F：やっぱり結婚してからでしょうね。きっと。

＊：結婚してそれなりの幸せが／／F：うん／／ってこと？

F：それなりの人ができたっていう、そういうね。それまで20前後のときは気持ち的に素直じゃなかったと思う、自分で。

＊：光が見えてきたっていうか、将来に展望が見えてきたのは、なにか。そこから抜け出せたのかなってものはあります？

F：そういうの、んーー、言葉に出していえるようなものはないけども、／／＊：あー／／やっぱり結婚しようと思ったときに、生きていかなければいけないって思ったのかもしれないねー。それがひとつの突破口になったかもしれない。今振り返ってみると。(12)

…〈中略〉…

＊：決められたレールに乗っかるのが、

F：ん、このなかの、全生園のしきたりを踏んでいく、なんだろうってさ。だから、やっぱり素直じゃなかったんだろうね、私。

「口数は少ないが誠実」なGさんの存在が大きくなり、「結婚しよう」「生きていかなければいけない」と思えるようになるまでに4年の歳月を必要とした。園内結婚とはFさんが患者というカテゴリーに真剣に向き合った結果出されたひとつの答えだったといえる。

3　患者社会における園内結婚の位置づけ

園内結婚による親密圏の可視化

ここまで園内結婚についてある夫婦の語りを中心に記述してきた。以下では園内結婚が患者社会でどのように定着したのかについてまとめておきたい。

患者社会で園内結婚が定着していくということは、性的関係といった二者関係にとどまっていた当初の位置づけから、他者からの認証という側面が強調されることでもあった。つまり以前はふたりの合意でよかった関係が他者にみとめられる結婚へと変化したことを意味する。さらに現在語りで聞かれる園内結婚は他者のお膳立てを要する見合いの形式が採用されていることから、園内結婚の定着は進化したといえる。たとえばFさんの語りのなかでは「あの頃はみんな20歳前後でね、大人舎に出るとすぐ決まったみたいなのが多かったみたいですよ。私は『嫌だ』っつって頑張ってた」という箇所が該当するだろう。このように患者社会では結婚をネットワーク形成の資源として発展させ、患者間の関係に擬似的親子関係という形態を作り出した。擬似的な親子同士ではお膳立てをした先輩患者が若い後輩患者の後見人として園内社会での便宜を図る。その後先輩患者が年を取れば後輩患者がその面倒を見るというしくみである。結婚という儀礼はこの親密な関係を可視化する機能を果たし、より強固な世代の連続性を生み出すことになった。たとえ小さな親密圏であってもそこには安定的な絆が生じ、強い相互扶助作用によって患者社会において比較的有利なポジションを互いに確保することができた。

このようにみていくと管理運営組織が園内結婚を制度化する過程は、一方で患者社会のなかでも園内結婚が定着していく過程でもあったといえよう。管理運営組織は療養所運営を安定させるために園内結婚を制度化させたが、その一方で患者社会は園内結婚を二者関係から三者関係による親密圏の拡大に利用した。このように療養所内における管理運営組織と患者集団との関係はまるで作用・反作用の関係にあるともとれる。この事象を悲観的に分析することも可能であるが、本書ではそもそも集団というものが独立して存立することは不可能であり、互いの相互浸透によって影響しあうものと考える立場である。両者の関係はある目的のもとどちらが先に仕掛けるというものではなく、ある反応が次の反応を生み出すという反応の連鎖のなかで展開している。たとえば管理運営組織において園内結婚を制度化させた背景は、男女の性愛を取り締まることができなかったことにあり、妥協というかたちで提案されたのが男性患者への断種であった。そして今度は患者たちが制度化した園内結婚を親密圏の拡大のために利用し、自分たちの生活がしやすいように改良を加えていった。このように園内結婚をまなざす視点を療養所の日常レベルに移してみると、両者が互いに影響し合っている様子がうかがえる。

園内結婚に関する意味の多様化

次に園内結婚について語るFさん・Gさん夫婦の語りを読み解いてみたい。患者社会が多様化していくなかで、園内結婚のとらえ方自体にも世代によって変化が生じていた。Fさん・Gさん夫婦は患者社会のなかで若い世代に属し、彼らは恋愛結婚によって園内結婚をしている。実は戦後の園内結婚は第2章のPさんのように、お膳立てによる結婚であっても自分が選んで申し出を受け入れたと能動的な文脈で語られることが多い。そこには人生は自分たちが設計していくものであるとした見方が彼らの園内結婚に対する意味づけに加わっているといえる。

こうした思考の変化は少なくとも一般社会における民主的な思想と無関係には語れないだろう。また思想に限らず、療養所への交通の便の改善、所外で働く労務外出、社会復帰者の存在など、療養所と外部世界とのつながりは戦後徐々に増していった。たとえば結婚のお披露目に外部世界から親族を呼ぶということはどちらかというと戦後に多い。ふたりの結婚式の語りにおいて親族の参列が話題になっているが、こうした話が出てくるのも戦後の園内結婚の特徴であろう。なかでも本章で注目したのは夫Gさんの語りであった。従来園内結婚のお披露目の語りは、患者社会の文化コードで完結して語られることが多かった。ところが母親の参列を断るGさんの語りは、明らかに患者社会の文化コードとは結びついていない。「来たってしょうがないじゃん。こんな病院（療養所）で。そんな、ハンセンのところで結婚式あげるなんて。どっかのホテルであれだったら違うんだろうけど」。このように園内結婚が立派な披露宴をホテルや結婚式場で行う当時の一般社会の文化コードへ結びつけて語られている。

一方妻Fさんは幼少時に入所したこともあり、子供舎での仲間、地縁などによる先輩患者など比較的安定した親密圏を形成していた。ところがFさんは当時の自分を「それまで20前後のときは気持ち的に素直じゃなかったと思う、自分で」と振り返る。自分を素直じゃないと評価する時期は、郷里にいた姉たちの結婚適齢期と重なる。「真剣に死にたいって思った」という語りにみられるように、ハンセン病患者である自分への責めの言葉はハンセン病を忌み嫌う旧来の一般社会の文化コードにそって意味づけられている。そのなかにあってFさんは園内結婚を「ひとつの突破口だったかもしれない」と人生の転機として捉えている。この言葉は一見すると園内結婚が従来の患者社会の文化コードから解釈されているように見える。つまり若いときは患者社会への同化を拒んでみたが、やはり自分も患者であるのだからこの地で患者として生きていこうとするようになった、という解釈である。ところがすでに園内結婚は従来の患者社会への根付きだけで捉えられるものではなく、社会復帰という文脈にもつながって解釈されることもあった。ゆえにFさんの「突破口」という言葉からは、少なくともふたつの文脈を異にする解釈を導き出すことができる。このように個人の解釈活動の視点から患者集団の枠を捉えてみると、今度はまた別の世界が開けてくるのである。このことはまさに個人が多元的な現実のなかで生きていることのあかしであり、それは療養所のなかであっても変わらないといえる。

注

（1）報告書では下記の二人の女性の証言がよく採用されていた。ひとりは前田静子さん（91歳）で、1933年に菊池恵楓園（熊本）

に入所した女性である。もうひとりは畑野むめさん（95歳）で、１９３１年に同じく菊池恵楓園（熊本）に入所した女性である（ハンセン病問題に関する検証会議 2005：467, 468）。畑野さんは歌人でもあり強制隔離政策によって家族と引き裂かれた悲しみや堕胎を強要された苦しみを短歌にしたためた作品がある。

（2）見出しは報告書からそのまま引用している。

（3）菊池恵楓園（熊本）では１９２６年に患者自治会が結成された。結成にあたり「何人も入所後6カ月以内は結婚できない」との規約（「患者の結婚、離婚並びに姦通強姦事件に就いての規約」）が設けられ、また罰則も定められた。

（4）調査初期の頃の私は、「父さん」「母さん」という言語は「子供」という言語との組み合わせのなかで成立するものだと考えていたので、子供をもつことがない夫婦が「父さん」「母さん」と呼び合うことに不自然さを感じていた。しかし患者社会という集合的な文脈で捉えると、これらの言葉によって彼らが意図していた意味は夫婦間の呼称であるとわかるようになった。また戦前の患者文化では若い夫婦であっても「じいさん」「ばあさん」と呼び合っていたという。なぜそのように呼び合っていたのかについて彼らに尋ねたことがあったが、明確な理由を聞き出すことはできなかった。患者社会では療養所での生活が第二の人生と意識されており、一方で一般社会における第二の人生といえば隠居生活であろう。ゆえに「じいさん」「ばあさん」という呼称は一般社会の隠居生活を理解のパターンとして借用したのかもしれない。

（5）おふたりのインタビューは夫婦舎にてひとりひとり個別に行った。

（6）２００２年3月23日に行ったFさん（女性、１９４０年生）へのインタビューに依拠する。

（7）２００２年3月23日に行ったFさん（女性、１９４０年生）へのインタビューに依拠する。

（8）２００２年3月23日に行ったGさん（男性、１９４１年生）へのインタビューに依拠する。

（9）２００２年3月23日に行ったFさん（女性、１９４０年生）へのインタビューに依拠する。

（10）２００２年3月23日に行ったGさん（男性、１９４１年生）へのインタビューに依拠する。

（11）２００２年3月23日に行ったFさん（女性、１９４０年生）へのインタビューに依拠する。

（12）２００２年3月23日に行ったFさん（女性、１９４０年生）へのインタビューに依拠する。

第8章　ハンセン病を生きる

家族内感染者のある生の軌跡

第1節　はじめに

本章ではひとりの男性のライフストーリーを取り上げる。彼がハンセン病患者の典型というわけではない。むしろ療養所という閉鎖的な社会で生きてきたハンセン病患者であっても、彼らの自己物語の語りは様々な社会と結びついて産出されるということを示すのが目的である。

Oさんとの出会いは、筆者が全生園の文献を探すために、自治会立図書館を訪れたときが最初である。この自治会立図書館とは患者たちの目線でのハンセン病の資料の収集・保存を目的に設立された図書館であるが、広く一般市民にも開放されていた。特に研究者のあいだで全生園自治会立図書館は有名で、ここに世話になったという人は少なくないだろう。筆者もそのひとりである。調査初期の頃、インタビューでわからない言葉がいくつも出てきて途方にくれていた私に、懇切丁寧にその説明をしてくれたのがOさんであった。Oさんとは調査の進み具合から雑談に至るまで様々な会話を交わしてきた。

最初に簡単なプロフィールについて紹介しておこう。Oさんは1929年首都圏の生まれである。聞き取りを行った2002年4月22日現在で満72歳であった。家族内感染者で11歳のとき、父と一緒に多磨全生園に入所した。以下ではOさんのライフストーリーを敬称を略して記述していく。

第2節　Oさんのライフストーリー

1　発病するまでの生い立ち――「差別ってことをさみしさで受けとめていたんだよね」

Oの両親は東海地方出身で、結婚後に首都圏へと移り住んだ。父は「腕のいい」大理石加工師として一家の生計を支えていた。最初の家は「新興住宅で一軒建てのいいところに住んでた」が、だんだんときょうだいが増えるにしたがって移る家が小さくなっていったという。ちなみにOは長男であるが、上に長女、下には次女、次男、三男、四男の6人きょうだいである。家を引っ越しする理由は単に「子だくさんの貧乏」という理由だけではなかったようだ。3回目の引っ越しの頃には父はすでに病いが進み、満足に仕事に出られなくなっていたのだ。

O：お金のでる日におやじ、寝てたから、「おまえ行ってこい」って、それで地図書いてもらって、それで自転車で行ったことがあるんだよ。それが病院入る前の11くらいのときなんだよね。(1)

3回目の引っ越し先では「初めて、母親も縫い物したし」「張り物を洗ったりして」家計を支えるようになった。「10歳か9歳くらい」からだろうか、Oにも左腕に麻痺した箇所が出始めた。しかし「こういう病気ってことがわかんないから、麻痺ってなにってこともわかんなかったから」と自分の感染にも気づかなかったという。

その頃からしだいにOは遊びに行くところがなくなっていったと話す。「自然にね、みんながさ、ベーゴマを路地でやってたわけだ。その路地、たいていやるのにやらなくなっちゃった」。はっきりした理由はよくわからなかったが父の病気と関係があることはうすうす気づいていた。しばらくするとOは学校を休むようになり、4つ下の弟を道連れにして近所を遊び歩くようになった。

＊：ということは、お父さんの病状は結構前から知られてたわけかな？

O：んー、んー、そこらあたりはね、そんなでもないと思うんだよ。顔や何かはここに入ってくるまではどうってことなかったからね。だから、手やなにか、手だね。手が少し悪かったんじゃないかなって思うんだよね。

＊：それで周りの人のお父さんお母さんたちが、「あそこのうちはらいの家かもしらないよ」ってことで、近所の人たちが？

O：昔だと「かったい」だとかさ、○○（地域名）では「かったい」だと思うんだけど、「かったいのかさうらみ」っていう○○のカルタがあるからね、いろはカルタ、ん。「あのうちは『かったい』の家だよ」っていわれてたと思うんだよね。ん。(2)

近所には「トラックで砂利の運搬業」を営む関根（仮名）夫婦がいたが、子供のいない関根夫婦はOたちをかわいがってくれた。関根夫婦は父の病気のことを知っているようだったが、Oと下の弟にはいつも変わらずお風呂を貸してくれていた。

＊：お風呂貸してくれてたお家もだんだん、

O：それはね、おばさん、知ってたようだよ。おやじが病気だってことは。

＊：で、お湯は貸してくれてた？

O：おやじは、入りに行かないけど、おやじは自分のうちのに入るわけだから。
＊：じゃあ、Oさんには、貸してくれた？
O：だから、かわいそうだから、うちに来たら背中流してあげて、全部じゃないけど、弟とふたりで行ったことがある。それと、おふくろとね、縫い物の関係で知り合いになったんじゃないかな。おそらく頼みに来て。それで、結局、玄関でさ、たまたま話してるの聞いたんだよね。因縁だとか業だとか、なんでそんな、そんな言葉。なんなんだろうなって不思議に思ったんだよね。(3)

Oが学校に行っていないことを父は気づいていたようだった。父は仕事が休みのときには「自分を連れてね、釣りに連れてってたり、小鳥とり、つれてってたり」された記憶が残る。子供のOにとっては「こっちは行きたくなかったんだけれども、ついてこいっていうからついて行って」と、どういうわけか自分だけ「大人の趣味」につきあわされたことが今でも腑に落ちないようである。

そのうち弟が少し離れた父の妹の家に引き取られていった。Oによると自分が連れ回して「悪い道」にいかないよう、また父の病気がうつるといけないから引き取られていったのではないかと推測している。その頃下のきょうだいたちはまだ親の手がかかるほど幼かった。

ときにOは家から小銭をくすねては、映画を見にいったり駅に遊びにいったりと、ひとりで行動することが多くなった。あるときは寺院の縁の下で野宿して、家に帰らなかったこともあった。

O：だからね、差別ってことをさみしさで受けとめていたんだよね。ん、だから、孤独っていう言葉も知らないし。吹き抜ける心のさびしさっていう、飄々とした、そういうものに流されてたんだよね。
＊：原因がわかんなかったからね。今のいうところのいじめに近いようなかたちで孤立していった。

Ｏ：そうそう。だから、そういうこころのあれを埋めるにはね、お風呂に入ってぽーっとする。そういうあれが、よかったんだよな。お銭湯行ってさ、昔のあれは富士山の絵が描いてる。そういうのをぽーっと見てさ。そのうちにのぼせっちゃってさ。ンフフフ。(4)

Ｏは当時の家庭環境を次のように振り返る。

Ｏ：おやじが早くに病気になったために、その弊害というのが子供の方に被さってきたわけ。家庭にね。うん、だから、弟やなんかも自分に引っ張り出されたり、きょうだいたちもお父さんが病気だからってことで、姉さんたちも嫌だったんじゃないかなって、わかんないけどね、ん。だから、最初から妹なんて結婚しないで、姉は早いとこ結婚しちゃって、両極端なんだよ。(5)

家族の大黒柱である父が病いで家計を支えられなくなったこと、そしてこの病いが忌み嫌われたことがきょうだいたちの生い立ちにも影響した。

2　入所に至るまでの経緯——「どっかちょっと行ってくる」

Ｏは自分の入所体験を「うっすらと覚えている」程度だった。どんな経緯で「警察医」がきたのか、どうして父と入所することになったのか、今でははっきりと思い出せない。

＊：検診に来たお医者さんというのはこの全生のお医者さん？

Ｏ：いや、違う違う違う。あの、警察からの担当の、警察医みたいなの。

＊：ということは、近所の誰かが？

O：そういうの見てるだろうな。

＊：近所の誰かが、らいの患者さんがいるということを密告して？

O：そこんとこはっきりしていない、いないんだけどな。つかんでないからわかんないんだけど。だけど、消毒ね、消毒されるのはおやじ、知ってただろうって思うんだよね。自分が病気で、他の人たちが追いたてられるように行ったということは知ってたんだろうと思うんだよね。だから、そういうことから、家でもね、もし消毒やられるようなことになったら、そこにいられないから、もう、最終の決断として入る以外なかったんじゃないかなっと。

＊：何回も何回も警察の人とかお医者さんが来たわけじゃなく、

O：そう、自分の、調べられたのね。家庭内全部。

＊：調べられたのは1回だけってことで、お医者さんが入るのを勧めたかどうかは知らないけど、入る経緯はそんな感じだったんだ。

O：だから、おやじがおふくろと相談して、もう限度だってことを相談して、それで結局、おやじは自分つれて入る以外ないってことになったんだと思う(6)。

Oは自宅にいたときには気づかなかったが、入所後「無断帰省」をしたときに、父が打っていたと思われる大風子《たいふうし》油《ゆ》(7)を見つけたことがあった。そのときはじめて父が家にいるときから、自前で治療を行っていたのだと気がついた。入所当日は父とふたりで、「普通帯」の時間の電車にゆられて、多磨全生園へと向かったという。母やその他のきょうだいと特にこれといった別れのあいさつをすることはなかった。いつもの「大人の趣味」のつきあいとして「どっかちょっと行ってくる」感覚だったと語る。

O：入るときね、関根のおばさんがね、自分、服くれたんだよね。たぶん、関根のおばさんじゃないかと思うんだけど。ボタンじゃなくて、こう、引っかけるヤツで、周りにこうデザインがあってさ。そういう学生服を着たんだよね。「それを着て行け」ってことで。でもそれ、あんまり着た覚えがないんだよね。それ、どうなっちゃったのかなって。海軍の服みたいのを。(8)

ハンセン病は神経をおかす病気である。そのせいで指先がだんだんと曲がって固まってしまう。「関根のおばさん」はそれを気遣ってか、Oがもらった学生服はボタンではなくフックで留める作りだった。Oはもらった学生服を着て多磨全生園の門をくぐることになった。

3　療養所への入所――「別天地にね、他の世界に移ったなって感じ」

収容病棟でのOはベッドを飛び石代わりにして遊んだりと、「きょうだいと別れてさみしいとかいうのが全然わかなかった」。孤立していた自分は「一時的に救済されてるんだ」と思っていたという。隔離期間の生活はその異質性から誰もが一般社会からの離別を悲しんだが、Oは世話係としてやってきた同病者が父よりも重症だったにもかかわらず、その様相をみても「なんとも思わなかった」という。幼いOは自身の置かれた状況を、すぐには把握できなかったのだ。

＊：じゃあ、まるっきり、自分の置かれてる状況がわからないで？
O：解放されたなって。別天地にね、他の世界に移ったなって感じ。
＊：前よりまだましなんだろうっていう気持ちがあって？
O：極端にいえば、解消されるっていう気持ちがあってね。(9)

遊び相手がいなくなり、学校を休んでは街中をぶらぶらと遊び歩いた。その頃のことをOは「吹き抜ける心のさびしさっていう、飄々とした、そういうものに流されてた」と振り返っていたが、幼いながらも自分が社会から疎外されていたことを感じていた。ゆえにそのような環境からの入所は「解放された」「解消される」と映ったのだろう。その後収容病棟での隔離期間が過ぎると、Oは11歳ということから子供舎へと降りていった。自分がなぜここにいるのかという意識は子供用にあてがわれていた患者作業についた頃から、徐々に芽生えていったと語る。

＊：その頃、らいの病気がどんな病気かってことはわかってた？

O：それはわからない。それはわからない。だんだんいて、そののちガーゼのばしとかいくでしょ。そこに重い人も来て、大人の人も手のいい人とかいるんだよね。その人はガーゼのばしやるし。ん、そういうなかでね、みんなああいうふうになっていくんだなって自然に、感化されていくわけ[10]。

舎では子供たちの面倒をみる同病者の寮父が配置されていた。子供たちはこの寮父を「お父さん」と呼んで、生活指導を受けることになる。「学校嫌い」だったOだが子供舎での生活が始まると同時に、園内の小学校へ通うことになった。「みんな自分よりできる連中ばかりいると思ったし、勉強なんか必要性を感じなかった」からOの成績は芳しくなかった。みかねた寮父はOに「もう一度同じクラスをやれ」と脅しをかけたことがあった。小さな子供にとって大人の言葉は絶対である。尻に火がついたように必死で勉学に励んでいるうちに、Oの「学校嫌い」は解消されたという。こうして幼い頃から目をかけてくれた寮父は、その後もOにとって第二の「おとっつぁん」となり、Oの人生に大きな影響を及ぼしてゆく。

4　身内との死別――「もう、俺、ほんとにひとりになっちゃったな」

入所してからOは父に積極的に会いに行こうとはしなかった。「おふくろはおやじの所にくるから、呼び出しがあって行くぐらいで」。父の住む舎から足が遠のいていたのは以前「大人の趣味」で連れ回されたことが尾を引いていたからだと語る。

ところが父の最期をひとりで看取ることになった。子供舎から一般舎へと移り、園内作業について3年目（17歳）の春だった。大風子油治療の時代、手を尽くしたくとも大した処置はできなかったが、Oは仲間が熱にはミミズを煎じて飲ませるとよいというので病床に伏せる父に飲ませてやった。

＊：じゃあ、お父さんはなに、静かに亡くなったの？

O：そう、あのね、ん、結局ね、高熱出したんだよね。あれ、熱こぶかな。だからね、ん、晩年になってあんな熱こぶが出るっていうのは不思議なくらいだったんだけど、そのとき病気が騒いだんだな、おやじの場合。ん、それで、結局、内臓に熱がこもっちゃったわけ。だから、肺炎でも起こしたんじゃないかな、最期には。熱だしたときね、誰かからミミズを煎じて、その汁を飲ましたらいいよって、それを俺ほんとに信じてやったんだけど。

＊：飲ませてあげたの？

O：飲ませたの、1回。だから、その2日前かな。ん、ん。(11)

葬儀は父と同室の人たちが手伝ってくれた。棺は園内の火葬場までリヤカーに乗せて運ばれた。Oは「チーンっていう鐘の音と共に歩いていった」。入所してから「心の支えっていうのは全くなかった」と話すOだが、父の死による孤独感は忘れられなかった。

＊：こっち入ってきてからはさみしいという気持ちはなかったの？

O：だから、おやじが亡くなったときに、さみしいってね。その、夜中でさ、おやじ息引き取ったところ看取って、あの、5月ごろなんだよね。雨がしとしと降っててさ、ほいで、夜中風があって、あそこのトイレからちょっと見ると、街灯だけがぽつーんと。そこの周りに雨足が降ってるのが見えるわけね。見えててさ、「ああ、もう、俺、ほんとにひとりになっちゃったな」っと、ん。そこで、「さびしいな」っと。孤独感、そういうものを覚えたね。[12]

父は深夜に息を引き取ったが、そのことを誰に知らせるでもなく、朝までそばについてその死に顔をのぞき込んでいたという。父の遺骨を引き取りに母がやってきたのは死後数日経ってのことだった。時代は戦時中であり、父の入所に伴い残された家族たちは母の故郷に疎開していた。その母が姉とともにやってきて、ひっそりと骨壺をもって帰っていった。

5 病との闘い――「畳1枚腐っちゃってさ、熱で」

最初の患者作業に就いてしばらくしたあるとき、Oの病気が突然騒ぎはじめた。[13] 子供の頃に入所したOはまだ病気が進んでいないことを理由に治療らしい治療を受けていなかった。

＊：農会（農産部）に行かれるようになる時分から大風子を打つようになるじゃない？

O：行ってから、すこし経ってからだけどね。病気がこう動き始めて、それであわてたんだよね。「やっ、やはり俺も病気だったか」ってことで。で、ちょっと遅くて、熱こぶなんか出たりして、ん。

＊：3か月。部屋で？

O：ん。そんとき、面倒見てくれたおとっつぁんっていうのが、西山（仮名）さんなんだ。西山弘さんっていって、今、盲人になって、あの、盲人会のテープライブラリーの担当をやってる。そのおとっつぁんが面倒見てくれたんだ。治ったときは畳1枚腐っちゃってさ、熱[14]で。

慌てて始めた治療は大風子油の注射だった。その効果は芳しくなく、神経痛が手に及び指先はだんだんと曲がっていった。じわじわと進む病気に怯えていた頃、治療薬のプロミンが出始めた。時代は終戦をむかえていた。

O：それでね、病気、進行始めたときね、いい薬が入った。プロミンが出たときね。それわかって、おふくろにね、おふくろの方から聞いてくれたんじゃないかな、「いい薬ができたんじゃないか」って。だけど、「それは買わなくちゃ、自分たちには回って来ないから」っていったから、おふくろ、すぐ、金、調達してきたんだよね。で、打ったの[15]。

ハンセン病はライ菌に対する生体の防御反応（免疫反応）が、皮膚や末梢神経、粘膜を障害しておこる病気である。Oによるとハンセン病は「ドサンとやられ」て、それから「馴染んでいくんだ」と話してくれた。プロミン注射を2年、その後に出た経口薬[16]を服薬して3年。まじめに治療したのは合計5年くらいだった。

母が工面してきた金は当時の金額で「2万円」だったという。Oは今でもそのことが一番うれしかった出来事だと語る。戦後間もない時期「2万円」は大金だった。それを工面してくれた母はOが62歳のときに亡くなった。その死が知らされたのは他界してから「2、3年」が経ってのことだった。

6　患者社会における転機――「園の枠組みのなか、回転のなか、組み入れ」

子供同士で病気の話をすることはほとんどなかったとOは振り返る。正式な成員として患者社会への参入が求められるのは成人になってからである。具体的にいつどのような出来事からかといえば、成人男子が生活を共にする一般舎への移行がひとつの通過儀礼として作用していた。それは個人から見ればこれまで棚上げにしてきた患者というカテゴリーに向き合うことでもあり、またそれゆえに一般舎での生活はひとつの転機として受けとめられていた。

O：たとえば、子供舎から一般健康舎（軽症舎）に移る。それは大きな変化だよね。
＊：一般舎に移ると一人前だから、甘えられないってこと？
O：そうそう、甘えんられないいつか、園の枠組みのなか、回転のなか、組み入れ、そういう意識があるにしろないにしろ、当然そのなかに組み込まれていったわけ、当時は。(17)

一般舎への移行と共に患者作業への誘いを受ける機会も増えてくる。当時は施設運営は患者作業に大きく依存しており、多種多様な種目の患者作業があった。Oに誘いがきたのは農産部（農会）だった。同室の友だちに誘われたことが作業に就くきっかけだった。

戦中の農産部（農会）は不足しがちだった患者たちの食糧を補うため、野菜を中心とした作物を栽培するという患者作業であった。当時の肥料は患者たちの人糞である。なかでも「一番しんどかった」仕事は、舎の便所のくみとりだった。農産部は患者作業のなかでも「重労働」の部類であったとOは語る。数年ほど従事していたが、病気が騒ぎ出したことを理由にしばらく療養に入る。

そして終戦をむかえた。新しい治療の効果にも恵まれ、病いは落ち着きはじめた。Oが次についた患者作業は実験動物飼育部であった。Oにとって実験動物飼育部には並々ならぬ思い入れがあった。闘病中に床に伏す以外、取り立てすることもなかった。そこで始めたのが読書だった。「芥川龍之介」「夏目漱石」「モーパッサン」と次々と読書の幅を広げていった。図書室から借りる本はもっぱら北条本人によって寄贈された「北条民雄文庫」からだった。実験動物飼育部は北条もついた患者作業であり、また彼が作業の合間に物書きをしていたという話を先輩患者から聞いたことがあった。文学へのあこがれとも重なり、実験動物飼育部への患者作業にはO自ら動いて職についた。この患者作業には15年ほど従事することになった。

この仕事に従事している時期には癩予防法闘争もあった。全生園だけでなく各園あげての大きな患者運動となった。厚生省との交渉など、東京に立地する全生園患者自治会は運動の拠点としての役割を果たしていた。患者の外出がままならなかった時代にもかかわらず、他療養所からは続々と仲間たちが応援に駆けつけていた。また所内でも患者たちが患者作業のストライキを決行するなど運動は盛り上がりを見せていたなか、Oはひとり黙々と実験動物の餌やりを続けていた。

O：結局、その前の癩予防法に、いかに苦しめられてたかってことが、実感されなかったつう面もあるしね。(18)

Oは実感が伴わない運動にさほど関心を払わなかったようだ。癩予防法が改正されても患者の隔離収容は継続され、療養所の生活が即座に大きく変わることはなかった。そのためか予防法闘争以後の自身の「気持ちはあんまり変わらなかった」と語る。

7　Oさんの結婚観——「お互いにいたわり合う世界で」

年頃になると患者作業や同舎同室などの縁で、縁談の世話をしてくれる人が現れる。Oは子供時代から入所していることもあって、先輩患者にはよく目をかけてもらった。男性患者にとって縁談の話はそう何度もあるわけではない。

特に意中の人がいたわけでもなかったが、Oは二度の見合い話をあっさりと断っており、現在まで独身を貫いている。結婚に関してOは母から「釘を刺されて」いた。「この病気は結婚して子供をもつと、病気が進行するからって。病気に悪いからって」。母は夫が結婚後に発病したことで、男女の交わりと発病が男性にも関係があると信じ、自らに忠告したのではないかと推測する。Oは自身の結婚観や園内結婚について次のように語った。

O：それだけじゃないんだけどね。気持ち的に、なんつうかな。子供のときから精神孤児だから、美しいものにね、あこがれるとか。あの、なんつうか、あったんだよね。

＊：（園内）結婚は美しいものじゃなかったの？

O：うん、このなかではお互いにいたわり合う世界で、それはあの、そういう美しさもあるんだけれども、だけど、俺が描いている美しさとは違ってたんだな。だから、自分たちの若いとき、病気がおごらない（＝騒がない）時代つうのは、〔美しさを求める対象は〕なかだと職員きりいないわけ。周り、出ていけないんだから。だから、なんつうかな、看護婦さんとかそういう人しか対象者がいなかったんだな。壮健つうか、あとはみんな病者の世界だから。だからみんな若い人たちは看護婦さんとかにあこがれてたりしてたかな。つき合ったり。それも俺はしらじらと見てる側だったんだな。

……〈中略〉……

＊：じゃあ、なに、みんな根をはろうと考えたうえで、結婚、

O：いや、根をはろうということもなく、ここで生涯を終わらなくちゃなんない。だから、もう、外には二度と出られないというわけで、結婚するんだから。このなかで、生涯をとじなくちゃいけないから、「じゃあ、このなかの夫婦で過ごしましょ」ということで、結婚するの。(19)

Oにとって園内結婚は「病者」の「いたわり合う世界」として評価される。健常に美しさを求めていたり、自身の結婚観においても母の苦言を語るなど、彼のこのような評価には常に一般社会の価値観が持ち込まれる。これは必ずしもOに限ったことではなく、一般社会を羨望するまなざしは患者社会のなかで存在している。

8　園内政治と変わりゆく患者社会――「自治会がね、一時、つぶれるわけ」

1966年からの約2年9か月、患者自治会が一時解散していたことがある。[20] 他の療養所でも組織の創生期に患者同士や療養所施設との対立などで閉鎖したことはあった。しかしすでに発足して何年も経つ時期に患者自治会が閉鎖したのは多磨全生園だけである。理由は選挙による当選者が相次いで辞退したことによる。この頃患者たちのまなざしは、外へと向かっていた時期であった。自治会に出てみんなのために汗水たらして働くよりも、自己欲求の充実の方が魅力的に映った時代であった。実は以前から当選者の辞退による補充選挙が何度か実施されていたのだ。しかし今度ばかりは何度補充選挙をしても、役員の席が埋まらなかった。選挙が成立しない以上会を閉鎖する。ある意味当然の判断ともいえる。

ところが待てど暮らせど再建のめどが立たない。全生園は地の利から患者運動の拠点として重要な位置を占めているのだから早く再建してほしいと、他の患者自治会からのよこやりが入るようになった。このことが再建のひとつのきっかけだったとOは語る。

O：つぶれたというより、解散というかたちになって。なり手がいなくて、成立しなかったから。で、結局ね、全患協の支部がひとつなくなったわけだから、全生の。そうすると、他の支部が、ここは前線基地みたいなもんだから、困るわけ。「早く再建しろ」っつうわけね。てことがあって、それでおのおのね、音頭をとったのが、飯塚さん（仮名［＝再建後の自治会会長］）が、みんなを呼びかけて、再建、話し合うわけ。で、結局、その時点で、今まで、なんでもかんでも、患者が受けてやってたけど、施設に返すものは返す。患者は要求団体として、一本立ちしてやりましょってことになって、その、盲人でも、知恵のある者は、知恵を出せばいいじゃないかってことでね、出発するわけ。(21)

再建された自治会は盲人や弱視、不自由者の割合が多くなった。従来のように若くて軽症の者ではなく不自由者が再建に乗り出したのは、健康度の低い患者たちにとってまだまだ内部の生活はしづらく、施設や国に訴えることがあったからである。このような不自由な者たちが支える自治会体制に、一般患者から批判的な意見も出されたが、口先だけで行動を伴わない以上そうした意見は聞き流された。

Oが新しい体制の自治会に加わるようになったのは、会長を務める飯塚さんとのつながりによる。飯塚さんは子供舎時代にOが世話になった寮父であった。一般舎へ移行しても事あるごとに相談に乗ってもらい、今でも親しみを込めて彼のことを「おやじ」と呼ぶ。自身のライフワークだったと位置づけるハンセン病資料保存の活動に従事するようになったのは、飯塚さんの声かけが大きかったと語る。

O：自分も入って、自分は文化担当で、文化担当だから60周年のときに、その、ハンセン病の資料を残すことをしようってことで。…〈中略〉…やり出すと一本になっちゃうの。それで、それから、ずうっと変わらずにやってるわけ。(22)

1970年代に入ると新参患者も少なくなり、患者自治会では患者組織の終焉を意識するようになっていった。全生園では自治会立図書館を設置し、いち早く患者たちの資料の保存へと動き出した。またこうした活動はさらに発展し、患者の目線で療養所史を描き出すことを企画して、患者たちによる歴史記録『倶会一処《くえいっしょ》』を上梓した。患者たちによる歴史編纂活動は他の患者自治会にも波及し、『倶会一処』はその綴り方のスタンダードとして用いられた。

9　ライフワークとしての資料整理――「ありがたいなあって、簡単にいえば」

その後Oは人生の半分をハンセン病資料の保存活動に費やしていった。同じ作業の繰り返しのはずだったが、社会の変化によってこれまでにない新しい人々との出会いの機会に恵まれた。特に1996年のらい予防法廃止がひとつの境になり、自治会立図書館への訪問客は増えていった。さらに訴訟以降はほぼ毎日のように来客の相手をしながら、忙しい日々を送っていた。筆者と出会ったのもこの頃である。こうした出会いが友人関係へと発展したりすることをOは「ありがたい」という気持ちで受けとめている。

＊：最近はいろんな外の人たちと会う機会が多くなってきたでしょ。それがきっかけで、知人から友人になるっていう人たちも、何人か出てきたじゃない？

O：ありがたいなあって、簡単にいえば。自分にとって、なんつうか、より生きやすく、自分のいろんな思いを話して、それを受け皿にとって、それをまた、こうしたらいいんじゃないかって返答が返ってくるところが、一番いいよね。(23)

「どっちかっつうと、ひとりよがりなところがある」。こう自己分析するOにとって外部の者の意見は貴重なのだと話す。自治会立図書館には、ボランティアを含め研究者も数多く訪問した。歴史学者や学芸員といった者から資料の収集や整理の方法を聞いた。彼らとの意見交換によって別の角度から資料保存の仕方が見えてくることがあるとうれしそうに語った。

その後Oの資料保存を手助けしていた療友たちが、高齢を理由にひとりまたひとりと図書館から去っていった。それは高松宮記念ハンセン病資料館が国立ハンセン病資料館としてリニューアルした時期と重なった。人手不足を理由に自治会立図書館に保存されている資料を資料館へ移し、役割を終えてはどうかという案が浮上した。Oは自分の意見を的確に相手に伝えるということが苦手なところがある。自治会との意見調整がうまくいかず、２００９年をもって図書館の仕事から身を引いた。未練は残ったが80を前にして潮時を考えねばならなかった。今は活動の過程で得たボランティア友だちと共に、年に数回機関誌を発行して、資料保存にあけくれた人生を振り返っている。

注

（1）２００２年4月22日に行ったOさん（男性、１９２９年生）へのインタビューに依拠する。
（2）２００２年4月22日に行ったOさん（男性、１９２９年生）へのインタビューに依拠する。
（3）２００２年4月22日に行ったOさん（男性、１９２９年生）へのインタビューに依拠する。
（4）２００２年4月22日に行ったOさん（男性、１９２９年生）へのインタビューに依拠する。
（5）２００２年4月22日に行ったOさん（男性、１９２９年生）へのインタビューに依拠する。
（6）２００２年4月22日に行ったOさん（男性、１９２９年生）へのインタビューに依拠する。
（7）大風子油《たいふうし》はプロミン登場以前の一般的なハンセン病治療薬であった。大風子とはタイやカンボジアなどに自生するイイギリ科の常緑高木で、直径10ｃｍほどの実をつけその実のなかには小さな種子がたくさん詰まっている。この実を搾って作られるのが大風子油である。劇的な効果はなかったようだが、T型（神経らい）の患者などを中心に一定の効果はあったと語る者もいる。治療の効果が期待できるようになるのは、やはり戦後においてである。１９４１年にアメリカでプロミンが開発され、１９４３年にはプロミン療法がアメリカ医学文献に初めて紹介された。プロミンは静脈注射であったことから、その後ＤＤＳ、リファンピシン、クロファジミンといった扱いやすい内服薬が次々と開発された。現在治療にはこれら3種類の薬を合わせて使う多剤併用治療が一般的である（厚生省 1997）。
（8）２００２年4月22日に行ったOさん（男性、１９２９年生）へのインタビューに依拠する。
（9）２００２年4月22日に行ったOさん（男性、１９２９年生）へのインタビューに依拠する。
（10）２００２年4月22日に行ったOさん（男性、１９２９年生）へのインタビューに依拠する。
（11）２００２年4月22日に行ったOさん（男性、１９２９年生）へのインタビューに依拠する。
（12）２００２年4月22日に行ったOさん（男性、１９２９年生）へのインタビューに依拠する。

(13) 患者は病気が再発することを「病気が騒ぐ」という。また病気が小康を得ることを「病気が落ち着く」とも表現をする。
(14) 2002年4月22日に行ったOさん（男性、1929年生）へのインタビューに依拠する。
(15) 2002年4月22日に行ったOさん（男性、1929年生）へのインタビューに依拠する。
(16) この頃Oさんが使用していたプロミゾールは経口の抗ハンセン病薬である（厚生省 1997）。
(17) 2002年4月22日に行ったOさん（男性、1929年生）へのインタビューに依拠する。
(18) 2002年4月22日に行ったOさん（男性、1929年生）へのインタビューに依拠する。
(19) 2002年4月22日に行ったOさん（男性、1929年生）へのインタビューに依拠する。
(20) これを機会に新たな自治会規約が作成され、その賛否が問われた。選挙の結果7割以上の賛成により、自治会の再建が決まった。新しい規約では運営費は患者一人ひとりから月々会費を納入してもらい、それを財源として運営することになった。ちなみに自治会休止から約2年9か月の間の空白期は、舎長会がその役割を代行していた（多磨全生園患者自治会 1979：237）。
(21) 2002年4月22日に行ったOさん（男性、1929年生）へのインタビューに依拠する。
(22) 2002年4月22日に行ったOさん（男性、1929年生）へのインタビューに依拠する。
(23) 2002年4月22日に行ったOさん（男性、1929年生）へのインタビューに依拠する。

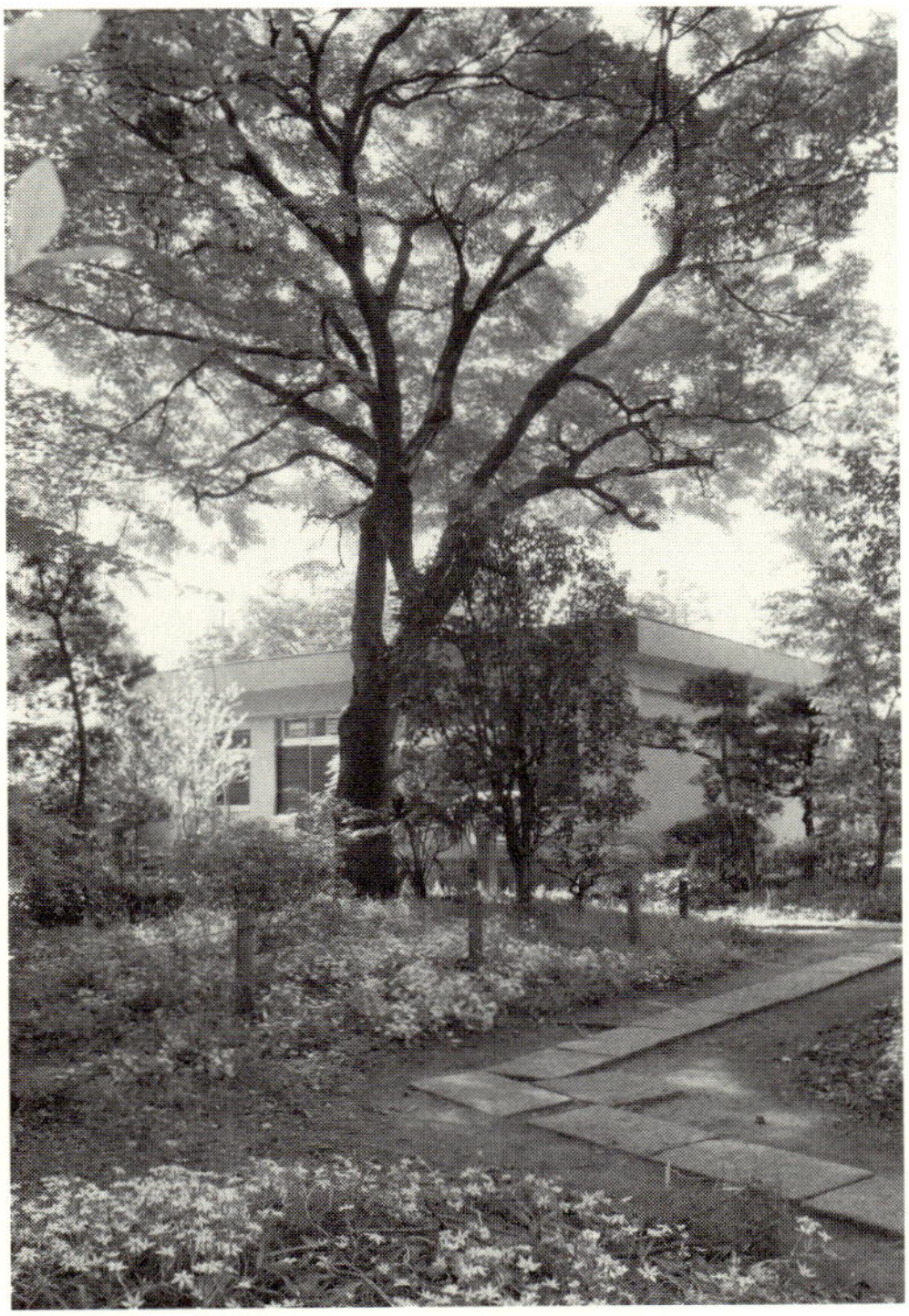
患者によって建てられた自治会立図書館

第9章
在日朝鮮・韓国人とハンセン病患者の間で
患者社会のなかの差別の表象

第1節　はじめに――在日朝鮮・韓国人入所者との出会い

すでに完成された患者社会をながめると、それはハンセン病に罹患した人びとによるある種の平等な世界が広がっているように見える。ところが患者社会とは実にさまざまなカテゴリーの人々が、むりやり療養所という場に集わされ、患者として生活するために互いを必要として作り上げた社会である。なかには患者というカテゴリーで覆い尽くすことのできない異質なカテゴリーが存在していたとしても、当然といえばそれまでかもしれない。在日朝鮮・韓国人入所者は、患者であってもときにその民族性がつきまとう。患者社会のなかにあって異質なものをもって生活するとはどういうことなのか。患者であると同時に在日朝鮮・韓国人であることに人はどのように対処したのだろうか。こうした経験をあるひとりの男性・國本衛さんのライフストーリーによって記述したい。

第2節　戦前におけるライフストーリー

本章の語り手・國本さんの経歴について素描しておこう。國本さんは１９２６年生まれの韓国全羅南道出身者である。朝鮮名は李衛《イ・ウィ》。１９３１年に先に渡日していた父を頼り、母と一緒に日本にやってきた。発病により１９４１年多磨全生病院へ収容となる。ハンセン病違憲国賠訴訟東日本訴訟では原告として活躍し、その後ハンセン病訴訟全国原告団協議会・事務局長を務めた。そして２００８年胸部大動脈瘤破裂のため81歳で他界した。(1) 以下ライフストーリーでは敬称を略して記述していく。

1　次々と業態を変える父の事業
——「渡り歩くのをやめて定住したいというのがあったんじゃないかなって」

國本は自身の出自は「両班《ヤンバン》」だと語る。両班とはかつての朝鮮の貴族階級のことである。日本に財産を収奪され祖父の代に没落したのだと父はことあるごとにこの話を國本に聞かせた。植民地時代の動乱のなか、父は結婚して間もない妻をおいて、裸一貫で日本に渡ってきた。しばらくのあいだ日本と朝鮮とを行ったりきたりしながら、稼ぎの機会をうかがっていたと話す。その頃生まれたのが國本だった。最初は土方の仕事をしながら各地を転々とし、最後は茨城県土浦町・三好に落ち着いた。時代は関東大震災より少し後の頃だったと聞いている。

＊：お父さん、最初は、茨城で？

國本：あの、朝鮮の人たちは転々転々と渡り歩くわけ、最初はね。関西の方きて、こうきて、静岡きて、東京きて、（関東大）震災に遭って、奇跡的に命が助かって、茨城に逃げたと。みんな、朝鮮の人たちは日本を渡り歩いて、仕事にありつけるというと、土方、一番手っ取り早いと。ほかになんにもなくても、まずは土方で。「仕事はないか」っていうとその日からご飯が食べられる。その日から働けば賃金がもらえると。まぁ、手っ取り早いんだわな。その頃土方をやってる在日の人っていうのが多いんだわな。だったみたいだけど。そこで、父親はそこで人を雇うまでになったわけだ。韓国行ったりきたりしている間に私が生まれたと。で、その後、昭和6（1931）年に、親子を呼び寄せる、日本に。そういうことだ。(2)

父は土浦町（茨城県・現土浦市）で「平山組」という土木業を営むまでになった。「平山組」は土浦郊外での新たな国道造成事業や霞ヶ浦における航空基地の飛行場整備事業の下請けを任されるなど、順調に業績を上げていき、組は活気にあふれていた。事業が少しずつ波に乗ってきたのか、「事務所兼用」として借りていた三好の家から大町へ引っ越したときには、「二階建ての大きな家」を借りるまでになったと語る。

しかしその後父は土木業を廃業し、「若い衆7人」と連れ立って土浦町からほど近いY町で「古物商問屋平山商店」を開業した。土浦町はすでに「大きな問屋」が支配しており、入り込むすきがなかった。そこで未開拓地のY町を狙って事業を始めることにした。

國本：買い出し人みたいな人が、リヤカー一台もって、毎日あちこち古物を、いらなくなった、いま、想像できないねぇ、ぼろ切れ、鉄くず、空き瓶、ビール瓶とか一升瓶とか、古新聞とか、あるいは、金銀銅っていうものの買い出し人が大勢いるわけだ。その人たちが一日足でね、ま、昔は足で歩いて回って買い取るわけだ。そうしてうちが問屋だから、みんな持ってくるわけだ、大勢の人が。そしてうちが買い取るわけだ。そういうシステムになってるわけだね。そして、お金のない人は、「一円貸してくれ」とか、朝、一円なら一円、二円なら二円貸してやるだろ。それを元手にして、廃品回収をして売り上げて、その差額が自分の日当にね、一日食べ

れるくらいのものは稼げるというようなことで。ほんで、大勢ね、住み込み。(3)

國本は土木業が立ち行かなくなったわけでなかっただろうと考える。推測だけどと前置きして廃業の理由はふたつ考えられるといって説明してくれた。ひとつは組の者をつれて現場を転々とすること自体体力的にきつい仕事であり、さらに朝鮮人土木夫は日本人より厳しく使われていたことを挙げた。二つ目は航空基地という軍事産業に、植民地国の者である自分たちが従事することに疑問をもったのではないかと説明した。いずれにしても廃業の理由を父から聞いたことはなかったという。

1940年頃になると「古物問屋」にもかげりが見え始めたのか、父は新たな商売に手を出した。澱粉工場である。今度は土浦に工場を作り始め、「古物問屋」と並行して事業を展開した。父はこれらの経営をもっぱら親戚や「若い衆」に任せて監督役に徹していたと話す。

國本：親父が（澱粉）工場に行くのはなんかあったときにだけで、なんか経理とかは任せていて、まだ古物商は残っていて、こっちはうちの親戚に、うちのいとこにこっちは任せておいて、両方やってたわけだ。完全に辞めたわけじゃなくて。(4)

その頃になると遠縁の者も含め親族たちが続々と渡日してきた。彼らは日中は父の会社で働き、夜は離れの家で寝起きしていた。朝夕の食事は國本の家族と一緒にとるため、食卓はいつも賑やかだった。地縁者や親族たちを父はこころよく面倒をみてやった。その後彼らも日本に慣れ、ほかの職を見つけて就職したり妻帯などして自立していった。大勢いた同居人たちは國本が療養所に入所する頃には、「親戚が2人とそうでないのが1人」と3人までに縮小していた。

2　愛人問題と転居――「『大尽、大尽』っていって尊敬するの」

小学校時代、國本はたびたび転居するという暮らしで、土浦近辺で何度も居をかえた。転居は親の仕事が理由のときもあれば、父の愛人問題が理由のときもあった。父は女性関係にはおおらかで生涯で「3人の妾」を作ったと記憶している。ひとりめは渡日時代からの愛人（朝鮮人の「豊子」）であった。古物問屋を始める際に新たに居を借りて移り住んだが、そのとき連れていった愛人は「豊子」だった。当時すでに妹も誕生して子供はふたりに増えていたが、母子3人は蚊帳の外だった。國本たちは「かねてからのつきあいのあった同胞の山木」を頼って、下高津へと転居することになった。父からの仕送りはあったというが、下高津の家は「トタン屋根の掘っ建て小屋」で、「天国から地獄へ転落」する気持ちだったと振り返る。はじめての差別体験も下高津の地で経験することになった。國本はその話とともに母親の服装にも言及した。母親は人目をはばかることなく、どこでもチマチョゴリで通しており、國本の家族が朝鮮人であることは村の子供たちにも明らかだった。

國本：その村の近所の、これはひどいのよ。引っ越した村のところはね。私、引っ越した村のところはね。遊ぶときは遊んでくれるわけだ。気に入らないときは「朝鮮人！朝鮮人！」っていってね。別れしなにはやし立てるわけよ。(5)

転居はしたものの小学校は変わらなかった。「学校は土浦に行きなさいと。教育は違うはずだって」。母はとにかく教育熱心だった。都会的な土浦の方がよい教育が受けられるからと、通学路が遠くなっても土浦の小学校へ通学させた。また土浦は同胞が多く集住していたことから、比較的日本人には受けいれられやすかったという背景もあっただろう。「土浦でバカにされたことは一度もないの。みんな仲良く遊んでくれて。一度もバカにされたことはない」。國本は土浦での小学校時代をこう振り返る。

その後再び、國本たちは父と暮らすようになった。その理由はよくわからないという。1937年5月、父方祖母の危篤の知らせが祖国からとどき、父親は長男である國本ひとりをつれて朝鮮に旅立つことになった。なぜかそのときを境に離れて住んでいた國本たちは、父の指示でY町の本宅へと呼び戻された。ところがY町での生活は親子水入らずとはいかず、母屋三間のうち十畳の間を母子が使い、六畳の間を父と「豊子」が使うという奇妙なものだった。

この転居を機に國本はY町の小学校へと転校した。当時の「Y町は1万人くらいの人口」で、土浦にくらべると「田舎」だったと語る。都会の土浦では学生服にズック靴、手提げカバンは当たり前だった。一方Y町では子供たちは下駄履き、着物姿、学用品は風呂敷に包んで通っていた。土浦からやってきた國本はY町では「ひどく目立つ存在」だった。

國本：田舎っていうのはね、金持ちの人を尊敬する気持ちが強いの。都会ではそういうのは全然考えられないことだけど。今はそんなことはないだろうけど、昔は金持ちのうちを「大尽」っていって、「大尽、大尽」っていって尊敬するの。昔の封建制度のずっと流れがあるわけよ。殿様はえらい。お侍さんはえらい。その下の豪族はえらいって。子供たちは「あのうちは士族だ」「あのうちは庄屋だ」とか。そういう雰囲気の町だわな。うちはそんなに金持ちじゃなかったけど「金持ちだ」って思いこまれちゃったんだ。(6)

商売に才があった父のおかげで、特に金に困ったことはなかった。もちろん日本人の子に馬鹿にされることがないようにと、子供たちの持ち物にも人一倍気を遣ってくれたのだろう。また算数に秀でていたことも、クラスで一目置かれた理由のひとつだったと自慢げに語ってくれた。

國本：それから幸いにも、私がひとつ得意とすることがあって、算数がね、人より秀でたわけだ。これがまたね、ものすごく力をもつんだ。「あいつはできるんだ」ってことで。ほかの科目できなくっても、「自分よりも遙かにできるんだ」と。そうなると彼らは、「彼はできる、自分はできない」ってその差を感じるじゃない。あまりに差ができるから。そうなると（在日に対する差別意識と優秀な学業への羨望が）相殺されるところができるわけ。(7)

父が澱粉工場を始めた際には今度は土浦町に転居することになった。今度こそ親子水入らずを期待した。最初に見つけた家は「手頃な2階建て」だったが、内金を払ったにもかかわらず結局ほかの家を探すことになった。「相手が気が変わっちゃって売らないってことで」。ただその頃父には新しい愛人ができていた。名を「高子」といった。「30そこそこ」の父よりもかなり若い朝鮮人で、当時カフェの給仕をしていた。その女性の出現で、一人目「豊子」は手切れ金をもらい身を引いていったと聞いている。父は「高子」に入れ込み、彼女のために町の中心街の裏通りにカフェを開き、そこに入り浸るようになっていた。しかし「高子」との関係は長くは続かず、國本が高等小学校2年頃には別れ話が出始めていた。

3　軍国主義と創氏改名――「國本衛に変わったから、そのように承知しておきなさい」

尋常小学校5年生から高等小学校までの4年間、担任は「根本先生」だった。國本に親切で父親の信頼も厚かった。國本は朝鮮人である自分に、先生なりの配慮のもとで接してくれていたと感じている。ところが國本にとってそれはかえって重荷だったと振り返る。「根本先生」の配慮は時にえこひいきと映り、他の生徒の反感を買うこともあったからだった。また時代は日中戦争が拡大していく時期と重なった。学校の授業は自ずと軍国的な影響を受けるようになり、自分が朝鮮人であることを意識する機会が増えていった。國本は当時の朝鮮人の日本人化教育を、次のように語る。

國本：自分はね、優秀な日本人になろうと努力するわけ。一方においてね、朝鮮人だという劣等感をもつわけだ。劣等感をもちながらこっちはこっちで、自分は一般の日本人に負けない優秀な日本人になろうというそっちの方が大きく広がって、そっちの方に自分、一生懸命努力するわけだ。やがて、自分は大きくなったら、天皇陛下のために尽くさんといかんだろうと、兵隊検査のときは甲種合格にならんと恥ずかしいと。甲種合格になって、戦争時代だから俺も戦地に行って「天皇陛下万歳！」っていって、死ななきゃならないだろうと、そういうふうに思いこんでしまうわけね。(8)

当時若い男子が願うことは戦地に行ってりっぱに戦って死ぬことだったが、國本の願いは一般の日本人よりも優秀な日本人として祖国日本のために死ぬことだったと語る。

尋常小学校も終わりにさしかかると、父親は國本に上の学校への進学を求めた。Y町の小学校からの進学者は毎年2～3人程度だったが、学業を重んじる父の思いも重なって中学を受験することになった。「私は算数以外できなかったから、受験に失敗して、結局は、高等小学校に通ったの」。高等小学校に通いながらもあきらめずに受験を続けたが、二回落ち三回落ちしてとうとう卒業する年になっても中学校には受からなかった。父親は「根本先生」と相談を重ね「どこか入れる学校」を探し出した。父たちが見つけてきた学校は家から「二里も離れた」水海道にある私立農商学校であった。國本は進学先を「落ちこぼれの試験のない学校」と苦笑しながら説明してくれた。

自身の名前の変更は突然だった。農商学校入学をひかえた前日、父親から次のような説明があった。「政男（國本の以前の名）の名前は國本衛に変わったから、そのように承知しておきなさい。本当は去年改名されたのだがこういう機会がよいと思って今まで黙っていた」というのだ。変更の理由は1940年の朝鮮人に対する創氏改名をうけてのことだった。これによって朝鮮民族は日本式の名前をもたされることになった。父親は祖国では「李」姓を名乗っていたが、日本名は「平山」だった。実は國本はこれまで「平山政男」で通していた。このままでもよかったところを、創氏改名を機に父はもっと立派な名前をと新しい名前を考えたのだった。そのため以前からの名前も含め、國本は「平山政男」「國本衛」「李衛」の3つ名前をもつことになった。

4　ハンセン病の発病――「よくわかっていなかったんだよ、知識がないから」

國本の発病は高等小学校へ通い始めた頃にさかのぼる。手足がひどく痛んで神経痛をわずらったと思っていた。町の診療所で診てもらったが、なかなか治らなかった。心配した父親は東京の大きな病院へ受診させることにした。「家にいた若い衆」が道中のお供に選ばれ、國本を東京まで連れていった。しかし大きな病院でもその原因はわからなかった。そのうち神経痛は引いていったことからうやむやになったという。

ところが卒業する学年にさしかかっていたその年の暮れ、左手首に豆粒大の結節があらわれ潰瘍になった。それが國本が記憶している最初の目に見える自覚症状だった。今度の潰瘍はいっこうに治らなかった。

農商学校に通うようになり3週間が過ぎた頃、学校の身体検査で校医が國本の異変に気がついた。校医は「らい病だってことがわかっていたけど、それを自分がいうと責任が出るから自分で診断をわかっているがつけられなくて」と東大病院を紹介した。「東京帝国大学に行って診断書をもらってこい」と父親を呼び出しそう告げた。自分の誤診で人の人生を左右させるわけにはゆかない。校医が東大病院へ紹介したのはそのためだろうと推測する。

翌日、父親とともにいわれたとおり、東大病院の皮膚科を受診した。そこでの診断名は「らい病」だった。告知を受けた父親はその意味がぴんとこなかったようだ。

國本：よくわかっていなかったんだよ、知識がないから。
＊：日本語だったから？
國本：いや、らいに関する知識がなかったんだよ。私も知らないし。(9)

通院治療を勧められたが、茨城からの通院は難しいと判断した父親は「逆に入院させてくれ」と頼みこんだという。担当医から紹介状をもらい、國本と父親はその足で全生病院へ向かった。西武線に乗り今の西武ドームの前、村山駅にて下車した。そこから先は徒歩となる。全生病院までそう遠い道のりではなかったが、見知らぬ土地を歩くのはなにかと不安であった。「迷いながら」やっとたどり着いたときは日もすっかり暮れていた。その日のうちに全生病院での診察も終わり入院が決まった。しかし準備が整っていないことを理由に、そのときは父と共に帰宅した。それから「一週間後」の1941年5月12日、國本は全生病院に入院することになった。

5　入所生活――「不思議な、不思議な村」

國本の療養所の第一印象は「不思議な、不思議な村」というものだった。病棟はもちろん生活の場となる長屋の舎、共同風呂、売店、学校、礼拝堂、理髪店から図書館、さらには火葬場や墓地まで、そこにはなんでもそろっていた。

國本：学校があったり、お寺があったり、お墓があったり、売店があって、お風呂があって、そのお風呂が労働風呂っていうしね。そうしたら病気の重い人がね、通るんだよ、そこをね。三井病棟（＝収容病棟）の前の道を。なかには盲人さんがいたりしてね。杖で石道をつつきながら。「えらいひどい人があるんだな」って。「こりゃなんだろうな」って思ったんだけど。だけど、不思議なもんでね、「この人たちと自分は違うんじゃないかな」って。同じ病気なんだろうけど、「違うな」って意識があって。「俺とはね、ちょっと違うんじゃないかな」って。ちょっと勝手なんだけど。顔になにもでていないから。

＊：驚きはあったけれども、自分がそうなるという怖さはなかった。

國本：そうそう。(10)

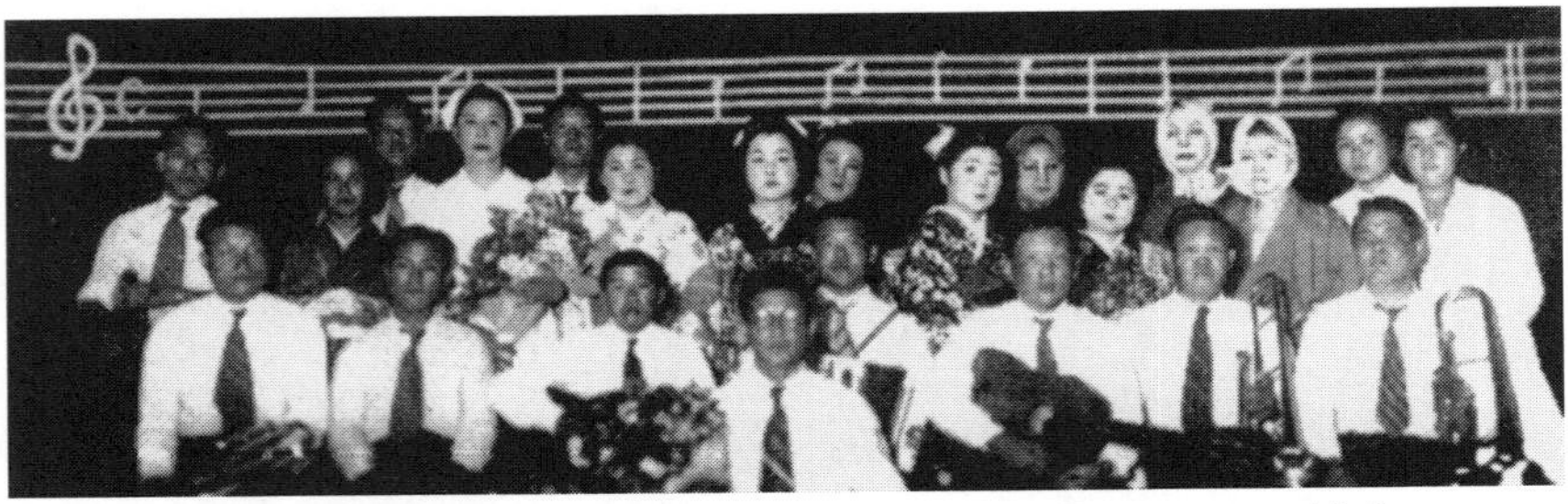

写真９－１　終戦後の全生園音楽団。前列でギターを抱えているのが本人。

通常三井病棟で1週間ほどの隔離期間を過ごしたのちに、適した舎がいい渡される。國本より後に入所した者たちが、次々と舎が決まり移っていった。なかなか舎が決まらない自分にすこし不安になったという。当時14歳だった國本は、本来ならば子供舎である。ところが告げられた舎は成人男子が生活する大人舎であった。のちに知ることになったが、隔離期間のあいだに國本が感化院出だという噂が流れていた。噂のもとを考えてみると、万年筆でのいたずら書きにあったのではないかと推測する。感染の有無をしらべる検査が済むと隔離期間の病棟生活はすることがない。時間を持てましていたとき、腕に自分のイニシャルを書き込んでいたずらしたことがあった。それが回診に訪れた者の目に触れ「不良」と誤認されたのだろうと語る。

國本：その日たまたま、万年筆でここにいたずら書きをして、万年筆の色は入れ墨の色と一緒だからね。で、ここに「M．K」（イニシャル）と書いていたずら書きして。ちょうどその日が院長のご回診だったんだね。で、はだかになったわけだ。そうすると院長が「うーーん⁉」ってうなって、周りがみんな集まってきたわけだ。そこに本田って看護長がね、看護士長。人事担当でもあったんだよ。当時はね。看護士長が。そいつが、「こりゃ、不良だ」って決めてかかったんじゃないの。…〈中略〉…俺は、「こりゃしまったな」って思って。(11)

しばらくして舎での生活が始まった。入ってみると國本を子供として大事にしてくれる大人舎は、意外に居心地がよかった。年齢の割にがっちりしていた國本だったが、年の違いが上下の差となる子供舎の方がかえって窮屈だったろうと振り返る。

第3節　戦後におけるライフストーリー

1　『灯泥《ひどろ》』での出会い――「文学活動をするなかで目覚めたわけだな」

戦後1949年、全生園内で文学を志す者たちによって、戦争で途絶えていた文芸活動が再開された。國本もその会に属して文学を学ぶようになった。翌年同じこころざしをもつ有志6名が新しい会「詩話会」を起こすが、國本もその会の発起に参加した。自分たちの創作活動を大切にしたいという思いからだった。会は同人誌『灯泥』を詩人・大江満雄[12]の指導のもとで発行するようになった。

当時のハンセン病文学は北条民雄に代表されるような亡びの美学を歌ったものが主流だった。しかし戦後、ハンセン病治療の向上によって命への希望をもてるようになっていた。あきらめから希望へ向かう文学をめざしたい。『灯泥』に集った仲間たちの気持ちは高まっていった。このような文学活動は國本へ自己表現の場を提供してくれた。

國本が表現したい自己とはどんなものだったのだろうか。詩話会の活動に参加するのと時期を同じくして、「読書会[13]」へも顔を出すようになっていた。読書会とは患者社会の朝鮮人たちが中心となり、民族教育を自主的に勉強する会であった。また花糸潔・民族名：李漢（イ・ハン）との出会いは大きかったようだ。花糸は1939年に集団募集に応じて、北海道の三菱美唄炭坑での労働に従事すべく渡日した朝鮮人である。一年の契約期間を終えて祖国へ戻ったが、翌1940年に箱根で仕事をしていた同胞の親方をたよって再び日本へと渡ってきた。そこで働いていた際に発病し1946年に多磨全生園へ入所してきた。祖国を知りかつ父親からの強い民族教育を受けていた花糸との議論は、國本に新しい感覚をもたらした。

＊：そういう勉強をされたのはいつなんですか？

國本：勉強って、そんな勉強ってことじゃないけど、だんだん身についたんじゃないかな。戦後しばらくはその自分は在日だってことを、あんまりいわれたくないって劣等感もっていたから。

＊：むしろこちらで日本人よりも日本人らしく、清く正しく生きていこうと思っていらっしゃった時期があったじゃない？　それから戦後になって、気持ちが変わった？

國本：それはね、ちょっとあのしばらくかかるわけ。こういう考え方間違えだってことは、自分が文学活動をするなかで自分を正しいね、そこでやっぱり自分の考え方をもつようになったわけだ。自分が民族意識をもつようになって、文学活動をするなかで目覚めたわけだな。

＊：詩話会だとか？

國本：特に『灯泥』という同人誌を発行して、やっぱり自分の考え方をはっきりさせたわけだ。(14)

以下、國本が同人誌『灯泥』で発表した詩の一節を紹介しよう。

：：〈前略〉：：
高粱畑で、
愛に飢えた君等の、
悲しい最後の叫びを、
新聞は　テンノウヘイカ萬才と、
報道されたではないか。
君等に歸る祖国がなかつたから、

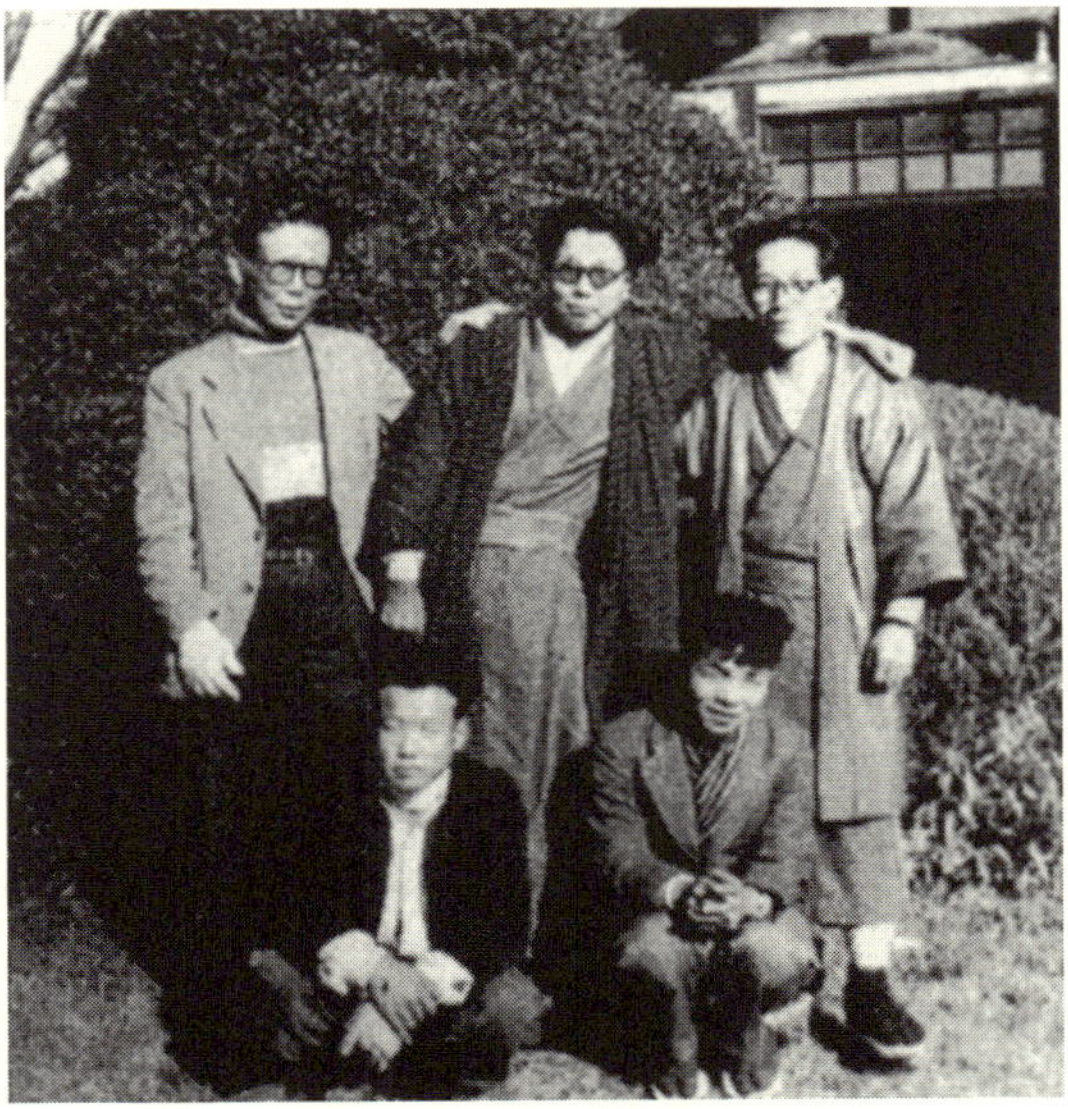

写真9－2　『灯泥』を創刊した仲間と。後列左端が本人。

地獄へ行けと、
神の詔書があつたと云うのか、
最早。
……〈後略〉……

「黎明―第二次大戦に戦没した朝鮮兵に此の一篇を贈る―」と題された反戦詩は1951年6月第7号の『灯泥』に掲載された（瓜谷 2000）。國本は同人誌『灯泥』での活動を「遅れてきた民主主義」という言葉で表現し、詩を書くことは朝鮮に対する自身の思いを表現することだと位置づけていた。

しかし程なくして以前患っていた結核を再発させた。療養のため同人誌活動や読書会からは足が遠のいていった。その後も心身のバランスを崩し、医師から「頭を使わないように」との忠告もあった。10年以上表だった仕事をすることなく、当時患者社会で流行していたバラづくりなどの園芸を楽しみながら、日がな一日過ごしていたと振り返る。

2　療友からの「意見」――「『おまえらにそういう意見をいう資格はない』ってそんなにいわれてね」

國本が再び表立った活動を開始するのは「年金問題」からであった。年金問題とは国民年金制度により生じた患者社会の経済格差のことである[15]。事の発端は1959年に制定された国民年金制度による。この法によって障害福祉年金・老齢福祉年金が創設された。患者社会のなかでは、高齢者、盲人、不自由者が受給資格者にあたる。

以前ではこれらの人々は弱者として位置づけられ、患者社会において保護の対象であった。たとえば彼らにも小遣い稼ぎとしてのやさしい患者作業が善意で割り振られていた。また互恵会からは僅かな金額ではあったが、毎月いくらかの特別補助金が支給されていた。つまりこれまで弱者への配慮は患者社会が行ってきた。ところがその配慮を今度は国が行うようになったのだ。財源は国の方が潤沢にあり、年金が支給された不自由者たちは軽症者たちよりも経済的に豊かとなった。

当時患者作業に従事しても、月に1000円程度の収入だった。ところが不自由者や高齢者は年金の受給によって、働かなくともそれ以上の収入を得ることができた。1960年多磨全生園の入所者総数は1178名だったが、障害年金該当者438名、老齢福祉年金該当者19名に年金証明がおりたというから（多磨全生園患者自治会 1979：242, 276）、その影響は大きかったに違いない。

年金問題は軽症者と老人・不自由者に亀裂をもたらしただけではなく、別のカテゴリーの存在を新たに浮き彫りにした。それが國本たちをはじめとする在日朝鮮・韓国人患者の存在である。そもそも国籍条項の関係から、外国人には国民年金の受給資格はなかった。このことが在日朝鮮・韓国人患者たちの民族意識を高める結果にもなった。年金制度制定の翌年1960年には全国組織として「在日朝鮮人・韓国人ハンセン氏病患者同盟（のちに在日外国人ハンセン氏病同盟と改称）」が結成された。そして組織の最初の課題がこの年金問題だった。

一方患者社会全体から捉えても、年金制度は患者間の経済格差として「問題」と位置づけられた。再び平等な患者社会を取り戻そうと患者自治会および全患協（現：全国ハンセン病療養所入所者協議会）も立ち上がり、活動を開始した[16]。

活動に参加するなかで國本には忘れられないある出来事があった。全患協は当初年金制度の改善というより患者作業の賃金を増額することによって、患者間の所得格差の是正を図ろうとしていた。こうした話は各支部となる全生園自治会役員たちのなにげない日常の会話でも話題となっていた。あるとき國本は患者作業ではなく、生活保護法によって支給されていた慰安金の増額請求へと運動の政策提案方針を切り替えたらどうかと助言したことがあった。しかし自治会役員を務めていたある男性は、突然國本に冷たい一言をいい放った。國本にとって彼は療友としていつも親しくしている仲間だった。その心ない一言に國本は深く傷ついたと語る。

國本：当時の自治会のね、自分が、ま、いくらか親しくしている者にね、そういう意見をいったらね、「おまえらにそういう意見をいう資格はない」。うん、「そんないう権利はないんだ」ってそんなにいわれてね。やっ、びっくりしちゃったんだよね。「おまえらにね、そんなことね、いう資格はないんだ」って。そういうこといわれて。(17)

年金制度は正直いってややこしい。不勉強を指摘されたと思いその反発だったとも考えられた。しかしいくら善意に解釈しても、彼の一言は國本の心に突き刺さった。すでに何年も時が経過した出来事についての語りだったが、このエピソードを話す國本の声は悲しみで震えていた。

3　在日朝鮮・韓国人年金問題――「そのことは評価してるわけだ。評価してくれてるわけだ」

國本に記憶に残る患者作業はなにかと尋ねると、それは1974年から10年間つとめた自治会中央委員の役職だったと答えた。自治会中央委員の仕事とはどのようなものだったのか。たとえば国に対する療養所への予算請求や環境改善だったりと、実に渉外的な役割が多い。それゆえに委員の仕事は体力と神経を消耗した。

特に國本が自治会中央委員として従事していた期間は、まだ外国人に対する年金問題が解決していなかった。一方1971年にはこれまでの生活保護法を根拠とする慰安金を一本化して、拠出制国民年金の障害年金1級（一万円）相当の患者給与金制度を設けることになった。これは国籍を問わず療養所内の入所者全員に支給されたため、患者社会内の年金問題は一応解消された。ただ外国人に対して国民年金法は依然閉じられたままであり、その法的根拠を求める形で在日たちの運動は継続されることになった。ちなみに国の難民条約批准により、国民年金法から国籍条項が撤廃されるのは1982年のことである。

國本がこの問題について公の場で発言したのは1978年のときだったという。それは清瀬市・喜望園で開かれた飛鳥田社会党委員長との対話集会だった。その壇上で自分は在日だと主張し、外国人年金問題の解決を高らかに主張した。そのことは今もつよく印象に残っていると語った。

「ハンセン病療養所における同胞が療養所の基礎を作るために如何に困難な道程を経てきたか、日本の療友と一緒に武蔵野の原野を開拓し、道路を造成したり、病舎を建てたり、現在の療養所の土台を作ってきたこと、そのために無理がたたってある者は失明したり、ある者は手足を悪化させ、そのあげくその手足を切断する者も出てきたり、それでも外国人ということで年金の受給対象からはずされてしまった。さらには韓国・朝鮮から、かつての戦時中強制連行され過酷な労働を強いられたために、多くの者が発病し障害者となったこと、それでも年金法による国籍条項によって受給対象にならず排除されたのです。このことをどう受け取っておるのか」（清瀬・教育ってなんだろう会 1995：32）。

「何百人という市民の前でアピール」し「盛大な拍手」で受け入れられたこと、それは素直に感激しうれしかったと語る。また当時の社会党が党として全力を挙げるという約束をしてくれたことも満足する内容だった。壇上から降りると同席していた患者自治会長から「いい話だった」と励ましの言葉をかけてもらった。なにもかもが素晴らしい出来事だったとうれしそうに語ってくれた。自治会中央委員を10年間任されたことは、在日朝鮮・韓国人である自分が認められていることの証と捉えているようだった。

國本：そのことは評価してるわけだ。評価してくれてるわけだ。でも、私との人間じゃなくて、今度は同胞（在日朝鮮・韓国人）がだな、当時60人ほどいたのかな、自治会やっている頃。今は、40人くらいに減っちゃってるけど、いろんな人がいるわけだよ。確かに悪いことする人もいるわけだ。それは日本の人でも同じだよ。いいことする人もいるし、悪いことする人もいるし、同じだよ。でも、在日の人がするとそれが目立つわけだ。そうすると「あいつらは」ってこうなるわけだな。ほうすると、一緒くたにされるわけだ、「あいつらだ」って。(18)

自分が自治会中央委員としてみなのために働かせてもらっていることは、國本個人を評価してのことだと好意的に話す。しかしこのような善行を行っても在日という集合的なカテゴリーが、特にネガティブな場合に持ち出されて自分の評価を下げることへの不満も同時に口にする。

4　ハンセン病訴訟のとき――「いや、俺、在日だから」

1996年らい予防法は廃止された。その2年後、隔離政策に対する損害賠償請求を求めてらい予防法違憲・国家賠償請求訴訟が提訴された。九州13名の患者を筆頭に始まった訴訟は瀬戸内、東日本とその波は拡大していった。全生園でも軸となる原告の掘り起こしが行われていた。いち早く原告として名乗りを上げた谺《こだま》雄二は、草津から何度も電話で國本を説得した。谺は栗生楽泉園へ転園する前は多磨全生園で暮らしており、そのときの仲間のひとりが國本だった。

國本：私の考えていることがわかっている友人から「一緒にやろうじゃないか」と。

＊：谺《こだま》さん？

國本：そう。あの、裁判には訴訟を起こすことには賛成したけれども、「俺、今はでられない」ってこういったんだよ。「なぜだ」「なぜでられないんだ」っていうから、「いや、俺、在日だから」って。ね、「みんなが大勢たって後からならついて行く」と。「今立つと俺が先頭に立つことになるから、在日としてそれはできない」と、こういった。

＊：それは、園のなかでも在日の人に対する偏見というのがあったということですか？

國本：それはね、ないといえばうそになるわけで、そりゃあ隠然とあるわけだよ。表面的にはああじゃないということになるわけだけども、そりゃ陰ではね、ひどいことといってるわけだし。だからそういう、私に向かってはなんにもないわけだ。直接的にはね。だけども、陰では朝鮮人というのがあるわけだから。(19)

訴訟の頃全生園の多くの患者が、原告として名乗りを上げた者たちに対して批判的な態度を示していたと振り返る。「俺たち恵まれた生活をしているのは、らい予防法のおかげなんだと」。「今さら眠った子を起こすなと。もう終わったと」。訴訟に消極的だったといわれる全生園では、原告に対する風当たりは冷たかった。実名公表の訴訟ではないものの、誰が原告として参加したかはおのずとうわさで知れ渡った。一方その頃何度断っても谺からは、再三にわたる電話での説得が続いていた。

國本：彼（＝谺）は「在日だから、立つべきじゃないか」と、こういうわけだ。で、考えちゃった。ずうっと、もう、何か月も悩んで悩んで。ようやく決心したのが、年を明けてね。その前に、弁護士は、来てるわけだ、ふたりほどな。ほいで、そのときも「在日だから、今は考えさせてほしい」と。(20)

決心したのは年の明けた１９９９年の１月だった。

＊：國本さんは在日だってことでためらっていらっしゃったってことは、年を明けて決心がついたそのきっかけはなんだったんですか？

國本：それは、自分の考え方は間違ってたと。在日というこだわりは、間違ってると。そういうへりくだったくだりはすべきじゃないと。(21)

その後インタビューでは切々と決心の理由を在日朝鮮・韓国人の歴史と絡めて語ってくれた。ただこうした文脈は年金問題を語る際にも用いられた運動の枠であり、また療友である谺が原告として名乗りをあげるようにと國本を説得する際に何度も用いた枠である。なにが決心の一押しになったのかを聞きたかったので、決心をした時期やその時期の夫婦のやりとりなどあれこれと質問の仕方を変えて尋ねてみたが、國本は終始在日の歴史に結びつけて説明を繰り返すだけだった。このやりとりはインタビューアーである自分の力量不足を感じた出来事として私の記憶に残っている。

5　複雑な祖国意識――「故郷って思いがないわけだ」

今日在日朝鮮・韓国人を外国人とする法的根拠は、１９４７年の外国人登録法に基づくとされている。これにより外国人となった國本たちには、外国人登録と登録手帳の携帯が義務づけられた。ところが療養所の朝鮮人患者たちには自らこの手続きをした記憶はなく、管理運営組織である施設側が独自で行っていたという。本人に登録手帳が手渡されたのは、手続きを終えてしばらくたってからのことだった。

國本：いや、それはね、最初は全部朝鮮だったの。登録手続きしたとき。それがあるときになってそれが朝鮮と韓国に分かれたわけだ。ほんで、ここでね、一括してね、手続きとったわけだ。自分は申請できなかったの。みんなやったわけだ。ほんでその登録手帳を渡さないわけだよ、われわれに。見せもどうもしなかったんだよ。渡さないわけだよ。本来なら、外録法によれば、本人が持ってないといけないんだけど、本人持たせないんだよ。持たせると本人逃げてしまうとかなんかするからということから持たせないわけだよ。それをもらったのは、昭和38（1963）年頃だよね。[22]

登録手帳を手にしたとき自分の名前が民族名「李衛」ではなく、「國本衛」だったことに気づいたと語る。さらにいえば、國本の生まれは韓国側の地域だったが国籍は朝鮮だった。手帳をもらったときに国籍をかえることは考えなかったのかと尋ねるとあいまいな答えが返ってきた。

國本：んー、ま、その頃はね、俺は北の方がいいと思っていたからね。今になってくると北でも南でもないやって、気持ちになってくるけど、その頃はまだ北っていう意識が強かったね。[23]

生まれた故郷の記憶はなく、あるのは入所前に家族と暮らした茨城での生活であった。これまで茨城には何度も里帰りしたことがあるし、訴訟後は家族との関係がさらに修復されたことにより、その回数はますます増えていった。しかし國本にとって「茨城は思い出がいっぱいあるところ」だけれど、「みんなが思うような故郷という概念が私にはない」と語る。

＊：國本さん自身は、故郷とか、ふるさとというのはどこにおいているんですか？

國本：いや、それはね、自分、祖国というのはあるんだろうけれど、あるんだろういういい方は変なんだけれどもね、どうもね、故郷という概念がないんだよね。それまではずうっと茨城が故郷だと思っていたわけだ。とたんに、日本の敗戦と同時に「おまえは外国人だ」といわれて。…〈中略〉…みんなそこで生まれて育ってそこが故郷だと思っているんだ、ほとんどの人が。私にはそれがないから。気がついたらそこが茨城だったから。その辺がちょっと薄いんだな。ずっと後になってから、自分の国がそこなんだっていうことになったから。後になって無理矢理そこが、故郷なんだってことになったということで。(24)

茨城も祖国もまして全生園も國本にとって安住の地ではなかった。日本にいる朝鮮人であるということは、入所前の生活でも意識していた。さらに全生園に入所しても、朝鮮・韓国人のカテゴリーは不意を突いて彼を苦しめた。朝鮮・韓国人としてハンセン病患者として二重のマイノリティのなかで、自己を見つめ直す作業が続いた。

第4節 おわりに

療養所で暮らす在日朝鮮・韓国人の多くは、戦前あるいは戦中に渡日して日本で発病し入所した人々である。そのため彼らは同化政策に基づく戦前の日本人化教育の影響を受けたまま入所していることが多い。今日の彼らの民族意識を支えているものは、戦後における同胞たちの集合的な活動のなかで展開されたものと考えられる。たとえば本章で取り上げた國本さんは、その著書や講演において強制連行による日本での過酷な生活環境が今日の在日朝鮮・韓国人のハンセン病発病の一因になっていると主張する。こうした発言は読書会での民族教育、さらには在日外国人ハンセン氏病患者同盟などの活動で得た体験や知識と無関係には語れないだろう。

しかしその一方で民族意識を学ぶ欲求は、在日として外の社会で生きる者ほど切迫したものではなかったようだ。それを表すひとつのエピソードを紹介しよう。実は彼にはふたつの自伝がある。ひとつは2000年に出版された『生きて、ふたたび』という自伝である（國本 2000）。原告として名乗りを上げてから執筆した本である。さらに続編として2003年に『生きる日、燃ゆる日』[25]を上梓する（國本 2003）。ともに自身が在日朝鮮・韓国人であることを明らかにしているが、前者ではハンセン病患者として生きる自分を、後者で在日朝鮮・韓国人である自分を軸に描きわけている。前者の著作では在日であることがわずかに記載されているだけであった。その点を質問してみた。在日朝鮮・韓国人であることを記述することと、療養所の患者であることを記述すること、國本さんはどうして療養所の患者として生きる自分を先に出版したのかと。この質問は上述の原告として立ち上がったエピソードの後にしたせいか、いささか困った様子を見せていた。療養所での記録の方が在日朝鮮・韓国人としての記録よりも重要だと思ったからとか、社会がまず先に求めていたのは療養所の患者としての生き方についてだろうと思ったからだといくつかその理由について話してくれた。

訴訟において原告として名乗り出てから彼の環境は大きく変化したともいえる。さらに2冊の自伝を出版すると、あちこちで講演によばれ忙しい毎日を送っていた。また新聞記事やネット記事で彼の名前を見ることが何度かあったが、彼の名前は決まって「國本衛」「李衛」のふたつが紹介されていた。一方療養所での普段の彼の呼び名は「クニさん」であった。在日朝鮮・韓国人カテゴリーと患者社会の患者カテゴリー、どの文脈でどちらを使っていたのか、カテゴリー選択に矛盾はなかったのかなど色々聞いてみたいことが山ほど出てくるのだが、今となっては叶わない願いである。

注

（1）國本さんの葬儀には外部から大勢の人が参列し、これまでにない盛大な葬儀だったと情報提供者が話してくれた。筆者が知ったのは訃報の報道からであり、葬儀への参列が叶わなかったのは残念である。
（2）2002年5月9日、ご自宅にて行った國本衛さんへのインタビューに依拠する。
（3）2002年5月9日、ご自宅にて行った國本衛さんへのインタビューに依拠する。
（4）2002年5月9日、ご自宅にて行った國本衛さんへのインタビューに依拠する。

（5）２００２年５月９日、ご自宅にて行った國本衛さんへのインタビューに依拠する。
（6）２００２年５月９日、ご自宅にて行った國本衛さんへのインタビューに依拠する。
（7）２００２年５月９日、ご自宅にて行った國本衛さんへのインタビューに依拠する。
（8）２００２年５月９日、ご自宅にて行った國本衛さんへのインタビューに依拠する。
（9）２００２年５月９日、ご自宅にて行った國本衛さんへのインタビューに依拠する。
（10）２００２年５月９日、ご自宅にて行った國本衛さんへのインタビューに依拠する。
（11）２００２年５月９日、ご自宅にて行った國本衛さんへのインタビューに依拠する。

表９－１　公的に支給された金銭による格差の比較（1960年）

年金受給者	作業従事者	外国人不自由者
慰安金500円 特別慰安金250円 年金1500円	慰安金500円 作業賃800円	慰安金500円 特別慰安金250円
計2250円	計1300円（差額950円）	計750円（差額1500円）

（12）大江満雄（1906–1991）。１９２３年頃教会で洗礼を受ける。詩人・生田春月の影響をうけて詩作を始め、１９２８年には処女詩集を発刊する。その後プロレタリア詩運動に参加して先導的役割を果たしたが、戦後は「至上律」「現代詩」などで活躍した。ハンセン病患者の詩集『いのちの芽』の編集を手がけ、患者と詩作を通じて交流をもった詩人である。
（13）１９５０年頃に在日朝鮮人患者によって結成された。この読書会では祖国の様子を知るための勉強会や朝鮮語・英語を学習するための語学教室が作られたりもした。また朝鮮総連と関係が深く、総連本部から文化交流として映画や歌、舞踏が慰問というかたちで提供されたこともあり、これらを日本人患者も一緒になって楽しんだ。ちなみに療養所内に以前から在日朝鮮人による親睦団体・互助会があるが、外国人への年金問題をきっかけに二つの団体は統一された（金 1999ab, 2003, 立教大学史学科山田ゼミナール 1989：277–289）。
（14）２００４年４月２日、ご自宅にて行った國本衛さんへのインタビューに依拠する。
（15）表９-１は『全患協運動史』および『倶会一処《くえいっしょ》』を参考に作成した。１９４８年より生活保護法を根拠に療養慰安金が全患者に支給され、１９５４年には不自由者慰安金が作業のできない不自由な者に対して支給されるようになった。また１９４７年には厚生省より作業賃が作業賞与金（あるいは作業慰労金）として予算化された（全国ハンセン氏病患者協議会 1977：118）（多磨全生園患者自治会 1979：177–179, 241–243）。
（16）当時年金受給者は日本人である老人、不自由者や盲人を対象としていた。自治会は年金の支給が始まると受給者に対して特別補助金を廃止した。特別補助金とは患者たちの相互扶助を目的とした自治会事業部（前互恵会）からの支給金のことである。また翌年には障害年金および老齢福祉年金受給者は患者作業の登録を行わないとした。さらに患者個人が農作物を作れる慰安畑の割り当てからも除外することを決定した。患者社会ではとれる策を全力で講じて、秩序維持を図っていたことがわかる（多磨全生園患者自治会 1979：242）。
（17）２００４年４月２日、ご自宅にて行った國本衛さんへのインタビューに依拠する。

(18) 2004年4月2日、ご自宅にて行った國本衛さんへのインタビューに依拠する。
(19) 2004年4月2日、ご自宅にて行った國本衛さんへのインタビューに依拠する。
(20) 2004年4月2日、ご自宅にて行った國本衛さんへのインタビューに依拠する。
(21) 2004年4月11日、ご自宅にて行った國本衛さんへのインタビューに依拠する。
(22) 2004年4月2日、ご自宅にて行った國本衛さんへのインタビューに依拠する。
(23) 2004年4月11日、ご自宅にて行った國本衛さんへのインタビューに依拠する。

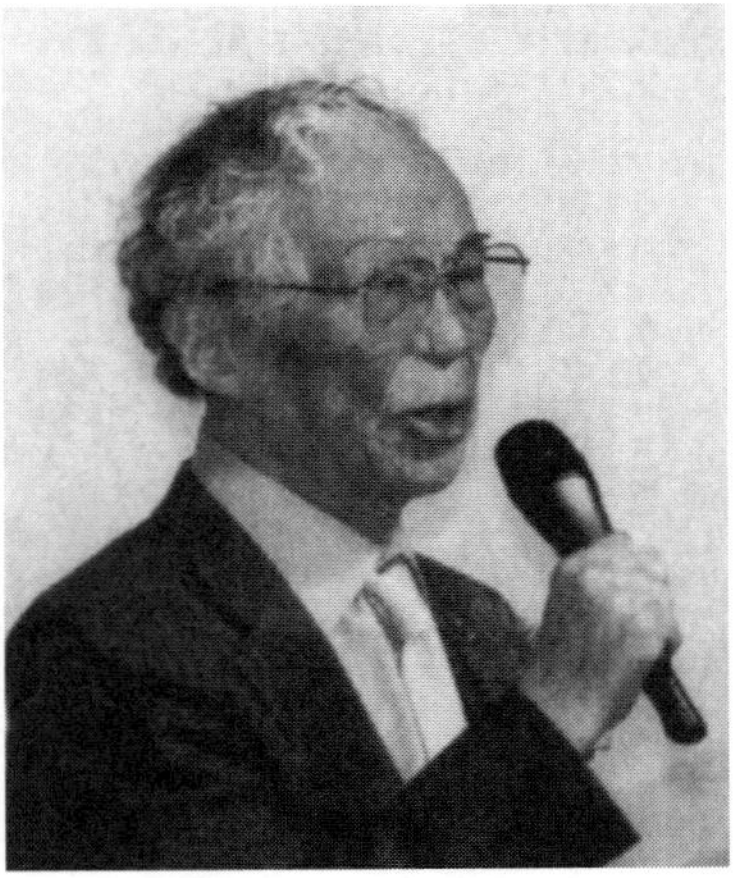

写真９－３　2005年12月、ソウルでの出版記念講演にて。

(24) 2004年4月11日、ご自宅にて行った國本衛さんへのインタビューに依拠する。
(25) 写真9-3は『生きる日、燃ゆる日』の韓国語版の出版に際して講演を行った際に撮られたものである。写真9-1、9-2同様にご本人からの提供に基づき掲載している。

自己物語から捉える戦後の患者社会——第二部をふり返って

患者たちは村社会の枠を用いて生活組織を形成し、患者同士共に支えあう仲間としての「平等の論理」を形成した。また患者社会は病者の社会でもあり、臨終を迎える者、盲人、不自由な者、子供といったさらなる弱者を支えるシステムとして「弱者の論理」を作り出した。そして戦後、このふたつの論理を支えてきた活動や生活環境に変化が生じ始める。第二部では5人の語り手たちの語りを紹介してきたが、主に第8章・9章で記述したふたりのライフストーリーとともに、戦後における患者社会の変容を取り上げたい。

患者社会において生活のために相互に助け合ってきた活動といえば、患者作業と共同生活であろう。そしてこれらの活動に大きな影響を与えたのは、本来担うべき役割を管理運営組織が行うようになったこと、いわゆる療養所の近代化である。戦後管理運営組織は、本来の役割を果たすべく徐々にその機能を取り戻していった。たとえばそのひとつが患者社会で「作業返還」と呼ばれている患者作業の患者から職員への切り替えである。1950年頃より病棟看護から始まった作業の職員化は、不自由舎付添作業へと拡大していった。その後も順調に移行していき、切り替わる患者作業の数は年を追うごとに増加していった。また1959年の国民年金法の制定によって、障害年金や老齢年金の受給者は作業従事資格がなくなった。さらに1971年になると、入所者に障害年金1級相当の給与金が支給されるようになったため、収入目的で作業へ従事する者は減少していった。このことがますます患者作業の患者から職員への切り替えを加速させたといえる。すでに1990年代に入ると、患者作業は園内の緑化、清掃、図書管理、ガーゼのばしなどの軽作業がわずかに残されている程度であった。また患者たちはボランティアとして作業に従事するのであって、以前の患者作業に付与されていた小遣い稼ぎや相互扶助といった意味合いは少しずつ消え失せていった

（全国ハンセン病療養所入所者協議会 2001：210-219）。一方居住環境といえば、多磨全生園では１９４７年に一部屋一夫婦制を目標とした居室替えが実施された。その後も夫婦舎から段階的に舎の建て替えが進められ、独身軽症舎を含めたすべての居室の個室化が完了したのは１９７０年代後半である（全国ハンセン病療養所入所者協議会 2001：231-242）。このように戦後の療養所は互いに支え合わなければ生活ができない環境が徐々に減少していき、これに従い患者集団の紐帯は弱まっていったといえる。

特に戦後の患者社会で象徴的な出来事といえば、１９５９年の国民年金法の制定であろう。この法は国民の共同連帯の名の下で社会的弱者を救済するシステムであり、当然ハンセン病患者もその対象となった。具体的な対象者は患者のなかで高齢者や盲人、不自由な者たちの一部であったが、彼らは健康な者たちが患者作業に励んで得た額以上の金銭を手にするようになった。さらに付け加えれば、国民年金法が当初は外国人に適用されなかったため、これまで患者社会では表だって意識されることのなかった在日朝鮮・韓国人というカテゴリーを新たに浮き彫りにすることになった。この点は第９章の國本さんのライフストーリーを参照してもらいたい。結局生活保護法を柔軟に適応することによって、患者社会の金銭的な不均等は解消されたが、患者社会では実に10年以上にわたって年金問題として意識された出来事だった。

一方患者社会のなかで年金問題が浮上してきた時期、時代はまさに高度経済成長のさなかであった。その頃比較的軽症な者のなかに療養所に籍を置きつつ日雇い労働などに従事する労務外出者が出始め、患者作業よりも多くの金銭を稼いで帰ってくるようになった。また所内に企業を誘致し、下請け作業を請け負うことで一定の収入を保障する所内授産施設が作られた。作業に従事する者は一般患者よりも高い収入が得られたため、患者集団の分断はさらに深刻さを増した。

このような情勢のなかで、１９６６年に患者自治会が閉鎖に追い込まれた。理由は第8章のOさんのライフストーリーにもあるように選出者の相次ぐ辞退が原因だった。労務外出や所内授産施設で働くことが仲間のために働くことよりも優先された結果であった。２年９か月のブランクののち再出発した自治会は、閉鎖前に辞退を繰り返していた若く健康度の高い者たちではなく、盲人や不自由な者が入ったメンバーで構成された。役員たちの平均年齢は以前よりも高くなり、一般患者から「びっことめくら」の自治会だと揶揄されながらも、彼らの手によって患者自治会は再建されることになった。彼らはこれまでの活動を通じて勝ち取ってきた自治機能を管理運営組織へ返却することを提案した。運動団体として会を存続させることを目的に、組織を自分たちの身の丈に合ったサイズにまで縮小させた(多磨全生園患者自治会 1979 : 246-247)。

また彼らにとって患者社会の多様化は、分断あるいは終焉と受け止められた。そして療養所の再編成が活発に議論され始めた時期でもあった。再建自治会が翌年に取り組んだ事業のひとつに多磨全生園設立六十周年記念行事があったが、この事業においてハンセン病に関する文献資料を残すための資料館作り、さらに療養所を緑ある土地として後世に残すことを目的とした緑化事業が計画された。Oさんがライフワークと位置づけていた資料収集は前者の事業に由来する。当時の自治会長はこのような自集団を見つめ直す事業を次のように振り返っている。

「国立療養所多磨全生園が、第一区府県立全生病院として発足したのは一九〇九年九月二十八日である。ハンセン氏病療養所の終焉は近づいており、再編成か併設か、各施設とも決断を迫られるときが近づいている。これは避けて通ることのできない歴史の必然であり、各施設とも、この問題を巡って真剣な討議と探究が始まっているものと思う。…〈中略〉…われわれ患者自治会は、こうした現実を無視して、目先だけの運動をする気にはならないし、われわれ自身の年齢を考えると悠長な運動もできないのである。多磨支部患者自治会が、一時閉鎖から再建されたのは一九六九年の十年前である。六月に再建して最初の仕事は、創立六十周年の記念事業であった。このときの会員の強い要望は、七十周年記念を迎える者は限られており、六十周年が最後になるかも知れないから、思い出になるような記念事業を考えてほしいと言うことであった」(松本 1979)。

患者文化の存続が危機にさらされるなか、自治会長は七十周年記念行事が迎えられない先輩患者のために六十周年事業を企画したという。事業の計画者に盲人や不自由者といったメンバーが含まれていたことは、患者社会が独自に発展させた「病者の論理」と無関係ではないだろう。患者文化の中心は活動を実質的に支えていた健康度の高い若い者たちというより、病いを重くして活動から退いた不自由な年配者にあったのかもしれない。いずれにしても戦後の患者文化の継承には、若い者たちと古い者たちとの病い経験の差異が深く影響していたと思われる。

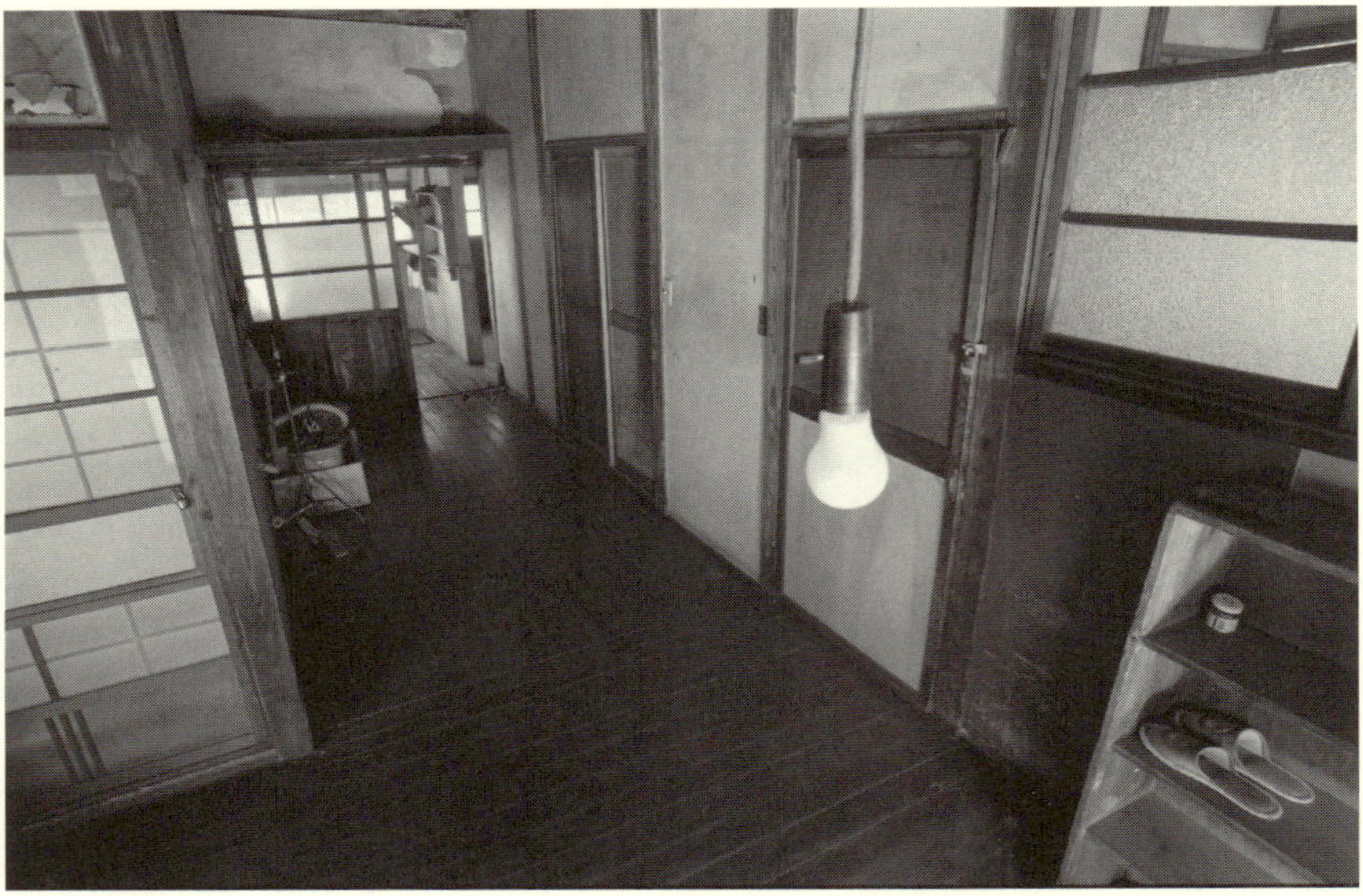

百合舎（少女舎）玄関風景

今はツタが生い茂る子供舎

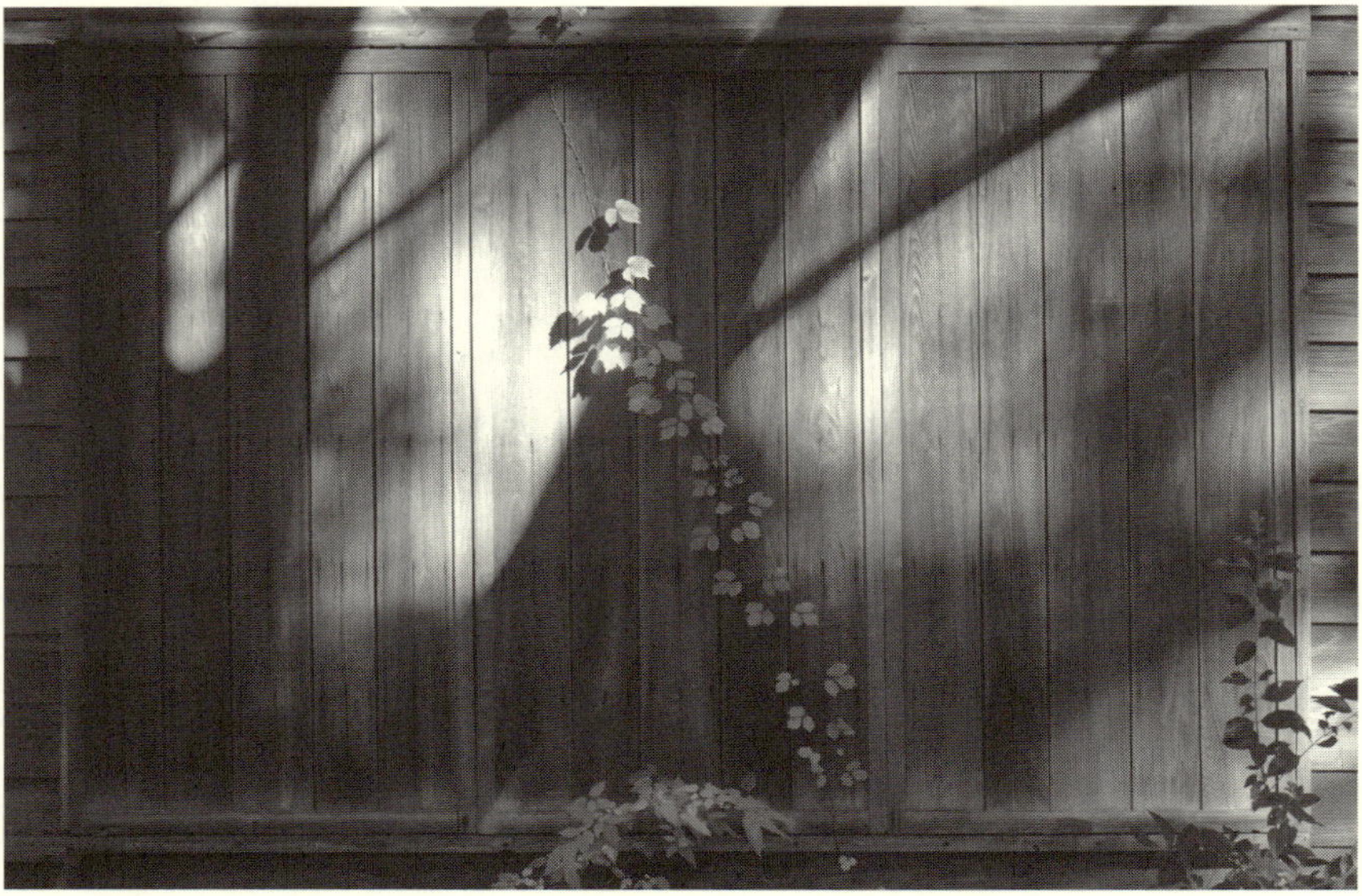

第三部

消えゆく患者集団の記憶の果てに

第三部では療養所社会よりも広域な社会を視野にいれて患者文化を捉えることを目的としたい。そのために第三部本論に入る前に新たな概念枠組を追加したいと考える。

まず集団の枠とはなにか。アルヴァックスが考えていたものとは、日常的な小集団である家族、仲間集団、地域といった第一次集団から、さらには学校、職業、政治、宗教、芸術、科学、社会階級といった第二次集団を含め、人々の活動を通じて生じる集団の集合表象のことである。そしてこれらの諸集団における枠は互いに関連し合いながら、それぞれの枠を継承・維持している（Halbwachs［1950］1997=1989：95）。一方諸集団の上や外に位置している集合表象は、諸集団を横断して機能し、異なる社会的状況のもとにいる人間を同一カテゴリーのうちに集める力をもつ（Halbwachs［1938］1955=1958：214-215）。アルヴァックスにおいては共同組織体の枠、歴史あるいは集合的な世論、国民精神と必ずしも一貫した言葉で示されているとは言い難いが、この枠には明らかに上述の諸集団における枠とは階層を異にした働きが想定されている（Halbwachs［1938］1955=1958：66）。

ではこの上位の枠にはどのような特徴がみられるだろうか。アルヴァックスが上位の枠として想定していた国民精神あるいは集合的な世論を具体的な諸集団と比較してみよう。局所的な活動範囲にとどまる諸集団の枠とは異なり、上位の枠はより広範囲にわたって影響力を及ぼしうる点が浮かび上がる。そこから上位の枠は影響力を及ぼす空間的なスケール（尺度）によって集団の枠とは階層を異にすると考えられる。次にアルヴァックスは歴史を上位の枠と想定していたが、諸集団の枠は集団の活動のなかで今も生きている人々の記憶に限定して捉えられていたのに対して、歴史は時代の移り変わりと共にすべてが更新されていく全体性のなかで捉えられている（Halbwachs［1950］1997=1989：88-89）。この点に着目すると、上位の枠は歴史性を保ちうる時間的なスケール（尺度）によって集団の枠とは階層を異にすると考えられる。さらに歴史とは出来事をそれが生じた環境から切り離し、比較検討できるような一定の年代や空間図式のなかに置き直す作業であり、このことによってあらゆる出来事が同一次元へと還元されうるのだという（Halbwachs [1950]1997=1989：94-95）。つまり諸集団の枠が日常的で具体的な活動から捉えられているのに対して、上位の枠は非人格的な観念的枠組や思考を通じて捉えられている。この点から上位の枠は観念・抽象的スケール（尺度）においても諸集団の枠とは階層を異にしている。そこで本書では上位の枠を「コードの形式」と位置づけ、文化コードとして捉えている諸集団の枠とは区別しておきたい。この上位の枠という新たな分析概念を加えたことで、広範囲な社会において流布しているハンセン病患者カテゴリーと、患者集団における患者カテゴリーとの相互関係を動的な社会過程のなかで捉えることが可能となる。以下各章の概略を示しておこう。

第10章ではハンセン病をめぐる意味づけが、ハンセン病訴訟運動を通じて変化していくプロセスを考察している。訴訟運動とは旧来のハンセン病政策を人権という視点から捉え直した運動であったが、その初期の段階では原告となるべき患者たちは自分たちの被害について沈黙していた。その後彼らはいかにしてこれまでの人生を人権侵害として語るようになったのだろうか。また訴訟のために準備された語りは、勝訴という結果によってさらなる発展を遂げることになった。運動の語りが他の語りを凌駕し広域的な範囲に影響を及ぼす語りへと成長していくなかで、患者集団はどのような策を講じて自らの語りを保守したのだろうか。

第11章ではハンセン病資料館という場において、患者集団の記憶が国家の歴史へと再編成されていく過程を追っている。２００７年、高松宮記念ハンセン病資料館は国立ハンセン病資料館として再出発することになった。そこでの展示は訴訟結果を踏まえた新しいハンセン病に対する国家の歴史認識を、広く一般国民に理解してもらうことを目的としていた。一方以前の展示は患者集団の視点で療養所の歴史を捉えたものであったが、彼らの記憶は必ずしも広く理解され得るものではなく、一般国民のまなざしから捉えると一貫性に欠け混沌としたなにかに過ぎなかった。資料館のリニューアルを通して、歴史を語る主体が患者集団から国家へと入れ替わったが、果たしてこのことはなにを意味するのだろうか。本章はこの点を明らかにしたい。

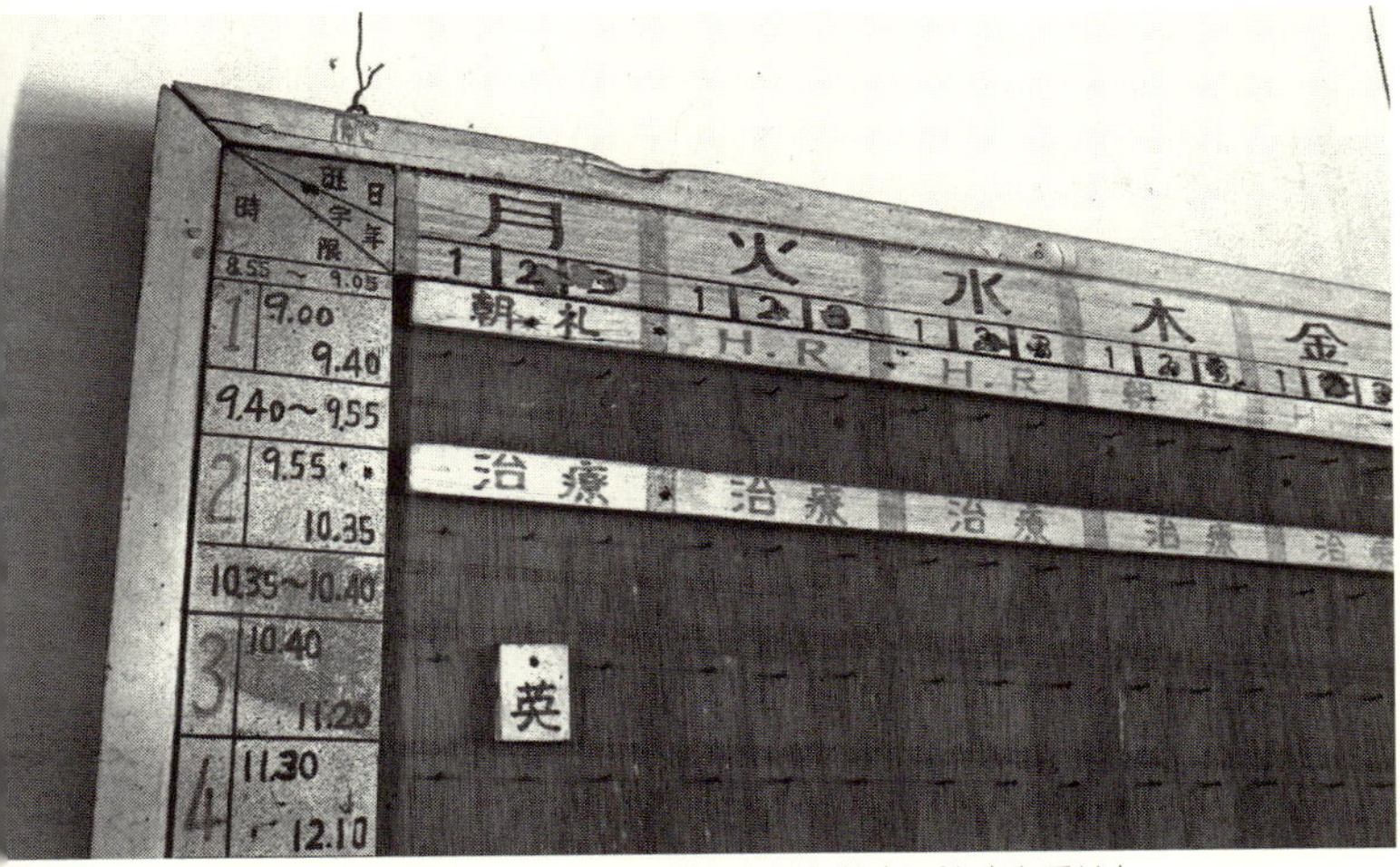

学校が一日授業になると、子供たちは午前中に治療を受けた

第10章 ハンセン病問題を捉える運動の語り

物語の移り変わりと患者集団の記憶

第1節　はじめに

本章の目的は弁護士へのインタビューとハンセン病訴訟の裁判記録をもとに、人間としての尊厳の回復を主張した訴訟運動の語りがどのように生成されたのか、その過程について考察することにある。

「被害に始まり、被害に終わる」。この言葉は、賠償訴訟における法廷戦術の基本として語られた言葉である（ハンセン病違憲国賠訴訟弁護団 2003）。被害の立証を行い勝訴へと導くこと、原告弁護団はそれこそが自らの役割であると位置づけて裁判を争った。また弁護団はこの裁判は金銭による賠償だけではなく、患者たちの将来の在園保障や社会復帰政策を見据えた政策形成訴訟であることを強調して原告の掘り起こしを行った。そして政策形成訴訟であるからには、世論の巻き込みは欠かせないとしてメディアを積極的に活用することを戦略的に位置づけたことも、この訴訟の特徴である（中国「残留孤児」国家賠償訴訟弁護団全国連絡会 2009）[1]。

しかし一方で患者たちは、隔離という苦境を生き抜き、生活のために手を取り合ってきたという患者社会のなかで培われた独自のリアリティをもっていた。そのため訴訟という文脈のなかで自分自身を被害者として同定し、自分たちの生きてきた歴史を受動的な犠牲者の物語として語ることに、ある距離を感じる者も少なくなかったのである。

判決から約10年。訴訟運動という限定された空間で作られた枠はひろく一般社会へと浸透してゆき、今ではハンセン病を意味づける際に用いられる代表的な枠へと発展した。つまりある集団の枠が一般社会の枠へと進化すると、枠はその出自たる集団のメンバーではなかった人々に対しても浸透し、広範囲に渡って影響を及ぼすようになる。

以下では訴訟の立役者でもある弁護団が、被害立証において患者たちの語りのなにを取捨して、訴訟運動の枠を結晶化させていったのかを示す。次に訴訟運動が一般社会に対して自らの枠を浸透させるために用いたメディアや法廷という制度的装置に着目し、訴訟運動の枠はどのような発展を遂げていったのかについて分析する。さらに今一度患者たちの語りに立ち戻り、ハンセン病を意味づける新たな枠にどのように対処していたのかについて記述したい。

第2節　背景——ハンセン病訴訟の概要

本論に入る前に、まずは訴訟の概要とその争点について説明しておきたい。

ハンセン病訴訟は、１９９８年7月31日に熊本地方裁判所において国家賠償請求事件として提訴された損害賠償訴訟である。入所者13名から始まった訴訟は拡大の一途をたどり、１９９９年3月には東京地方裁判所、１９９９年９月には岡山地方裁判所へ、らい予防法人権侵害謝罪・国家賠償請求を提訴した。原告の数も熊本訴訟判決前には１７００名にのぼり、関与した弁護士の数は１３０名を超えるなどかつてない大規模な集団訴訟となった。そして２００1年5月11日、熊本地裁により原告勝訴の判決が下され、国が控訴を断念したことでこの一連の裁判は終結した。

まずこの裁判の発端を示しておこう。１９９６年、長きに渡ったらい予防法は廃止された。その後も入所者たちが療養所で生活できる在園保障は確保されたが、退所のための具体的な政策に関する議論はなかなか進まなかった。また法が廃止になってもそれを知る者は関係者にとどまり、社会は一向にハンセン病患者に無関心であった。こうした事態のなかで原告や原告弁護団は立ち上がった。彼らは裁判を起こした理由を、原告たちの人間としての尊厳の回復にあり、そのための政策要求であったと説明する。

では彼らのいう人間としての尊厳の回復が意味するものとはなにか。ハンセン病隔離政策とは患者を家族や故郷からはぎ取り、療養所に長期隔離することだった。患者たちは収容された療養所で、自分たちの生活を成り立たせるために労働を強いられ、患者同士が結婚する際には避妊手術が前提とされ、妊娠した者は堕胎が強制された。またこの隔離政策は疾病の解明や治療体制が整った時代になっても不必要に継続されたため、隔離政策による剥奪は彼らの過去にとどまらず、個人に開かれていたはずの多様な人生をも奪ってしまった。原告たちが望む人間としての尊厳の回復とは、このような事態を招いた責任の所在を明らかにし、ハンセン病への社会的差別を撤廃することであった。そのためにも国による謝罪は不可欠であると訴えたのだ。また人間としての尊厳が回復され患者たちが一般社会へと踏み出すには、社会復帰のための社会保障の実現および適切な経済的保障などを必要とする。形だけにとどまらない実質的な政策形成を求めてゆくためにも、この点も裁判所という場で正式に認証されることを要求した。

つまりこの裁判は原告たちの人間としての尊厳の回復を目的とし、その手段として①国による謝罪、②社会復帰のための施策、③適切な経済的保障を勝ち取る闘いだったと位置づけられている。

第3節　訴訟運動における枠の生成

以下ではハンセン病裁判記録とハンセン病西日本訴訟を担当した弁護士へのインタビューをもとに(2)、訴訟運動の枠がどのように生成され、一般社会へ流布していったのかをみていくことにしよう。

1　語りの取捨――「語らない」患者たちの語り

原告弁護団による訴訟記録『開かれた扉』では、被害を語らない原告たちが徐々に目覚め、雄弁に自らの被害を語るようになったことが示されている。ここでは弁護団のいう被害を語らないとはどういった状況を指して表現されたものなのかについて考えてみたい。そもそもコミュニケーションとは、自己と他者との相互作用の連続によって成立するものである。つまり被害を語らないとは患者たちが被害について聞き出そうとする弁護士の質問に無言で答えない状態を指しているわけではない。むしろ患者たちは僻地の療養所までわざわざ足を運び、真摯に耳を傾けてくれる弁護士に対し、彼らなりの言葉を尽くして話をしていたのである。こぼれ落ちた語りを読み解くことによって、結果的に弁護団が求めていた語りが浮き彫りにもなる。弁護団はどのような語りを被害と捉え、彼らの語りを取捨していたのだろうか。

訴訟初期、弁護団は被害立証に向けて療養所の患者たちへ聞き取りを始めていたが、この被害立証そのものが難航した。弁護士たちが訴訟の目標を立て尋問事項を練りあげて患者たちに向かっても、彼らは被害を語らないのである。被害の代わりに彼らが語っていたものは、療養所という環境にいかに適応してきたかという語りであった。

「昔はつらかったけど、ありがたいこと、今は幸せ。なんにも言うことはありません」。この発言を前に被害立証を担当していたT弁護士はなにも聞き取れなかったと聞き取りをあきらめかけたことがあった（ハンセン病違憲国賠訴訟弁護団 2003：187）。別の言い方をすれば、被害を口にしないため、彼らにとって沈黙（語らない）と意味づけられた語りである。実はこの語りは私も調査フィールドでよく耳にした語りであり、療養所内の患者社会における基本的な語りのトーンでもある。療養所という環境への適応の語りは、彼らが生きてきた集合的な時間や出来事などとの整合性が強く、患者集団の視点でみると外的一貫性が比較的整って表出されることが多い。また療養所という環境へ適応するため、ともに助け合った活動のなかから生まれた文化コードに沿って表出されるため、患者たちのあいだでは、比較的広く流通している語り口の一つである。しかしこうした療養所という環境へ適応を示す彼らの語りは、弁護団が求めている語りではなかったのだ。

そもそも被害を語らない理由は弁護士たちの聞き方に問題があったというより、被害を語ること自体に存在した。弁護士たちが求めていた被害の語りは、語り手が患者集団としての集合的な流れから自らを切り離す作業を必要としていた。つまり語り手はこれまで自明のものとして意識していなかった自らの過去の経験に対して距離をもち、新しい状況に照らして意味づけ直す作業を必要とする。特に被害に向き合うことは人権というコードの様式から、過去の経験を意味づけ直すことであり、自らがどんなに不合理に人権を侵害されたのかという、すべてにおいてさせられた強いられたで終始する客体としての自己を受容することである。ゆえに被害者として自己の提示は、その意味では自己の無力さの提示でもある。

被害立証を担当したT弁護士には、ひとつの苦い思い出がある。ハンセン病訴訟の発起人でもある島比呂志の本人尋問がそれである。島の尋問は最初の原告本人尋問だったことから、訴訟全体にインパクトを与える重要な布石と位置づけられていた。それを担当したT弁護士は、当時を振り返り次のように語った。

T：彼から聞いたこととか、それから彼がいろいろこう、今まで書いてきたもののなかに表れてる彼の被害とか、そういうことを中心にした陳述書を作ったんだけど、それはもう破棄。だから彼は、自分の被害じゃなくって、らい予防法の違憲性とかを語りたいわけですよ。もう大変に、島比呂志さんの尋問は分かりにくいものになって(3)。

らい予防法の違憲性や隔離政策の不必要性を追及するのは、本来弁護士の役割であって原告の役割ではない。いくらT弁護士が説明しても、彼は告発者としてらい予防法の違憲性を主張したかったのであり、要求された原告としての役割を受け入れることはなかった。この本人尋問は弁護団のなかで改めてハンセン病問題の難しさを実感する出来事となり、被害を語れる原告を再検討するという戦術の立て直しをはかるきっかけとなった（ハンセン病違憲国賠訴訟弁護団 2003：134-136）。

問題の困難さは原告の掘り起こしにおいても露呈した。当初全国ハンセン病療養所入所者協議会（全療協）は、非協力の立場をとっていた。その理由はこの訴訟が患者運動のこれまでの活動理念と整合しなかったからである。

前述の通り1996年にらい予防法は廃止された。これに先鞭をつけたのが全療協であった。高齢化した患者たちは予防法廃止によって、将来の療養所での生活が脅かされるのではないかと強い不安を抱いた。そんな患者たちを説得し、また厚生省に廃止後の在園保障を約束させたのが全療協であり、各療養所の患者自治会であった。ゆえに患者運動役員たちは、自分たちの手で自分たちを苦しめ続けてきた法律に終止符を打ったと考えていた。すでに終わったことを蒸し返し、一見すると金銭目的ともとれるこの訴訟に否定的だったのだ。

U弁護士が、最初に曽我野一美と会ったのは、訴訟の説明会がきっかけだった。曽我野は当時大島青松園（香川）自治会長であり、全療協においても要職についていた人物だった。曽我野はこの訴訟の重要性を熱弁する弁護士との議論のすえ、自分なりの理解をつけて訴訟運動へと参加するにいたるが、当初はこの訴訟運動に消極的だった。

U：当時自治会長をしてたような人たちにはね、自分たちがこれまで一生懸命して、療養所の状況を改善してきた。法律も廃止させたと。それを彼らは否定するって。彼らから否定されるっていうような気持ちは、僕はあったと思いますよ、やっぱりね。(4)

最初に提訴した原告のなかには、患者社会からはずれ自由にたち振る舞ってきたと他の患者たちから評価されていた者も含まれていた。彼らはある意味患者社会の文化コードの影響が、他の患者よりも強く及んでいなかったのかもしれない。それゆえに患者社会の中枢で、患者たちのために活動してきたと自負する患者運動役員たちにとって、彼らと一緒に活動していくことは考えられなかったのだろう。

こうした患者たちの拒絶は予想外だったが、訴訟を「始めた以上は勝たなきゃいけない」。弁護士たちは粘り強く説明会を開き、興味をもつ患者がいれば出向いて訴訟の意義を説明して歩いた。当時の療養所入所者の1割にあたる500名を目標に原告の掘り起こしを行ったが、それを達成するのに2年以上の歳月を必要とした（ハンセン病違憲国賠訴訟弁護団 2003：378）。

2　語りの共通性を作り出す――「隔離被害」と「スティグマによる被害」

当初、原告となる対象を療養所入所者に据えていたこともあり、療養所という隔離収容が実践された場で被害を見いだすことが優先された。たとえば入所の強制、消毒の実施、収容列車での輸送、外出の禁止、断種堕胎の強制、入所者による患者作業、劣悪な医療環境や住環境などであり、これらはよく知られている被害の諸相である。

しかし裁判官に向けてこの実態を具体的に示すことがなかなかうまくいかなかった。その理由はすべてが過去の出来事だからである。訴訟当時、療養所の生活は患者運動による粘り強い活動や施設の近代化によって、以前に比べると格段に改善されていた。外出も自由になり、一定程度の生活保障があり給与金も支給されていた。医療も無料、食事や居住に金がかからない彼らの生活のどこに被害があるのか。今をみる裁判官には原告たちの被害は伝わらなかった。目の前にない彼らの被害は、彼らの人生を振り返り想像することでしか像を結ばない。だからこそ隔離を象徴する高い壁、船でしかつけなかった孤島という立地、異様なまでに整然と並ぶ患者地区の居住群といった今の様子から、原告たちの被害を明らかにしていく必要があった。

ところが新たに原告として、沖縄の入所者や社会復帰者も参加することになった。沖縄は周知の通り1972年までアメリカの統治下にあったため、ハンセン病に対する医療体制が本土とは異なっていた。保険適応による外来治療が可能であり、入所者のなかには社会復帰経験者も多い。ゆえにこれまでの隔離被害に重きを置く被害立証では、入所年数が長い者ほど被害は大きく重いという原告の差別化へとつながりかねなかった。原告の間で被害の比重をつけさせないために、原告弁護団の戦略を再検討して新たな枠組みで被害立証を考えることが必要になった。そこで考え出されたのが東日本訴訟原告弁護団による「スティグマによる被害（烙印付けによる被害）」である。

彼らによって提案された新たな被害立証は、被害を社会構造の視点で捉えているところに特徴がある。つまり国がハンセン病隔離政策をとったことによってハンセン病患者への差別を構造化させ、国民の差別意識を助長したとする解釈である。これを用いることで、入所者や社会復帰者にとどまらず、その家族や友人知人などを含めて広くハンセン病によって差別を受けてきた人々を被害者と位置づけることが可能となる。ゆえに、多様な原告たちの被害をスティグマによる被害という一つのカテゴリーで提示できるという画期的な方法であった。

しかし二つの被害立証の方法は、弁護士のあいだで激しい議論を呼んだ。U弁護士は今では両者を取り入れた被害立証に賛同する立場を表明しているが、当初はスティグマによる被害の立証には消極的だったと話す。目の前にある隔離被害の立証があって、はじめてその先の目に見えないスティグマという抽象的な被害の理解につながるのである。U弁護士たちを含む西日本訴訟原告弁護団たちはそう考えていたからだった。

U：（「隔離被害」か「スティグマによる被害」か）それは本当は、分かちがたいもの、どちらを強調するかによるんです。それだけのことなんだけど、僕が思ってたのはね、スティグマ被害ってやっぱ見えない壁なんですよね。見えない壁を立証する以前に、見えてた時代の立証をしなければ、見えない壁は想像できないのではないかというのが。(5)

T弁護士もU弁護士同様に、最初はスティグマによる被害に批判的だったと話す。しかしT弁護士が実際身内にも病気を隠し続けている社会復帰経験者たちに会い、彼らの意見陳述を作成していくなかで、隔離被害ではとらえきれないスティグマによる被害を実感したと語る。

T：ひとたびここ（＝療養所）に結び付けられてしまったということが、どれだけ人生に大きなこう、影響を与えるか、取り返しのつかない影響を与えるかっていうことがだんだんわかってきたの。そこもやっぱりスティグマっていうことが、結びつきやすかった。胸に落ちやすかった。(6)

結局どちらか一方に限定する必然性はないという結論が導かれ、被害立証は隔離被害によるリアリティの追求と差別構造によるスティグマによる被害という二本立てでいくことになった。

3　語りの汎化――マスメディアの利用と法廷での正統性

被害の語りはどこで語られ、そして一般社会へと広まるきっかけを得たのだろうか。被害の語りはこれまでみてきたように訴訟に向けて準備された語りであり、療養所の患者社会で語られてきた語りとは異質でかつ対立的な語りであった。また訴訟が匿名による形式をとっていたため、患者社会とは異なる別の集団において、語りが支持され強化される必要があった。その役割を担ったのが訴訟における支援団体である。

先頭を切って提訴が行われた熊本という地は、公害訴訟を支援する市民運動団体が存在しており、原告弁護団とも良好な関係を築いていた。弁護団は提訴へ向けてそうした市民運動家たちに支援の要請を行い、積極的に一般市民の組織化を計画していった。こうした集会を開く戦略的な意図は、訴訟が利害関係のある当事者たちの問題に限定されるのではなく、利害と無関係な一般市民が賛同し共に闘う姿勢を示していることをアピールすることにあった。重要な法廷ごとに開かれる集会では原告たちにも積極的に発言を求めるなど、弁護士たちは参加者たちに支援の意義をその都度示し、活動の維持につとめた（ハンセン病違憲国賠訴訟弁護団 2003：95-96）。

特に訴訟の結審前にはマスメディアも大きく取り上げるようになっていった。T弁護士は2000人集会を計画した判決前夜の世論の盛り上がりを、「日本全国が感動したみたいな雰囲気」だったと語る。

T：こういう裁判はやっぱり世論が動かないと。最終的には国の政策で動かさないといけないので。国の政策が動くのは、国民の圧倒的な支持があると、もう動かざるを得なくなるわけ。しかも判決のとき、判決でたくさんの原告がわーって動いて、たくさんテレビに出ましたね。あの人たちのあいう姿がテレビにわーっと出て、その人たちがしかも、みんなすごいことを語ってて。(7)

カメラを前に原告たちは、闘病の末鼻の形状がなくなった容貌、曲がった手足をさらして訴えた。筆者が調査フィールドでインタビューしたある患者は、テレビで原告らのそうした姿を観て眉をひそめる患者が多くいたと話してくれたことがあった。一般社会が後遺症の重い彼らを患者の代表例だとみることに、同病者ながらも嫌悪感を抱いていたのだ。それは被害の語りで意味づけられるハンセン病の人生に自らを重ね合わせることができた者と、それができない者たちとのあいだの深い溝を示していた。

しかしメディアを含め世論は、原告たちのこうした肢体から、忌み嫌われた過去の歴史や壮絶な闘病生活を想像した。人々は病いに罹ったことで社会から隔離されて、療養所のなかで堪え忍んできた彼らの語りに耳を傾けはじめ、身近にはない新奇なストーリーとして関心を寄せた。その意味で被害の語りはそれだけでも十二分に社会へ浸透するだけの力を備えていた。

また訴訟活動への参加を通じて自分たちの役割を意識できた原告たちは、ためらいなく被害の語りにそって人生を語りはじめていた。こうした語りの作用についてT弁護士は次のように語る。

T：何を語らせようとしてるかっていうのは、おのずと伝わってはいくんだと思うんですよ。（法廷という）日常でない、非日常な場で。たぶん、語ってる人も被害を語らないといけないんだとは思ってると思うわけ。ある意味こうステージに立ってるというか。まあ、ある意味やっぱり自分を演じているような場だと思う。だから、そのことによって、自分が高揚して高められて、求められてるままに、すごくこう語る。(8)

T弁護士が感じたように、被害の語りは非日常的な場で自己の印象操作をすることも含まれる。法廷とはリアリティを追求する場というより言説闘争の場なのである。つまり本来被害の語りは法廷で正当性を争うための戦術的な語りであり、被告である国の言説を打ち砕くための闘争の語りであった。

こうした原告本人尋問は担当弁護士との間で周到な準備が重ねられ、練り上げられた結果でもあったが、弁護士との相互作用は特定の原告だけが経験するものではない。提訴にあたって提出される陳述書の作成において、原告と弁護士の双方でやりとりが交わされる。その相互作用のなかで被害の語りは作り出されていったのである。つまり患者たちは語る力をもっていなかったのではなく、被害を語る枠をもっていなかったのだ。問題は彼らに過去の経験を従来の患者集団のコードから引きはがし、人権という新たなコードの様式にそって再解釈させ語らせることであった。その活動は決してひとりで行えるものではなく、その語りを引き出しかつその語りを強化し、結晶化してくれる相手を必要とした。その役割を担ったのが弁護士たちだったのである。

第4節　新しい語りの発展と患者たちの解釈活動

1　訴訟運動の語りの発展過程

ここでは訴訟運動のプロセスにそって被害の語りを捉え、この語りが一般社会へと拡散されていくに至った要因について検討してみたい。ハンセン病患者というカテゴリーをめぐって、いくつもの語り方があったにもかかわらず、なぜ被害の語りは発展したのだろうか。

被害の語りのはじまりは沈黙からだった。ハンセン病患者は何十年と続く隔離生活を、家族からも見捨てられる病いに罹ったことによる必然的な結果であると考えこれを受け入れてきた。原告たちが以前の自分を「心の中までずっぽりと隔離の暮らしになじんでしまう」（ハンセン病違憲国賠訴訟弁護団 2003：313）と表現するように、この段階の語り手は無自覚であり、被害の語りは文化的に無意味な存在である。

変化は療養所の外部からもたらされた。らい予防法の廃止によって、それまで知られることがなかった療養所の様子が限定的だが外部へと伝わった。とりわけ療養所の現状が権利意識の高い弁護士たちの目にとまった。彼らの目には患者たちにとってなんでもなかった日常が被害として映り、見過ごせない問題と認知された。つまり被害の語りが知覚化されて輪郭を与えられた段階である。

被害を認知した弁護士たちは、次にその語り手を捜さなければならなかった。ところが訴訟運動を展開するうえで、最初に弁護士たちがぶつかった壁は原告となりうるべき患者たちとの意識の違いであった。彼らは過去の経験を被害として認識しておらず、それゆえに被害の語りが語れない。被害に無自覚な彼らに権利意識をもたせるために弁護士たちのとった方法は、療養所で訴訟の説明集会を開催したり、あるいは興味をもった患者に接触するなどの地道な原告の掘り起こしだった。対面的な相互作用は相手の意識を変化させる。つまり被害の語りは、権利意識をもった弁護士たちとの相互作用を通じて、患者たちの人権に関する意識が呼び起こされた結果であり、それによって彼らの口から語られるようになったのである。ある過去の経験が別の枠によって新たな意味を得た瞬間である。

さらにこの語りが広く発展するためには、選ばれた者の物語ではなく共通の物語であることが必要であった。まず弁護士たちが被害を原告たちの人生と結びつけて立証しようとしたことで、被害の語りが自分たちの人生の物語と関連するのだと原告たちに明示的に指し示すことができた。特にスティグマ被害はハンセン病にともなうスティグマが政策によって増幅されたとする主張であり、これによって多様な原告たちの経験をひとつの被害経験へと収斂させることを可能にした。つまり被害の語りは特定個人の物語ではなく、ハンセン病によって人生を左右されたすべての者たちの物語となったのである。このようにしてひとりではなく複数の人が自己の経験を組織化するのに必要な理解のパターンが整えられた。

しかしこのような理解のパターンが整ったとしても、このパターンを用いて経験を組織化する人々の活動がなければパターンはすぐに埋もれていってしまう。つまり理解のパターンが生産・再生産を繰り返し、ある集団の枠として機能するようになるには、相互作用を通じて集団としての意識を湧き起こらせる活動が必要となる。多くの場合共通する経験をもつ当事者によって形成されるが、本訴訟運動は家族や本人へ差別が向けられないよう原告の匿名告訴となった。実名をあかさないとするルールは、内部の患者社会でも建前として用いられた。そのため当事者による集団の形成（解釈共同体）には至らなかった。訴訟運動では市民たちによる支援活動団体が、語りを支持する協力者としての役割を果たしたといえる(9)。支援活動団体との交流のなかにあって、被害に対する理解のパターンは揺るぎない信頼のもと、積極的に傾聴され強化されていったことで訴訟運動の枠として定着していった。

そして訴訟運動の枠がさらなる発展の機会をつかんだのは、解釈共同体がより広範囲に及び社会的合意を得ることによってである。一般社会に流布する手段として、語り手をマス・メディアに登場させることは大きな効果を上げた。カメラの前で「すごいこと語るでしょ」と話すT弁護士の言葉に表現されているように、彼らによる被害の語りは新奇性とドラマ性を兼ね備えていると同時に、人権という一般社会でも通用する枠を借用していたため、広い範囲に浸透していく可能性を秘めていた。

また特にこの段階で重要な役割を果たしたのは、他でもない法廷という場であった。そこはある集団の文化コードがひろく社会に流布するコードの様式へと発展するのにうってつけの場所であり、そのためにも訴訟に勝つことは運動の立役者でもある弁護団においてなによりも重視された。最終的に勝訴というかたちで判決が確定したことで、被害の語りはひとつの集団の語りから、一般社会における支配的な語りへと揺るぎない地位を確保することに成功したといえる。このことは被害の語りが一般社会のなかで他の様々な語りのあり方に対して、決定的に優越するポジションを得たことでもあった。

このように振り返ってみると、訴訟運動とは国家におけるハンセン病に対する位置づけを修正しようとする活動であり、原告弁護団たちの試みは国家に正義を問いそれを糺す営みだったと位置づけられる。それはとりもなおさず国家の名によって行われた隔離を、国家の名において再統合することであったといえるだろう。

2　患者たちの解釈活動

このようにハンセン病を新たな文脈で意味づけるようになった被害の語りであるが、この語りが誕生する以前、患者社会のなかではどのような語りが共有されていたのだろうか。

ひとつには長い療養所生活を仕方ないと受け入れてきた語りがある。これは、第3節の1で示したように、弁護団にとっては沈黙の語りとされたものでもある。山本・加藤は療養所の女性たちにインタビューを行ってその結果をまとめているが、そこで聞き取られた語りには女性たちが堕胎は自分たちの判断だったと主体的に語るものがある。山本・加藤はこうした語りを「被害だけではない語り」と位置づけたが（山本・加藤 2008）、この語りは管理運営組織の文化コードにそって女性たちの過去の経験が組織化されて表出したものといえる。確かにこの語りは一見すると能動的に語られるが、その経験に対する語り手の評価は決して肯定的ではなく、「あきらめ」・「放棄」・「諦観」の表出をもって語られる。管理運営組織の文化コードにそった語りが受け継がれる背景には施設職員の患者との日常の重なりにあると考える。つまり閉ざされた療養所という場であっても、日常には様々なコードが重層的に使用されている。ある状況をともにした患者と職員が互いに経験を組織化するのに相手の集団のコードを使用することはむしろ当然のことである（Wieder 1974=1987）。そして重なりあう日常的な活動は、互いの文化コードの相互浸透の機会となる。

また療養所でインタビューをしていると、患者社会には管理運営組織の文化コードにそった語りとは違うもうひとつ別の語り口があることにも気づく。この語りは過酷な環境にあっても日々の生活を通じて患者同士共に手を携えて生きてきた助け合いの語りであり、「希望」・「誇り」・「充足」の評価でもってしめくくられる。とりわけこの語りには「同病相憐」「相互扶助」「同病者同士」といった言葉が採用される。また彼らがこのような助け合いについて語る際には、「先輩」という言葉を使うことがある。先輩という言葉が指し示している対象には年上の人だけではなくすでに亡くなった人も含まれており、年上の人を個人的ではなく集合的に話すときに用いられていた。またその言葉は過去の苦労を背負い患者社会の礎を築いたことに敬意を表す文脈で採用され、私などいわゆる「よそ者」に療養所内の話をするという場でよく表出されていたように思う。このことから語り手がこの言葉を使用する際には患者集団の意識の流れに身を置いて語っているのだということにも気づかされた。しかし患者集団の文化コードに沿った語りも管理運営組織の文化コードにそった語りと同様に、被害の語りではないために裁判の文脈では採用されなかったものである。両コードはともに療養所という環境において日々患者たちの経験を組織化してきたものであり、個人のレベルで考えれば、両コードにそった患者カテゴリーはどちらも自己のアイデンティティを構成しているものである。

その一方、被害の語りは弁護士をはじめとする市民活動団体を解釈共同体として生成された運動の語りである。また患者集団の文化コードや管理運営組織の文化コードとは対立や葛藤を引き起こすため、本来ならば患者社会内に安定して取り込まれることが難しかったはずである。それではなぜ、被害の語りは患者たちの経験を組織化する枠として成立し得たのだろうか。

訴訟後の患者社会の経過をたどることによって考察を重ねてみたい。筆者が最初に多磨全生園を訪れたのは2001年の夏だった。隣接する国立感染症研究所ハンセン病研究センターが主催する「第24回ハンセン病医学夏期大学講座」の受講を目的としていた。当時講義を担当する療養所講師だけでなく患者自治会役員たちも、療養所の存在や隔離政策に対してどちらともとれないあいまいな口ぶりだったことが印象に残った。のちにわかったことだったが、それは患者自治会をはじめ患者たちが訴訟に対し距離をもっていたことと関係していた。全生園では最終的に原告になった患者数は多いものの、積極的に活動した患者は10人にも満たなかった。訴訟期間中善意をもって足を運んでくれた弁護士に遠慮しながらも、訴訟に対して積極的な意思表示をしないという方法でやり過ごしていた。

しかし訴訟の結果によって被害の語りが一般社会で支配的な語りへと発展すると、これと矛盾するような文化コードで組織化される語りは、公の場で容易に口にできなくなった。夏期講座における患者自治会役員たちのとまどいは、こうした態度の表れだったと理解できる。

ところがその後、雄弁に被害を語る自治会役員たちをメディアや講演などの場で目にすることが増えていった。筆者とその場を一緒に目撃した患者からは「内ではそんなことといわないのにね」と苦笑されながらも、彼らは上手に内と外の顔を使い分ける戦術を取り始めた。つまり状況に応じた多彩な自己提示の方法を身につけ、支配的な語りへと成長した被害の語りを自在に操っていたのである。内外で語りの枠を使い分けるという戦術は、訴訟後も従来の患者社会の枠が語り手たちのなかで維持されていることを示す一方で、被害の語りは外部世界である一般社会と交渉・接触する際に用いる語りとして定着したといえるだろう。訴訟以降療養所が一般社会に統合される速度は加速したが、患者社会の語りが新しい語りによって上書きされてしまったわけではなかったのだ。

注

(1) 広く公共的なレベルでの政策遂行の是非、そのための資源調達と配分・給付の在り方、関連制度や法整備などに原告の参加が盛り込まれる訴訟を政策形成型訴訟と呼ぶ。具体的には、公害や薬害の被害者による訴訟、情報公開訴訟、公共事業差し止め訴訟などであり、近年注目されている訴訟形態である。

(2) 本章におけるインタビューデータは、ハンセン病訴訟における西日本訴訟を担当した2名の弁護士によるものである。共に中堅弁護士であり、医療分野を中心とした民事や刑事訴訟で実績がある。ハンセン病訴訟においても中核を担うポジションにあった。この大規模訴訟の弁護団のなかにあって、T弁護士は主に原告の損害立証を担当し、U弁護士は隔離政策に対する国の責任追及を担当した。

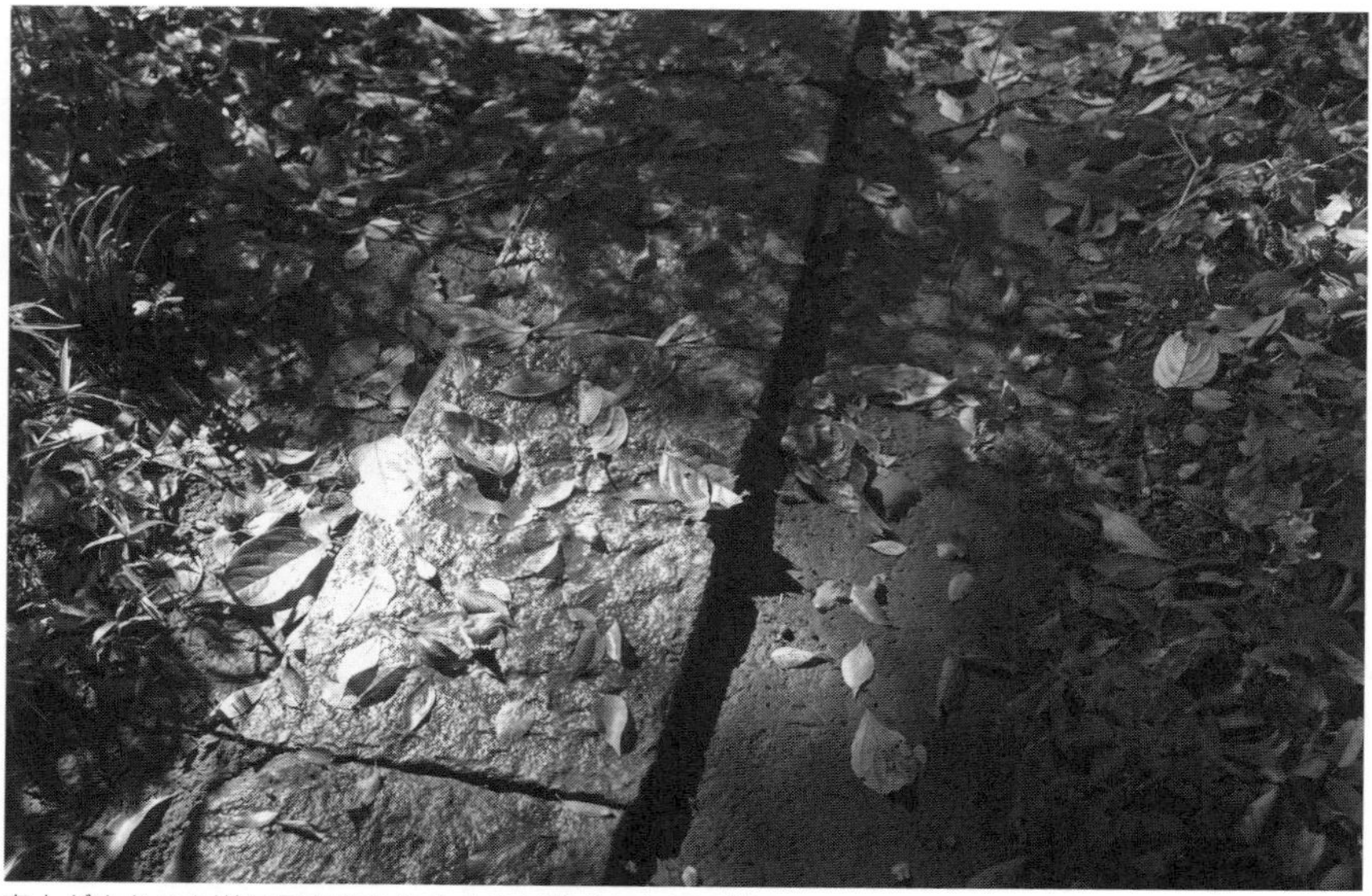

盲人がぬかるむ道に足を取られぬように敷かれた石の道

筆者とはハンセン病検証会議を機会に面識をもつようになった。彼らには本章の趣旨を説明して、インタビュー及び公表の許可を得ている。

(3) 2009年8月2日、ホテルロビーにて行ったT弁護士へのインタビューに依拠する。

(4) 2010年1月24日、ホテルロビーにて行ったU弁護士へのインタビューに依拠する。

(5) 2010年1月24日、ホテルロビーにて行ったU弁護士へのインタビューに依拠する。

(6) 2009年8月2日、ホテルロビーにて行ったT弁護士へのインタビューに依拠する。

(7) 2009年8月2日、ホテルロビーにて行ったT弁護士へのインタビューに依拠する。

(8) 2009年8月2日、ホテルロビーにて行ったT弁護士へのインタビューに依拠する。

(9) 各地に発足した市民による支援組織は、その後、国賠支援全国連として結束するまでに至る。

第11章　ハンセン病資料館における記憶と歴史

存在証明の場から歴史検証の場へ

第1節　はじめに

「なんだか私たちがもう昔の人みたいになっちゃって」。こう語ったのは現在も夫婦舎で夫と共に生活を続けているひとりの女性である。2007年4月に新しくオープンした国立ハンセン病資料館に姪を案内したときの印象だ。彼女は展示を一緒に見て自分の経験を重ねて語るということはせず、姪だけを残して先に部屋に帰ってしまったという。自分たちのことが展示されているのになんだか遠い感じがしたけれども、展示に「感動した」という姪を気遣い、その感じについては伝えなかったと彼女は話してくれた。

ハンセン病資料館は1993年、皇室との縁の深い藤楓協会40周年記念行事として計画されて開館し、その後ハンセン病訴訟をきっかけに大きなリニューアルが行われた。以前を知っている筆者からすると、新しくなった資料館に対して洗練されたという印象を受けたように思う。後に学芸員はリニューアルにあたって新たに展示品を集めたのではなく、ディスプレイを変えたのだと説明してくれた。

このディスプレイという手法は、ある企図に基づいて独自の解釈を行い自らの立場を明らかにすることであり、だからこそ企図に応じたさまざまな表現が成り立ちうるともいえる（金子 2003：56）。とりわけ立場を異にする論者によって解釈が分かれるテーマであればなおさらである。こう考えると新しい資料館に対して洗練されたという私の印象がある一方で、遠い感じがしたと違和感を語った女性との印象の差異はどういった展示企図の違いからくるのだろうか、という疑問が生じる。この点を踏まえたうえで、本章ではハンセン病資料館のリニューアル前後における展示企図の違いに着目し、そこで表現された意味について検討する。以下では新旧資料館が一般公開されるまでの過程およびそれぞれの展示風景を説明したのち、旧資料館づくりに率先してかかわったふたりの患者の視点を通して、患者社会のなかでそれぞれの資料館はどのように映っているのかを検討する。

第2節　旧資料館の成り立ち

1　計画段階での患者社会とのかかわり

資料館が開館した1993年頃を振り返ると、らい予防法廃止へと向かう動きがハンセン病を取り巻く環境のなかで徐々に芽生えていた時期であった。今日では旧資料館はハンセン病を知らない一般市民が彼らの生活を知る一つの手がかりになっていたと評価されているが、そもそもその設立の経緯はどのようなものだったのだろうか。

設立のきっかけは患者や家族への福祉事業を行っていた財団法人藤楓協会[1]の創立40周年にあり、この記念行事に資料館を建設しようという案が持ち上がった。実はこれまでに何度か資料館づくりが検討されていたのだが、なかなか実を結ぶまでには至らなかった。そのとき資料館づくりが具体化していったのは、設立への音頭をとった大谷藤郎（当時藤楓協会理事長）の強いリーダーシップによるところが大きかった。準備機関の根幹として「ハンセン病資料調査会」が設置され、学識経験者や患者を含む幅広い人材から委員が構成された。立地場所には多磨全生園が選ばれ、敷地面積約１０００㎡地上２階の建物を建設する計画が決定した。このように計画は一見すると順調に進んでいるようにみえた。

ところがいざ計画の実施となったところ、その資金の工面が計画通り進まなかった。ときはバブル経済がはじけた時期と重なった。当初は高松宮宣仁親王（当時藤楓協会総裁）の協力のもと、企業からの寄付金ですべてをまかなう予定だったが、その目標には到底及ばなかった。資金調達で苦戦しているという話は建設予定地となっていた多磨全生園の患者たちの耳にも入るようになっていた。そこで資料館づくりのために募金をとの声が上がり、患者自治会を中心に募金活動が展開された。この活動は全国国立ハンセン氏病療養所患者協議会（現：全国ハンセン病療養所入所者協議会。１９９６年に名称変更）を通してさらに広がりをみせ、全国の療養所で展開された（全国ハンセン病療養所入所者協議会 2001：91-95）。つまり本来患者たちとは無関係のはずの資料館づくりだったが、資金集めの段階から患者との関わりを深くもち、藤楓協会とも連携しながら進められていったのである。

開館予定1年前にして、実質的な活動機関として患者たち主導で構成された「ハンセン病資料館建設促進対策委員会」が設置された(2)。また展示品の収集に対する方針では「資料館は全園的なものであり、各療養所に資料収集の協力依頼をすること」に固まった。資料収集には多磨全生園・入所者SさんとRさんが中心的な役割を担った。その他古参の事務職員や当時の全生園元園長も彼らの収集活動へ同行し、13の国立ハンセン病療養所のみならず、私立の療養所まで含めたすべてのハンセン病療養所から展示品の収集を行った。今ある展示品のほとんどはこのとき集められた品々である。そしてRさんが展示プランとディスプレイの監修役となり、Sさんや古参事務職員はそのサポート役に回った。なかにはRさんの思想と異なる展示依頼も受けたが、その場合は提供元の関係患者がその解説文をつけるという方針を立てて対応した。個人の歴史観を押しつけるのではなく、患者社会で享受されている歴史観を大事にした。年表や写真パネルなど業者に頼むと高くつくため、極力数を減らしできるだけ多くのモノを展示することを意識した。なかでも展示コーナーの目玉のひとつにと、全生園の大人舎の再現が提案としてあがった。そのセットの製作にも大工経験のある患者が参加した。このように資料調査、収集、展示と資料館づくりが本格化するにつれて、その作業に患者が主体的にかかわることで資料館づくりが実現したといえるだろう。

2　旧資料館における設立の趣旨

上述の通り旧資料館の設立は藤楓協会の記念行事の一環であったものの、患者たちの実践的な関与なくしてその具体化は不可能だった。このような点を踏まえ旧資料館時代から学芸員を務める稲葉上道は、旧資料館設立を多磨全生園における患者自治会の歴史編纂活動とのつながりのなかで捉えている。１９６９年に再建された患者自治会は、患者社会の終焉をすでに意識し始めており、ことに節目となる創立70周年記念行事では患者たちの記録を後世に残す事業を計画し、患者社会の視点で綴った歴史記録『倶会一処《くえいっしょ》』を刊行した。また自治会によるハンセン氏病図書館が建設されると、患者たちの文芸作品にとどまらず、ハンセン病に関する広範囲に渡る資料収集を開始した。こうした患者による歴史編纂活動の動きはさらに発展してゆき、80周年記念行事では、前述の図書館に付属した資料展示室の設置が計画され、ここで収集された品々を展示するようになった。稲葉はこれらの活動を「保存から公開へと目的が拡大し、資料展示室は患者の生きた証を見せる手作りの博物館」へと向かったのだと指摘する。そして全生園で募金運動が始まったことで、旧資料館の設立趣旨には全生園患者自治会のこれまでの活動理念が継承されたと考察している（稲葉 2008：9–10）。

ここで患者たちの歴史編纂活動について説明を追加しておこう。１９７０年代から始まった全生園患者自治会の歴史編纂活動は、その後他の療養所患者自治会にも波及し、長島愛生園（岡山）や栗生楽泉園（群馬）などでも建物を含めた資料保存活動が行われていった。また以前にも全国国立ハンセン氏病療養所患者協議会によって『全患協運動史』が編纂されていたが、一つの契機となったのはやはり全生園の『倶会一処《くえいっしょ》』によるところが大きいだろう。患者たちの視線で綴る歴史書の制作は各患者自治会においてそれぞれの療養所のなり立ちに沿ったかたちで進められていった。これらを踏まえると90年代にはすでに全国規模で患者たちの歴史編纂活動が展開されていたともいえる。旧資料館づくりは全国規模の活動がひとつにまとまり、資料の保存から公開へとさらなる段階へと進んだものといえるだろう。

こうした患者たちの歴史編纂活動は、ハンセン病療養所のもつ意味が時代によって変化していたことと無関係ではない。医療の進歩に伴い、1970年代以降新しく入所してくる患者はほとんどいなくなる一方、患者たちの高齢化が始まり患者集団そのものが縮小していった。患者集団が歴史の編纂に着手したのもこのような時代背景によるものといえるが、それ以上に患者集団が集団としての自律性に気づき、自らの視点で療養所の歴史をふり返るというところまで文化を成熟させていたことが大きな要因だと考える。

さて方々から集められた資料はどのような企図から展示されたのか。旧資料館が配布用に作成したパンフレットの設立の趣旨から旧資料館の展示コンセプトを探ってみよう。

「…〈前略〉…彼らと彼らの先輩たちがつい最近まで、不治であり、天刑病であるとして社会から極度に嫌悪をされ、悲惨な境涯を辿らざるを得なかったことも、歴史の事実としてご承知の通りです。また、これらの患者保護のため、貞明皇后をはじめ皇室の方々、その一生を捧げられた内外の宗教家、医師、看護婦さんなど多くの尊い先人の活動は不滅の業績として残されており、こうした過去の事実を若い人々にも知って頂きたいと念願しております。…〈後略〉…」。

上記の設立の趣旨をまとめると、旧資料館で展示する内容は大きく2つ、忌み嫌われてきた患者たちの生きられた歴史と、皇室をはじめ医療看護福祉の分野において患者を支えた人々の業績である。(3)

第3節　旧資料館における展示手法

1　モノによるインパクト

旧資料館は5つのテーマ「先駆者たち」「年表に沿って――政策と患者たちの歩み」「事件と人物」「文学に生きる」「生き甲斐を創る」に沿って展示されていた。すでにない展示風景を正確に再現することは不可能であるが、何度か観覧した筆者の記憶と『高松宮ハンセン病資料館10周年記念誌』（国立ハンセン病資料館所蔵）を参照しつつ紹介していくことにしたい。

一階のロビーには上記の設立の趣旨と、大きな日本地図の上に全国の療養所を示したボタン式の展示パネルがあった。観覧者が知りたい療養所のボタンを押すとその所在地が光り一目でわかるという仕組みである。

展示のメインとなる二階へと順路をとる。階段を上がった二階最初のコーナーは皇室展示である。そこを通って第一のテーマ「先駆者たち」の展示に入る。「先駆者たち」では中世日本の救済者から近代の救済者まで約20人の宗教家、医師、看護師が紹介され、各人にちなんだ展示物と解説文が添えられていた（写真11-1）[4]。写真や絵画で人物が紹介され、ゆかりの品々を並べるという方法である。近年評価が分かれる光田健輔[5]においては、全生病院からはじまったハンセン病隔離政策への関与が紹介される一方で、正三位勲一等瑞宝章受章、ダミアン・ダットン賞受賞など多数表彰を受けたことも合わせて紹介されていた。「ともあれ、らいに明け、らいに暮れた光田健輔の足跡は是とするも非とするも、日本のらいの歴史のなかでひとつの時代を画した人の生涯であり、その時代背景をみずして語ることは出来ない」と締めくくられている（高松宮記念ハンセン病資料館 2004：84）。

次に展示テーマ「年表に沿って――政策と患者たちの歩み」のコーナーでは、単に時系列にハンセン病の歴史を追うのではなく、その多くが療養所の日常生活に関する品々の展示になっていた（写真11-2、11-3）。観覧者は療養所

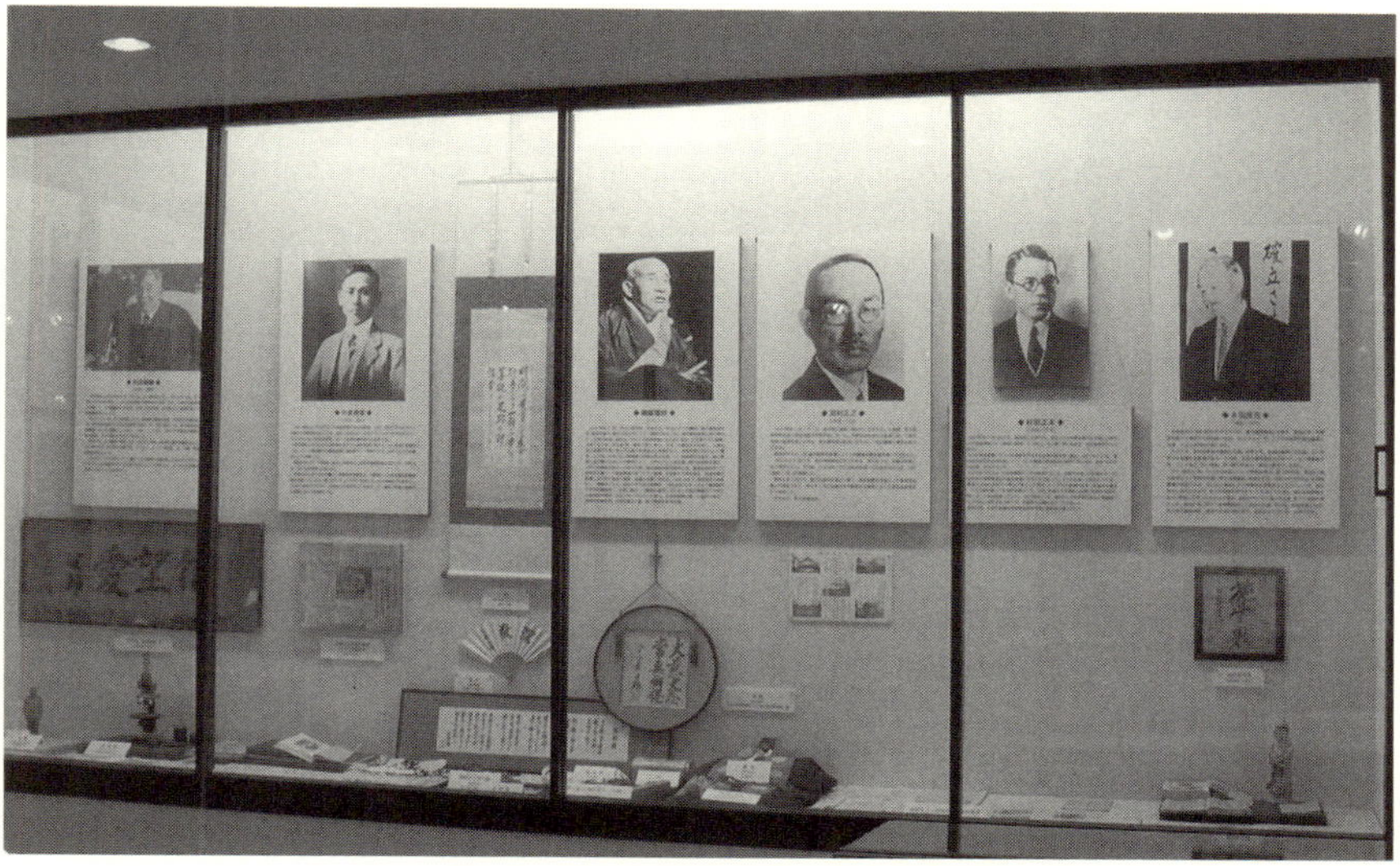

写真11-1　「先駆者たち」の展示風景

のなかにおける日常生活をモノを通して感じとることができた。

　このコーナーで最初に目に飛び込んでくるのは大きな釜である。松丘保養園園長・中条資俊[6]がハンセン病の治療薬の開発のために使用したTR釜[7]だという。化学治療が可能となったのは戦後であり、それまでは大風子油などでの治療が一般的であった。次にすでにかなり風化した木管は、栗生楽泉園寄贈の温泉管である。患者自ら療養所に温泉を引いたときに用いたとされる。源泉から療養所まで約4キロはあったといわれ、その作業の規模の大きさや過酷さを感じると同時に、草津の厳冬を耐え抜くには温泉は大変貴重な資源だったのだと気づく。そのほか患者作業に用いた大工用具、食事に用いたアルミの食器、水をくんで運搬した桶、理髪店のはさみやクシ、道の舗装に用いた敷石など、療養所生活を支えた品々は、療養所の日常を感じさせてくれる。このコーナーはとにかく多数の生活物品をみることができた。説明書きはむしろシンプルで患者たちが日常に使用してきた品々という以上の意味を帯びてはいなかった。

　ひときわ目立っていたのが、男子成人軽症舎である山吹舎であった（写真11-4）。12畳半の一室を原寸大で再現した

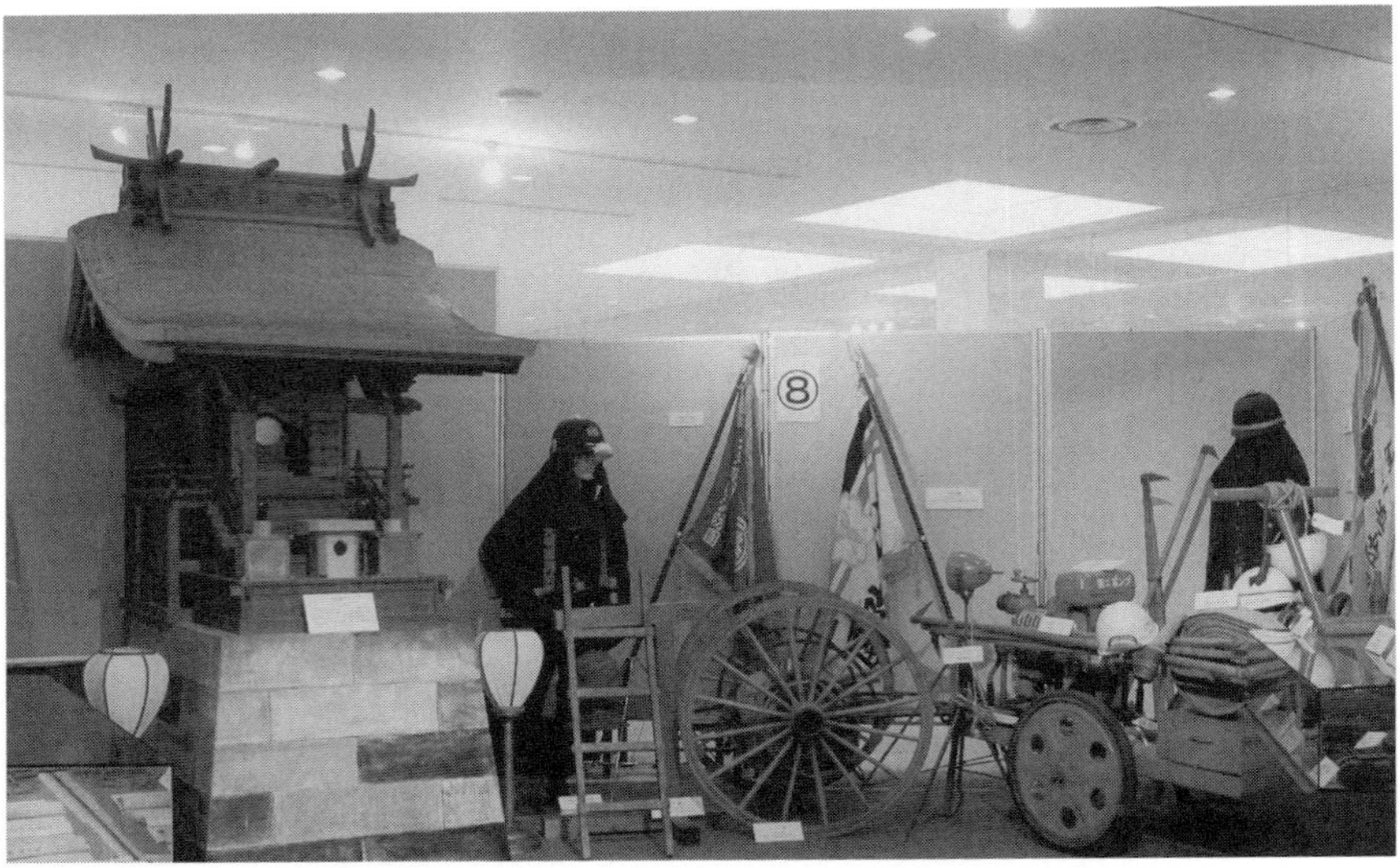

写真11- 2　「年表に沿って――政策と患者たちの歩み」の展示風景 1

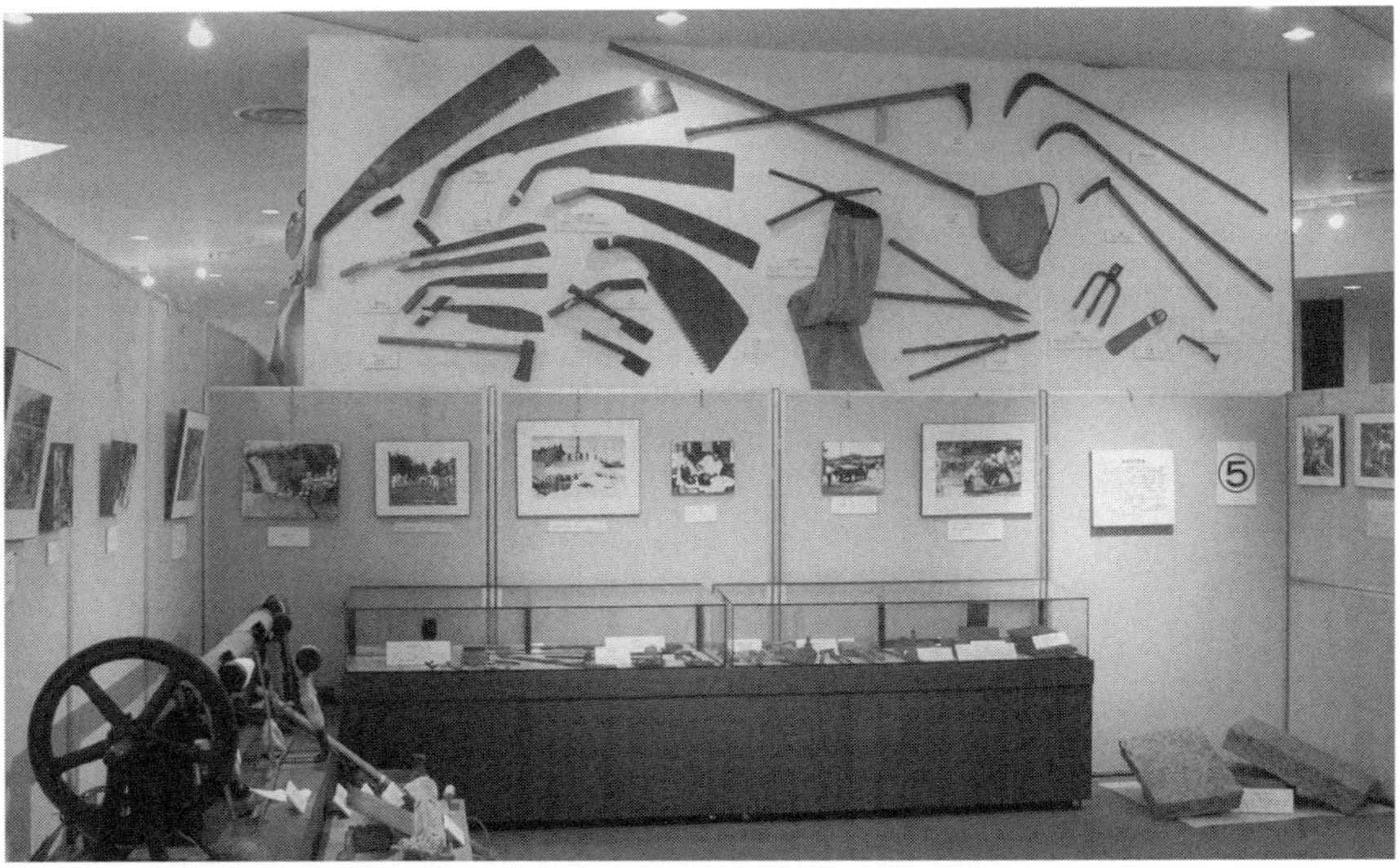

写真11- 3　「年表に沿って――政策と患者たちの歩み」の展示風景 2

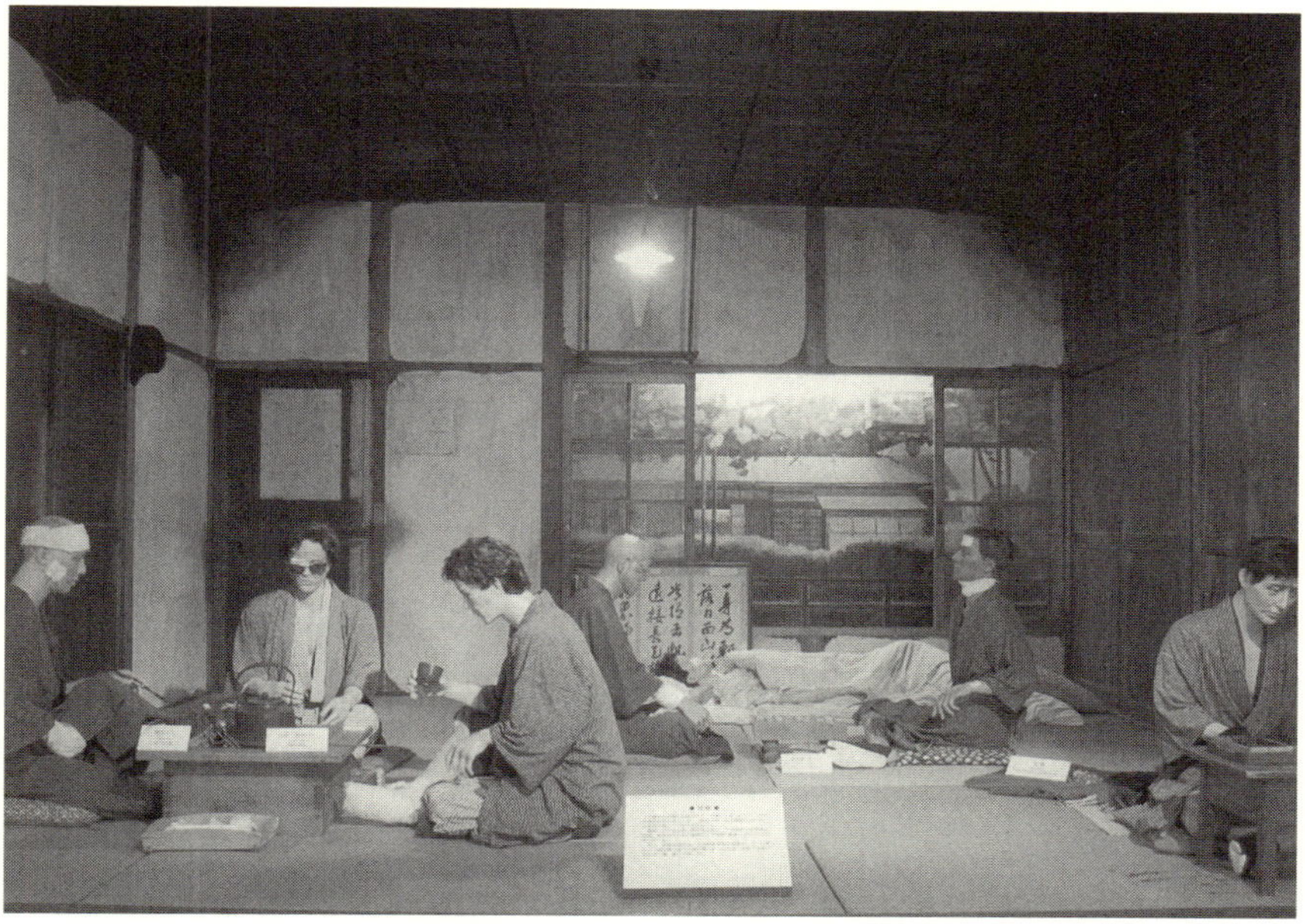

写真11-4　山吹舎の復元風景

セットには患者を模した7体のマネキンが配置されてあった。マネキンには療養所施設から配給された患者専用の着物が着せられてあり、時代は定かではないが娯楽の少ない時代と思われた。患者同士で将棋を指している者、炉端でお茶を飲んでいる者、書き物をしている者、具合が悪いのか布団をしいて横臥している者、それぞれが思い思いの時間を過ごしている風景があった。治療らしい治療もなくとりとめのない日々を過ごす現実が描かれ、完治の見込みのない病者の日常のむなしさを感じた。

そのほか消防団の制服、宗教施設や神社の模型、園内の学校で使われていた机などの展示からは、療養所が隔離の場所というよりは村社会的なコミュニティであったことに気づかされた。軽症で若い患者が消防団となり、重症の患者や子供たちの安全を守っていたと記す解説文からは、療養所が外部と遮断されすべてが内で完結していたことがうかがえた。まるで村人のような暮らしがこの療養所のなかで営まれていたのだと思った。資料館に来る前の私は療養所に絶滅収容所のイメージを重ねていたのだが、展示されている様子が

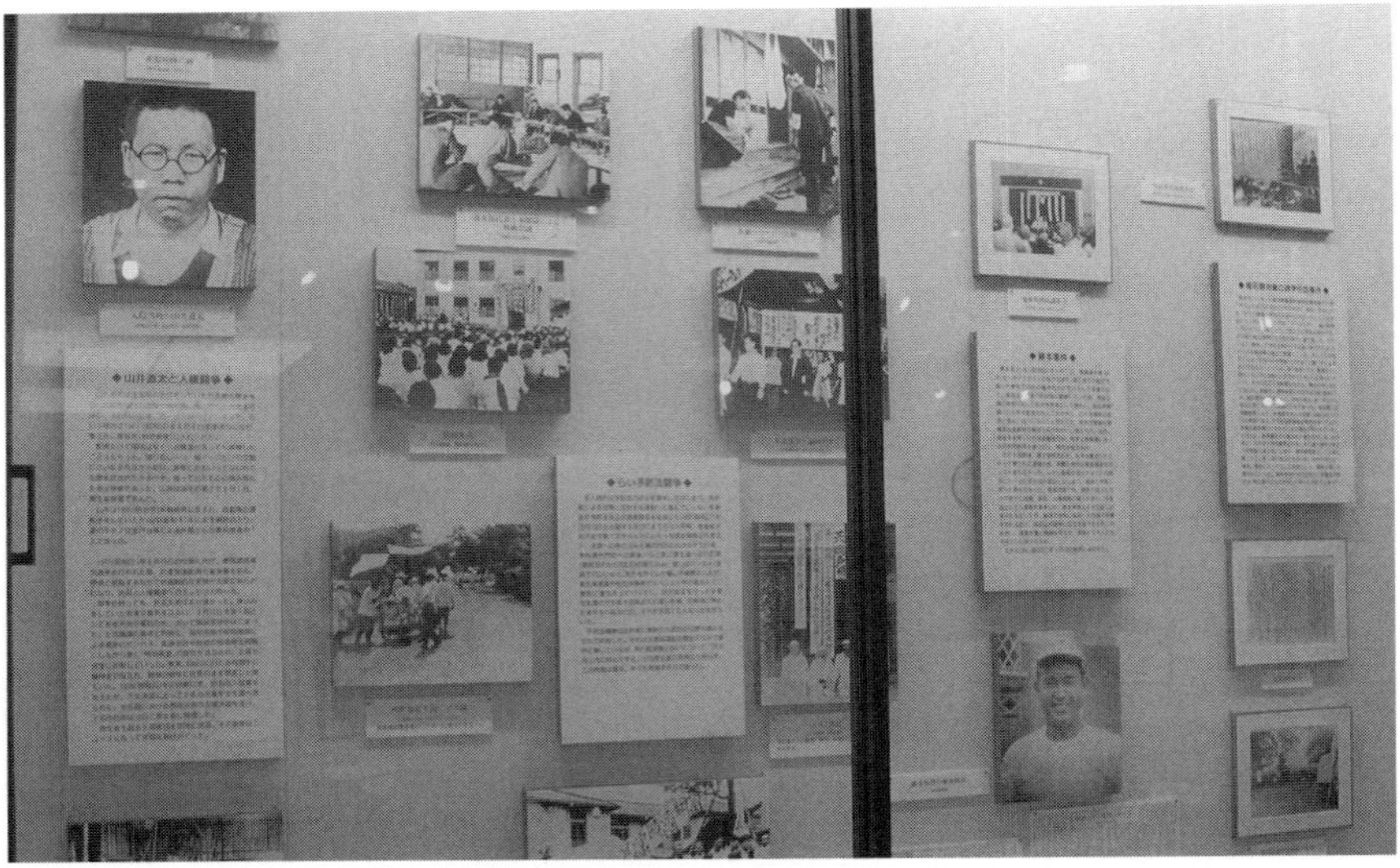

写真11-5　「事件と人物」の展示風景

自分のイメージとずいぶん違っていることに気づき驚きを感じた。

次の「事件と人物」では事件とその関係者を紹介し、世相を通してハンセン病が描かれていた（写真11-5）。戦時中の沖縄戦における沖縄2園の実態、患者自治会が独立して全国組織へと編成されていく癩予防法闘争、ハンセン病への一般社会の偏見を露呈した藤本事件[8]や黒髪小学校事件[9]など、戦前戦後におきた出来事や事件を取り上げ、これらを新聞記事や当事者の遺品などを用いて紹介していた。

残る「文学に生きる」（写真11-6）「生き甲斐を創る」（写真11-7）では、ハンセン病患者はいかに自己をみつめてきたかがテーマとなっていた。長い闘病生活のなか退所することもなく、療養所のなかで人生を終えるという運命に人はどう向き合ってきたのか。患者社会では小説や短歌、俳句などを用いて自分たちの気持ちを表現することが、すでに伝統となっていた。またそれらは日本文学界ではハンセン病文学として認められるまでに至っており、なかでも小説家・北条民雄[10]、歌人・明石海人[11]などが有名である。さらに近年では陶芸や絵画をリハビリテーションとしてはじめたものの、趣味が高じて芸術作品にまで高めた者たちがい

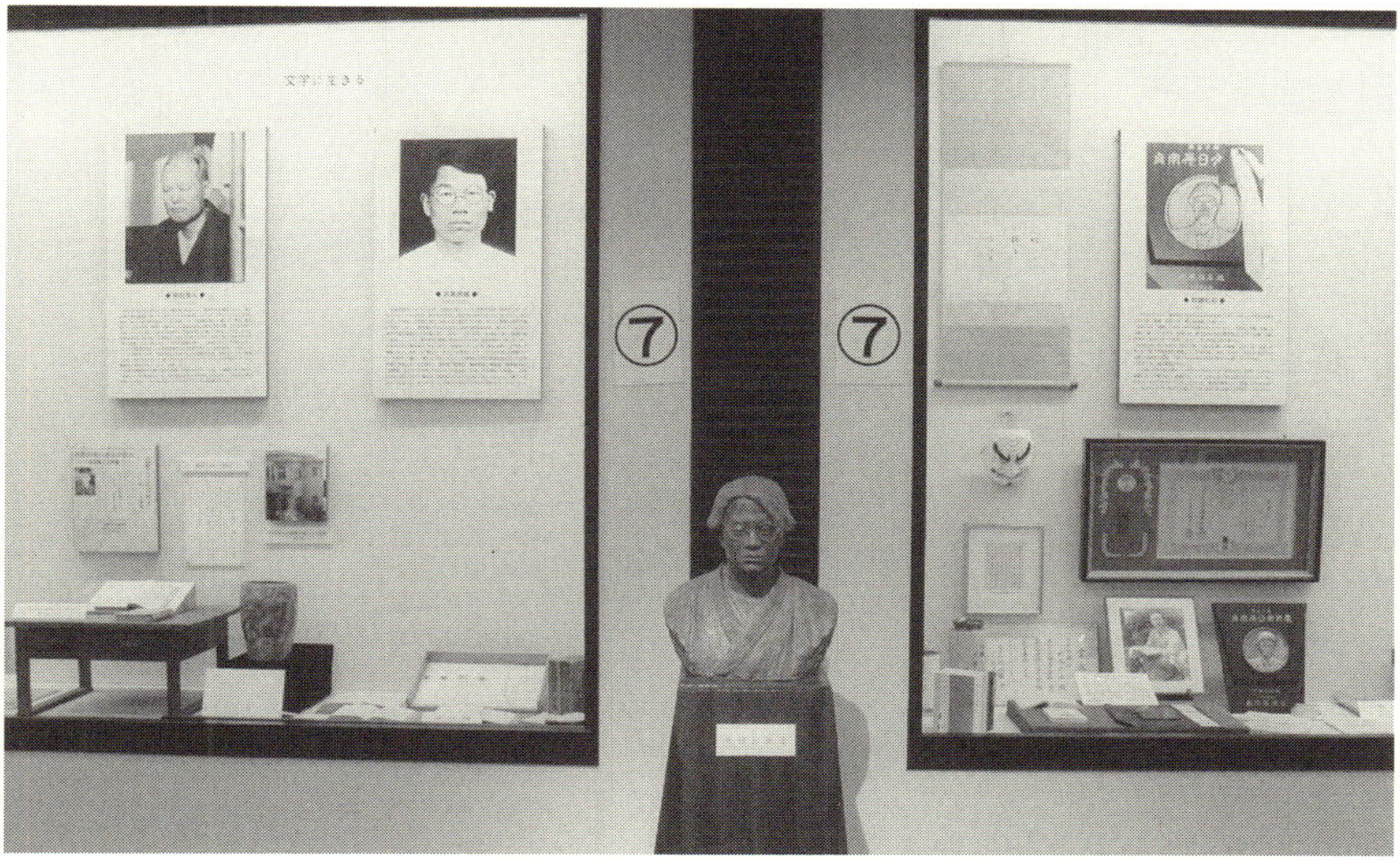

写真11－6　「文学に生きる」の展示風景

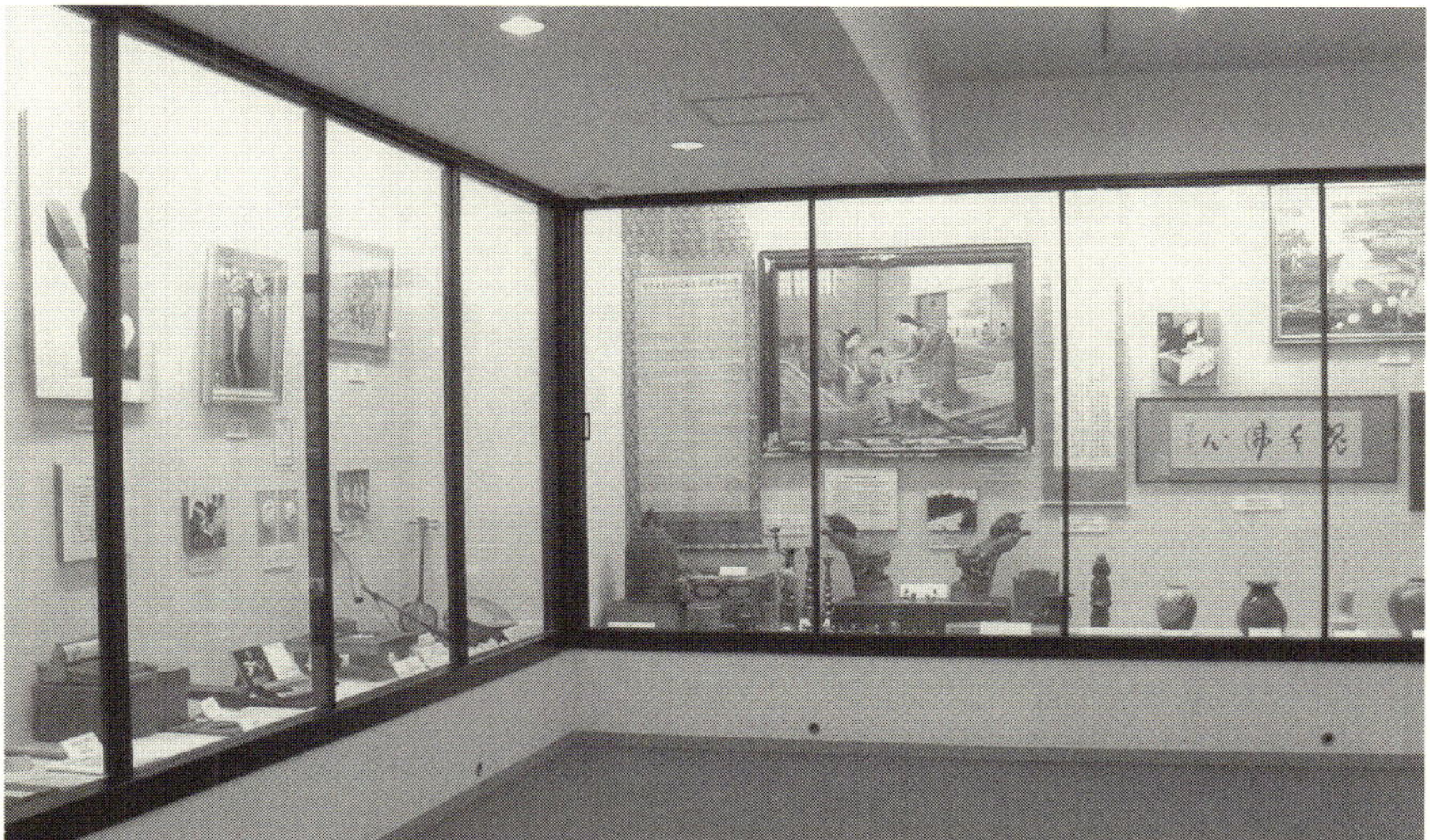

写真11－7　「生き甲斐を創る」の展示風景

る。不自由な手足を巧みに使って作り上げた作品は、新聞社主催のコンクールなどで入賞することもあった。彼らによって作られた花瓶、皿、刺繍や絵画などさまざまな品々が展示されていた。

一見して旧資料館は展示面積に比べて圧倒的にモノの量が多い。ひとつひとつを見ていくとそれぞれに興味をひかれた。1回の訪問で全部は見きれないで何度か通った記憶がある。どこまで見たのか忘れてしまってまた最初から見ても飽きなかった。場合によっては最後のテーマから見て回ることもあった。順路を気にすることなく好きなところから見て回れる自由な雰囲気がそこにはあった。

2　展示コーナーにおける諸問題1――皇室展示への賛否

旧資料館時代、展示内容は大きく変更することはなかったが、当初から患者の間でも皇室展示が問題になった。そもそも皇族とのかかわり合いは、資料館の建設を呼びかけた藤楓協会の前身、癩予防協会に由来する。

癩予防協会とは癩予防法（旧らい予防法）が制定された1931年に設立された団体である。協会の設立費は貞明皇后による御内帑金《ごないどきん》がもとになった。また癩予防協会は貞明皇后の誕生日にあたる6月25日を「癩予防デー」と定め[12]、毎年講演会などを開いて広くハンセン病患者の隔離と救済の必要性を説いていた。その一方で療養所生活の改善、社会復帰者のための宿泊施設、未感染児童の養育を行う保養所の建設など、さまざまな慈善活動も行ってきた。ハンセン病政策は隔離収容と患者救済が一体となって行われたことから、癩予防協会の事業に対して患者間でも賛否両論の意見があった。

特に全患協などの患者運動にかかわってきた人たちは、批判的な考えをもつ人が多い。Rさんは旧資料館づくりの際に展示収集に積極的にかかわったひとりであるが、彼は昔から患者運動にも熱心だった。

R：各園まわったときにあっちでもこっちでもいわれたことは「なんで高松宮か」と。「ハンセン病に対する歴史と今後への啓蒙っていうテーマにするはずなのに皇室っていうのはおかしいじゃないか」と。われわれを信頼してほしいということで、資料の収集を一任されたので、「われわれを信用してくれるか」って。宮家のコーナーっていうのは全然こっちのあたまになくって、ところが宮家（の関係者）がきて、場所をどうしても要求するわけですよ。

＊：宮家の方も出してくださったんですか？　お金は。

R：宮家はね、だからそこが問題なんだけども、「高松宮って冠をいただいているから寄付金が7億も8億も集まるんです」っていうのが向こうのいい分なの。結局どうしても向こうは最初の枠が必要だってことで。だから、あそこの（皇室展示ブース）だけは全然私たちは手をつけないで、あそこだけは。(13)

皇室展示ブースは順路の最初に置かれ、ハンセン病事業にかかわってきた歴代皇室の方々の品が並べられた。また資料館開館セレモニーでは高松宮ご夫妻も参列された。

3　展示コーナーにおける諸問題2――病者の姿を現すことへの抵抗感

患者の多くは後遺症による顔の崩れ、手足のゆがみや切断状態が人目にさらされることを嫌う。そのため彼らは、重い障害が残る元患者を写した写真や映像はもちろん、絵や銅像などで表現されることにもひどく敏感である。また一般の人々もハンセン病というと顔の崩れや手足のゆがみをイメージするのだから、彼らのこうした態度を過剰反応だといい捨てることはできないだろう。

旧資料館の再現セットにマネキンを置くことになったが、患者らしさを加えるためにマネキンに包帯を巻いたり化粧で症状を表現するなどして演出を施した。これに患者のなかから否定的な意見があがったほどである。Rさんたちは彼らの心情を知りつつも、あえて自分たちの姿をさらすことが必要だったと主張した。また当時埼玉県立近代美術館では、ハンセン病社会復帰者からの要請を受け入れ、舟越保武作「ダミアン神父像」[14]の一般展示を控えていたが、このニュースを聞いたRさんはあえて旧資料館での展示を考えたと語った。

R：われわれの目から見たら、（神父像の展示は）差しつかえない。それはひとつの意志表示としてね。借りてきて一般に展示したっていうのがいきさつだったんです。階段の二階のところにいく踊り場のところに写真をだしていましたけど。あれは埼玉の美術館に、舟越（保武）さんの作品としてあったものを、社会復帰者たちが反対して奥にひっこめさせたってことがあったんですよね。資料館ではそのくらいは差し支えないし、ある程度はやっぱり病気っていうのはどういうふうな症状を呈するかってこともわかるだろうってことであれを借りて。永久に借りるわけにもいかないもんで、私が写真をとってあそこ（二階の踊り場）に出しておいたんです。ただ、「私はコメントを書けない」と。「これについてはコメントはできませんよ」ってことで。それで運営委員長をしていた成田名誉院長がコメントを書いてくれたんです。私がなぜできないかっていうと、あの人[15]はベルギーの出身の人でそれから「アメリカ合衆国ハワイ州」モロカイ島かどっかに行って、療養所で働きながら感染して、病気がうんと重くなって亡くなったってことで。成人になって感染することはないってことになっているのに感染したから。[16]

「ダミアン神父像」の解説文はハンセン病医療に携わった医師であり、自身もカトリック教徒でもある成田稔（多磨全生園元園長）に依頼した。というのもダミアン神父の発病はタブー視されていたからである。布教活動をしていたモロカイ島で感染したのか、母国ベルギーですでに感染していたのか、いまだに医学的に解明されていない。[17]患者と同じ立場にたって救済活動をしたいとする彼の思いを宗教的見解から鑑み、成田は「現代の奇跡だ」と解説をつけた。ダミアン神父像の展示にこうした対処を必要としたのも、顔貌に対する患者たちの劣等感やハンセン病の啓発活動における感染説明への虚実がそこに凝縮しているからである。しかしそれでも展示が許されたのは、立案したのが同じ患者だったからでもある。

4 裁判以降の展示に対する批判

2001年5月、熊本地方裁判所にてハンセン病訴訟が結審して以降、旧資料館では従来の展示に対してクレームがつくようになった。特に展示コーナーのひとつ「先駆者たち」のなかには、隔離政策を推進した光田健輔も取り上げられていた。光田は日本のハンセン病政策という負の遺産をつくったことで知られているが救らいの父としても有名だった。ゆえに患者のなかでは「世話になったことがある」などと全てを否定的に語る人は少ない。むしろ訴訟が起こる前は社会的にもハンセン病救済政策における功労者として認識されていた。SさんはRさんと共に旧資料館の展示資料を集めた人物であるが、光田への評価に対する社会の変化に戸惑いを感じていた。

S：「先駆者たち」ってことで、いろんなハンセンに尽くした人を飾ろうって、(一遍上人など) 昔から。そんなかで光田健輔が入ってるってことで、いろいろ文句をいう人がいて。「なんでいるんだ」ってことで。

＊：光田健輔への意見、なんていうか反発が出始めたのは、

S：裁判が起きてから。その前はなんにもなかった。裁判が起きてから、えらい怒ってくる人が。「外せ」と。

＊：それは中の人ですか？　それとも外の人ですか？

S：外の人が多かったけど、中の人もひとりふたりいたかもしれない。書いてある文はみんな長島 (愛生園) の自治会で書いてもらったの。出ているもの (展示品の解説文) はみんな関係者に書いてもらった文章なんですよ。(光田健輔が) いいことしてくれたとかいうんじゃなくて、事実ハンセン病のためにこの人はこういう働きをしたっていうことを紹介しただけでね。(18)

しかし旧資料館では光田健輔を展示から外すことも、訂正を入れることもなかった。それは自分たちのモノを自分たちの言葉で説明しているのだという自負の表れでもあった。

第4節　国立ハンセン病資料館の設立

1　リニューアルにおける変化

ハンセン病訴訟の判決を受けて、政府は「ハンセン病問題の早期かつ全面的解決に向けての内閣総理大臣談話」を発表し、その取り組みの一つとして「ハンセン病資料館の充実」が打ち出され、翌2002年からこの作業が進められた。厚生労働省は「ハンセン病資料館施設整備等検討懇談会」（以下、「懇談会」）を設置し、座長に大谷藤郎（前藤楓協会理事長）、委員には学識経験者、旧資料館関係者、ハンセン病違憲国家賠償訴訟全国原告団協議会、同全国弁護団連絡会、全国ハンセン病療養所入所者協議会（以下、3団体を合わせて「統一交渉団」）、厚労省関係課職員が名前を連ねた。

リニューアルにあたって旧資料館の位置づけやコンセプトを踏襲するわけにはいかず、あらためて考える必要があった。まず最初に問題になったのが資料館の名称であった。以前にも資料館の頭に高松宮とつくことへの議論があったが、あくまでそれは患者や一部の関係者のあいだだけのものだった。しかしハンセン病訴訟が展開されていく過程で運動の様子がメディアなどで取り上げられることも多くなり、一般社会の人々の間でもハンセン病問題への関心は高まっていた。特にハンセン病問題は長期隔離政策による人権侵害であったことから、患者救済と隔離収容の一翼を担ってきた藤楓協会に対する評価も批判的に捉えられることになった。ゆえに名称に高松宮を残すことは、ハンセン病問題から位置づけ直してリニューアルする資料館において矛盾することになる。「懇談会」でも何度かこの件についての議論が行われたが結論には至らなかった。また名称の件は全療協でも協議することになった。

R：リニューアルするってことであれば、当然その名前は（高松宮）外すべきではないかっていうのが私の考えで。（話し合いの席では）はっきり意見がふたつに分かれてどっちともつかないかたちで。…〈中略〉…負の遺産としてなんかそこに権威をもたせようとすれば（高松宮の名前は）必要だとね。全療協（全国ハンセン病療養所入所者協議会）だって支部の意見も支部長会議を開いて統一しないと。なんかあちら（政府側）のほうでは足元、みられて、大谷（藤郎）先生なんかは「全療協は全会一致ですか？」って。ハハハ。

＊：あーー、そういうふうに崩しにきたんですね。

R：そう、それでしょうがないから全会一致だってことを示すために、わざわざ支部長会議を開いて。沖縄から青森から支部長集めてその問題を聞いてみると、鹿児島あたりの代表（＝星塚敬愛園）はね、「やっぱり今は錦の御旗は必要ですよ」ってこういうんですよ。…〈中略〉…骨折ったね。それで強行採決。13ある支部の（代表者で）多数決。多数決で決めるってことはめったにないの。予防法廃止のときに採決で決めたことがある。

＊：ああいうおっきなこと（があるときだけ）、

R：うんうん、それから裁判を支持するかどうかってことで、もう一回決めたことがある。今度は三度目の正直でね、採決で決めたらふたつ（の支部から）反対があって、それでどうするかって。反対した支部に対して、「多数で決定したらおまえたちはどうするんだ」って。「会を辞めるのか、脱退するのか、どうするのか」ね、あでもないこうでもないってものすごい議論をして、それで「妥協案を作ろう」と。「妥協案ってなんなのか」って。「高松宮よりももっといい名称があるはずだ」って。妥協案として国立を上にくっつけた。ただ単にハンセン病資料館とすると高松宮を外すって議題だったけれども、今度は外すではなく、妥協案として国立をつけるって。だけど独立行政法人化で、なんでもかんでもが国が責任をもたないって形で民間委託している状況のなかであらためてそういう国立を認めるのはどうなのかってね。

＊：こんどはまた議論が、

R：いや、だけどやるしかないと。それは絶対やるしかないと。やってできないんだったらしょうがない。国に国立をつけろと要求する。国が国立はだめだということなら、じゃあハンセン病資料館じゃないかということにしてね。フハハハ。[19]

議論の末に統一交渉団では高松宮の名称を外すことで意見がとりまとめられた。「懇談会」にて再度議論した結果リニューアル後の資料館の正式名称は国立ハンセン病資料館と決まった。運営はふれあい福祉協会（＝前藤楓協会）[20]が厚生労働省の委託によって行うことになった。

2　5つの理念

リニューアルによって資料館はどのように変わったのだろうか。まずその位置づけが大きく異なる。新資料館は国の政策や法に基づくことになった。具体的には新資料館は「ハンセン病問題の早期かつ全面的解決に向けての内閣総理大臣談話」「ハンセン病患者等に対する補償金の支給等に関する法律」前文および第1条（趣旨）第11条（名誉の回復等）に基づく施設となった。また配布用のパンフレットには次の5つの理念が掲げられた。


「ハンセン病資料館は、ハンセン病に関する知識の普及や理解の促進に努めます。

ハンセン病資料館は、ハンセン病にまつわる偏見や差別・排除の解消に努めます。

ハンセン病資料館は、ハンセン病に対する、古代以来の長年にわたる偏見・差別、とりわけ誤った隔離政策の歴史に学び、苦難や被害を被った人々の体験と、これらに立ち向かった姿を示します。

ハンセン病資料館は、ハンセン病にまつわる苦難を被った人々の名誉回復を目指し、人権尊重の精神を養うことに努めます。

ハンセン病資料館は、ハンセン病にまつわる苦難を被った人々と、社会の人々との共生の実現に努めます」。

旧資料館の設立趣旨にくらべると、新資料館の理念はなにを展示しなにを伝えていくのかということがはっきりと示されている。具体的には政策の歴史と患者たちの被害体験の提示、ハンセン病患者の人権および名誉回復、偏見・差別の解消と啓発、一般社会との共生である。そして誰に向けられているのかというと一般国民である。この点はむしろ明確に意識され、リニューアル前の準備期間では上記のメッセージをどのような手法によってより効果的に伝達できるのかということが課題となった。

専門的な知識を有する学芸員を中心に、専門業者の協力のもと展示内容や手法が企画されていった。もちろん彼らの企画は意志決定機関である「懇談会」の承認を必要とした。ただし以前は主体的にかかわった患者たちは齢を重ね、健康上の理由などから今回は「懇談会」を通じた助言役にとどまった。

第5節　新資料館における展示手法

1　映像メディアの活用とストーリー性

さて資料館はどのように生まれ変わったのだろうか。その展示風景をみていこう。

一階の展示部分はなくなり、常設展示は二階から始まる。リニューアルによって建物は約1・5倍へと拡張され、展示面積は約2・6倍の広さとなった。

まず二階へと上がると等身大の大きな液晶パネルが設置されている（写真11-8）[21]。液晶パネルには、ハンセン病療養所への入所の様子や生活風景などの写真が2、3秒ごとに入れ替わり、ときにテロップをはさみながら約1分程度だろうか、発病して入所に至り絶対隔離の生活を送っていくさまを情緒的に映し出している。

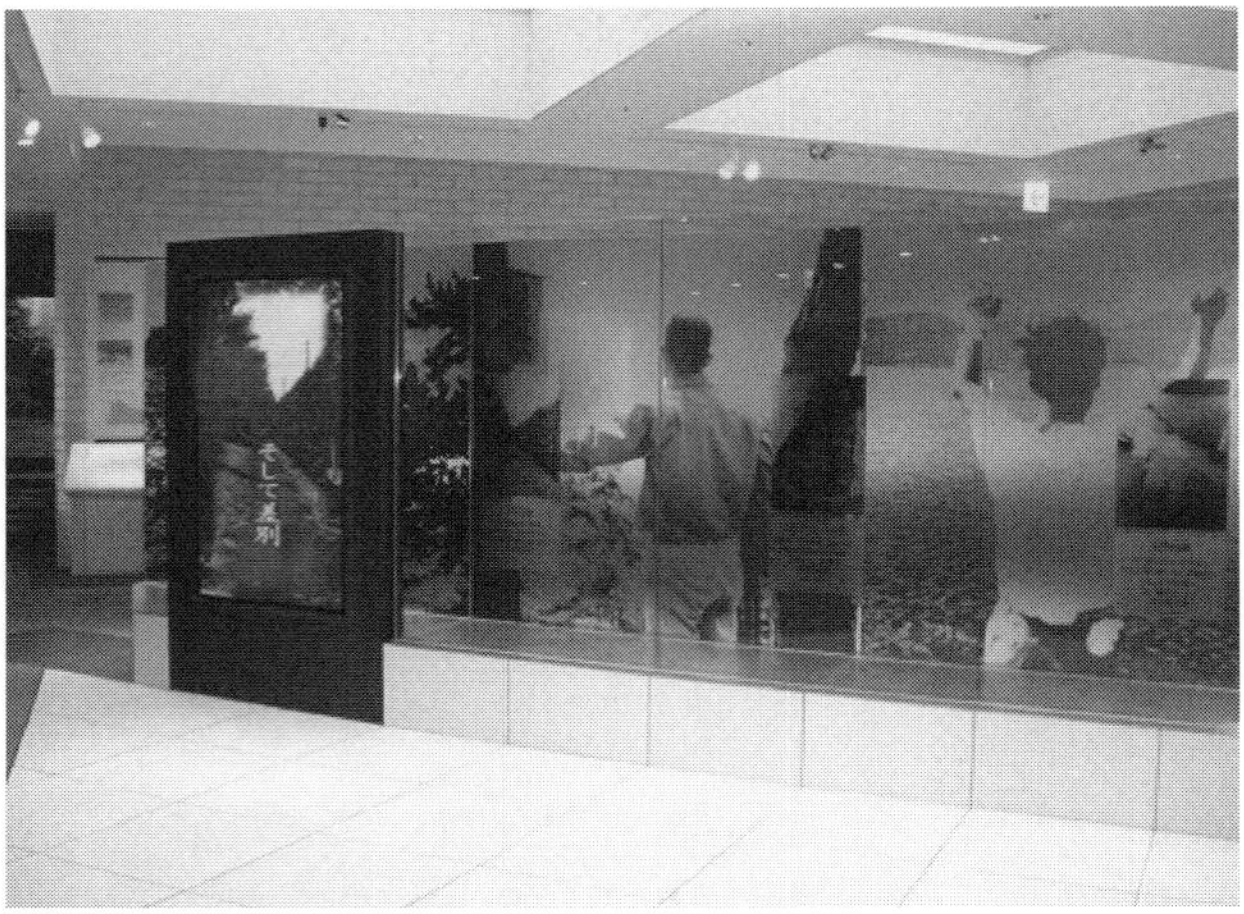

写真11-8　二階のエントランス付近にある電子パネル

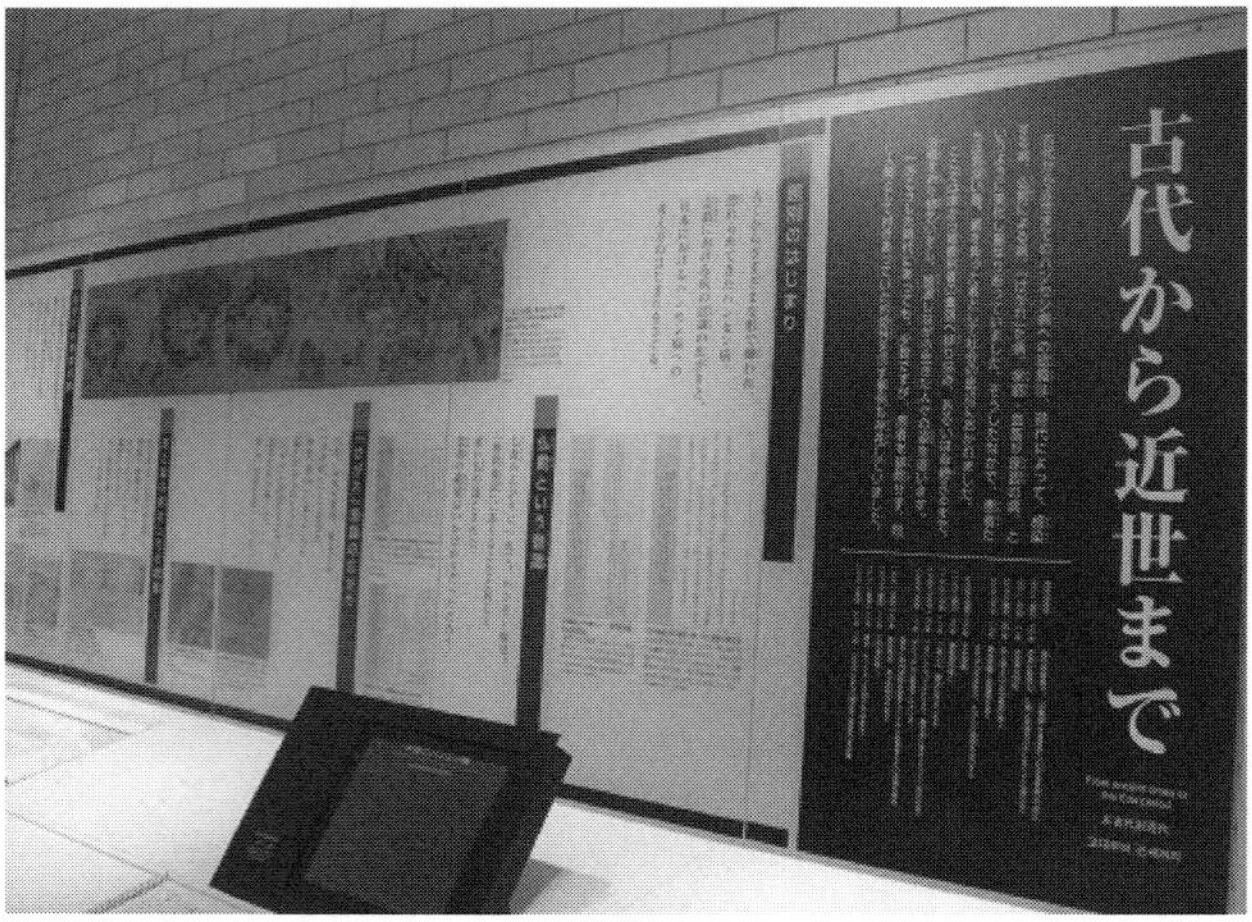

写真11-9　「歴史展示」の展示風景

順路に従うと最初の展示ブースは「歴史展示」である（写真11-9）。ここのコンセプトは「ハンセン病の歴史を通して見る患者・回復者やその家族への偏見と差別、人権の回復について」である。「歴史展示」のように年表を追うという展示は以前にも存在していたが、2、3枚のパネルに小さな文字で事件や出来事、法制度を単調に記述したものであった。新しくなってからは時代ごとに年表をわけ、法令や歴史資料の一部分を取り出してパネルをつくり、特に明示したいところには解釈をつけてわかりやすくしてある。読ませる見せる工夫が施されており、この点が大きな違いである。特に違いが顕著なところといえば、以前はテーマ「先駆者たち」で人物に焦点を当てて紹介されていた『一遍上人絵伝』[22]が、古い時代からハンセン病患者の差別や偏見があったとする見解を強調して説明されているところだろう。「歴史展示」では世相ごとに変化する差別の様態よりも、差別の有無を検証することが目的とされているように感じる。

つぎは「癩療養所」の展示ブースである（写真11-10）。ここのコンセプトは「日本における1930年代の療養所での暮らしを中心に、患者やその家族の置かれた状況や待遇について」扱うことである。このブースへ入るには薄暗い通路を通ることになる。入所前の生活を意識させるためか、お遍路の衣装や彼らがめぐったであろう寺のお札、癩病妙薬の石碑などが置かれている。通路の終わりには療養所の正門での収容風景の写真が、天井まで達するほど大きく引き延ばされて展示され、療養所への入所を観覧者に意識させる。

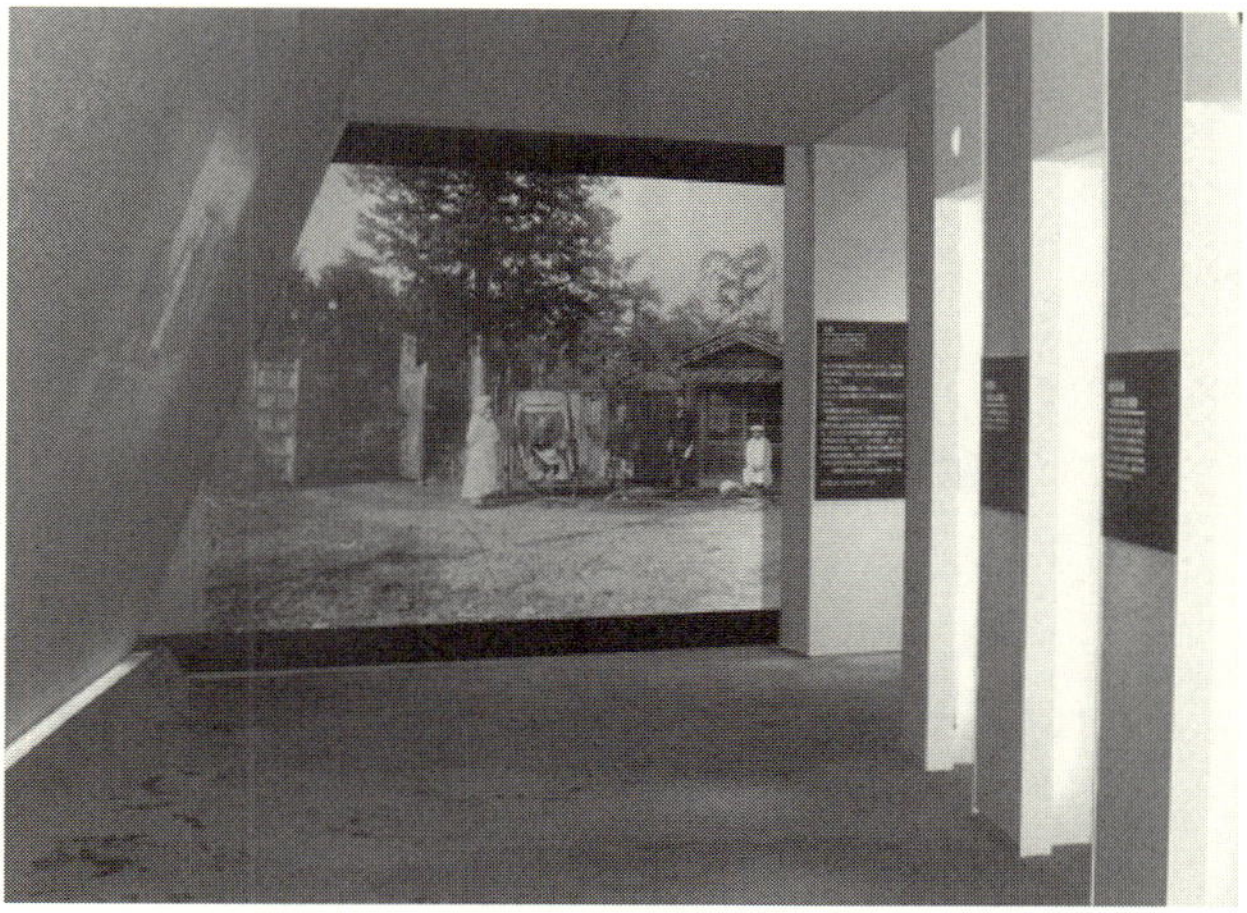
写真11-10　「癩療養所」入口付近の展示風景

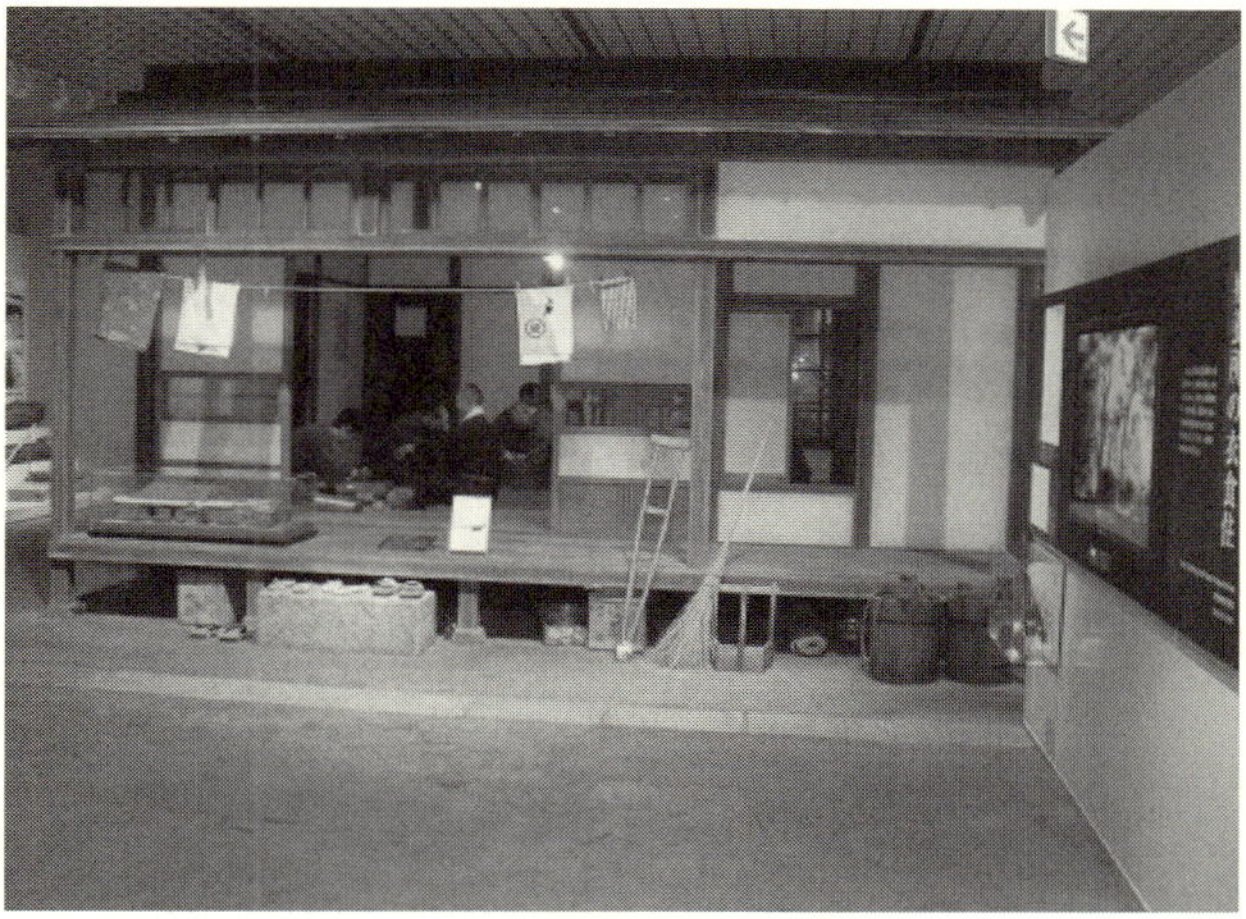
写真11-11　山吹舎の復元模型

時代の設定のためか、療養所への入所の際に持ち物すべてが消毒されたとする再現展示が新たに設けられた。特に「療養所生活」でひときわ目立つものは大人舎・山吹舎（写真11-11）である。マネキンも以前の古びた

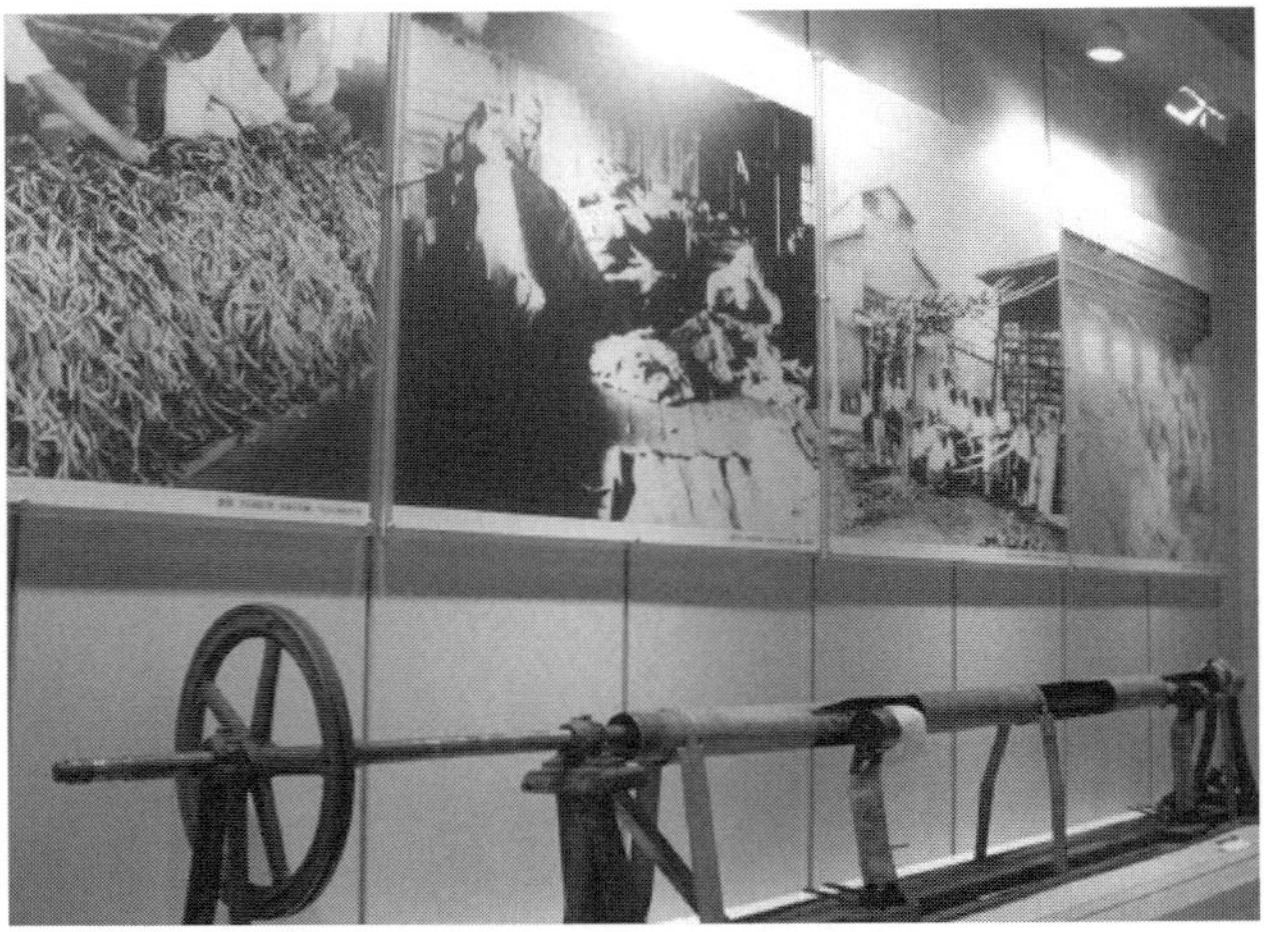

写真11-12 「患者作業」の展示風景 1

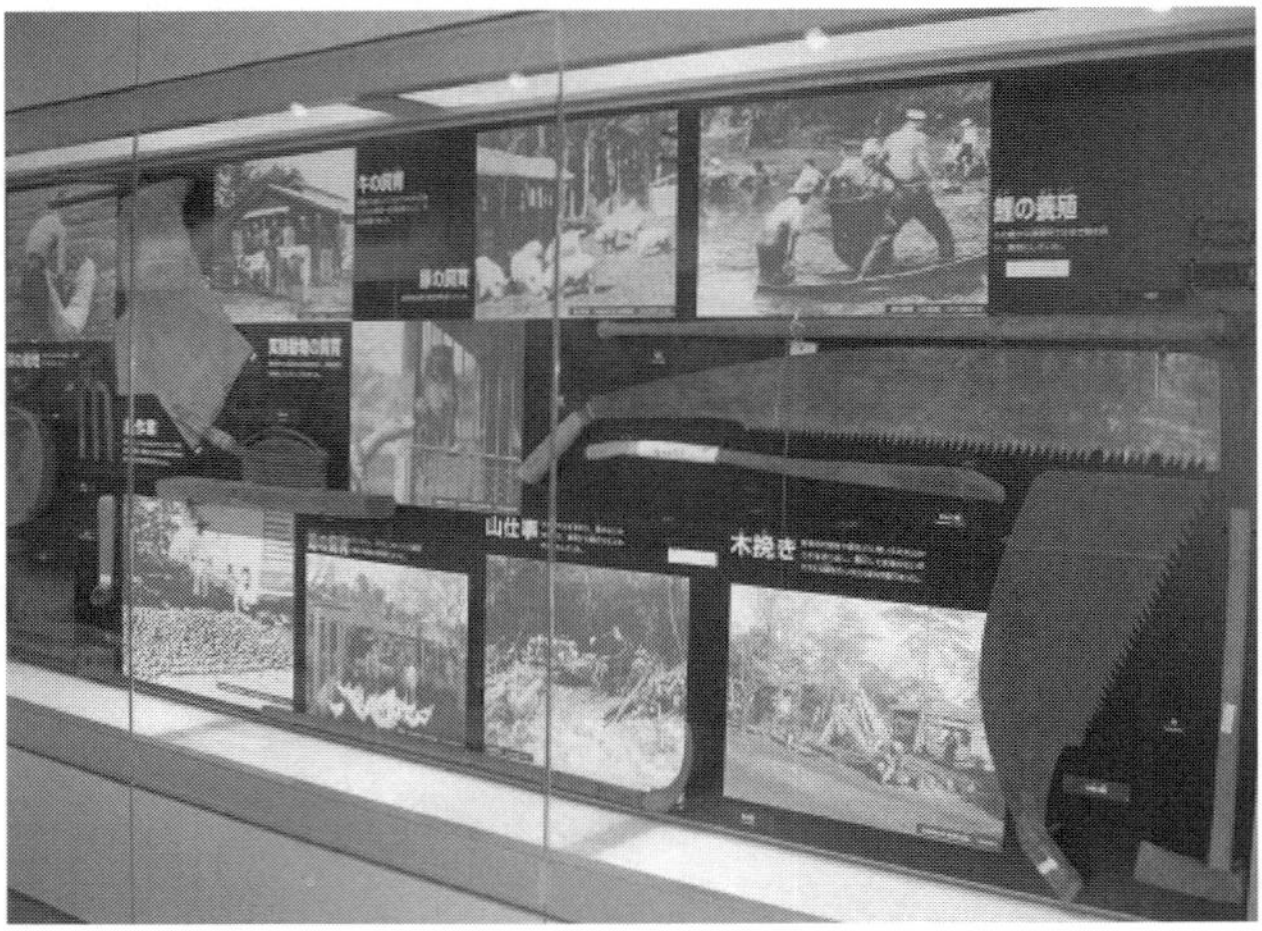

写真11-13 「患者作業」の展示風景 2

デパートに置かれているようなものと違い、今回のために特別にハンセン病患者を想定して作り直されたものである。窓から見える風景模写まで設置するなど、室内や軒下、縁の下に至る細部にまで目が行き届いており、まるで舞台装置のようである。セットの近くには液晶パネルがあり、映像がタッチパネルで流れ出す仕組みだ。パネルに触れると、語り部が患者の療養所生活における共同生活の気苦労を証言しており、その姿が音声とともに映し出される。

「患者作業」（写真11-12、11-13）では、作業風景の写真パネルと作業に使われた道具が並べられてあり、作業と道具との関連がよくわかる。写真11-12を見てほしい。展示パネルには大量の洗濯上がりの包帯の山とその包帯を巻いている人々が映し出され、その手前に作業に使ったと思われる包帯巻き機が置かれている。観覧者はこれを同時にみることで、包帯巻きという患者作業をよりリアルにイメージすることができるだろう。

次の「療養所内の秩序維持」「結婚、断種、中絶」[23]では一転して被害という雰囲気へと変わる。「療養所内の秩序維持」では所内の規則に違反した患者を監禁したという重監房が原寸大で復元されている（写真11-14）。復元模型の隣りには映像パネルがあり、重監房について証言する患者が印象に残る。「結婚、断種、中絶」（写真11-15）でも夫婦雑居部屋の模型があり、ついたて1枚で仕切る程度でプライバシーがなかったことや、断種、中絶の背景を資料文献

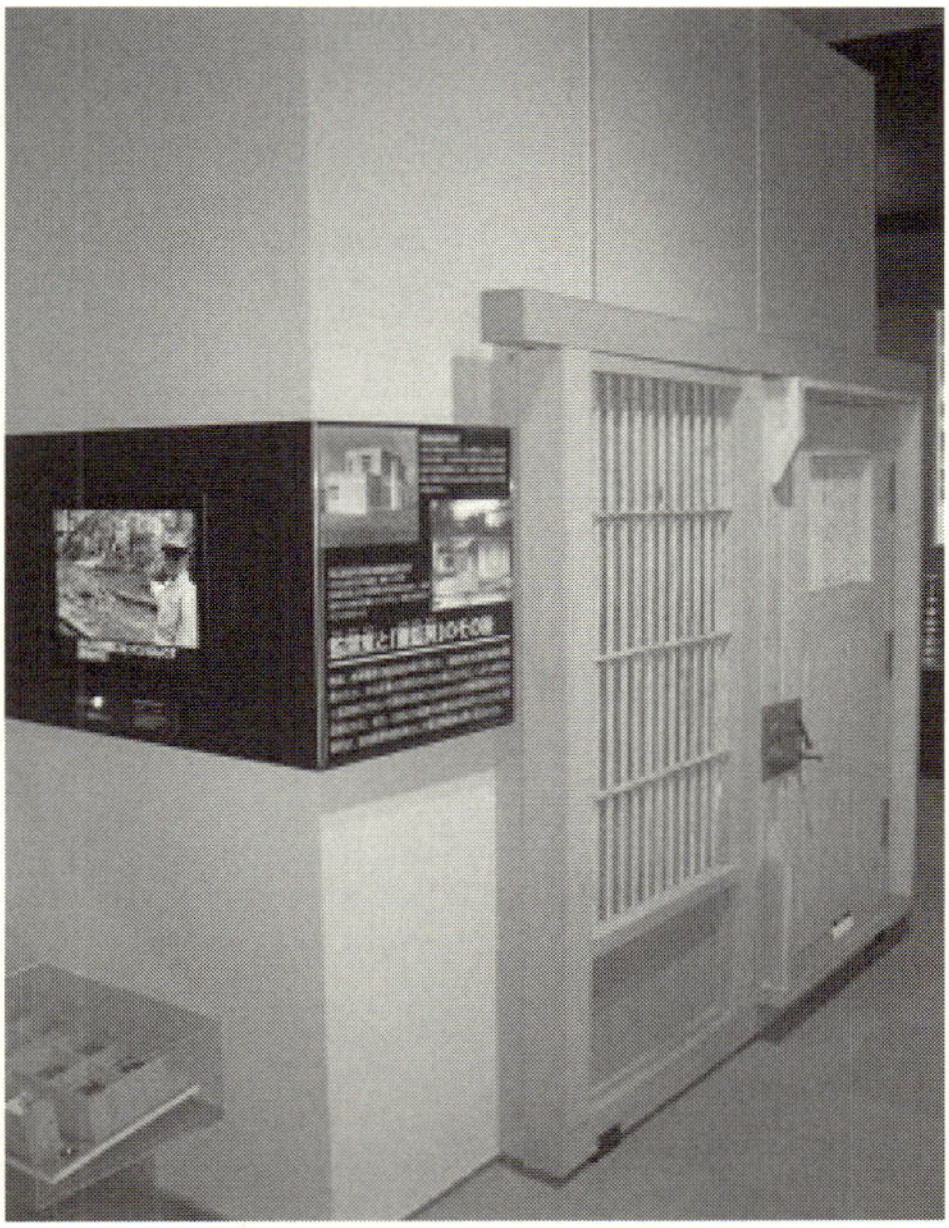

写真11-14　重監房の復元模型

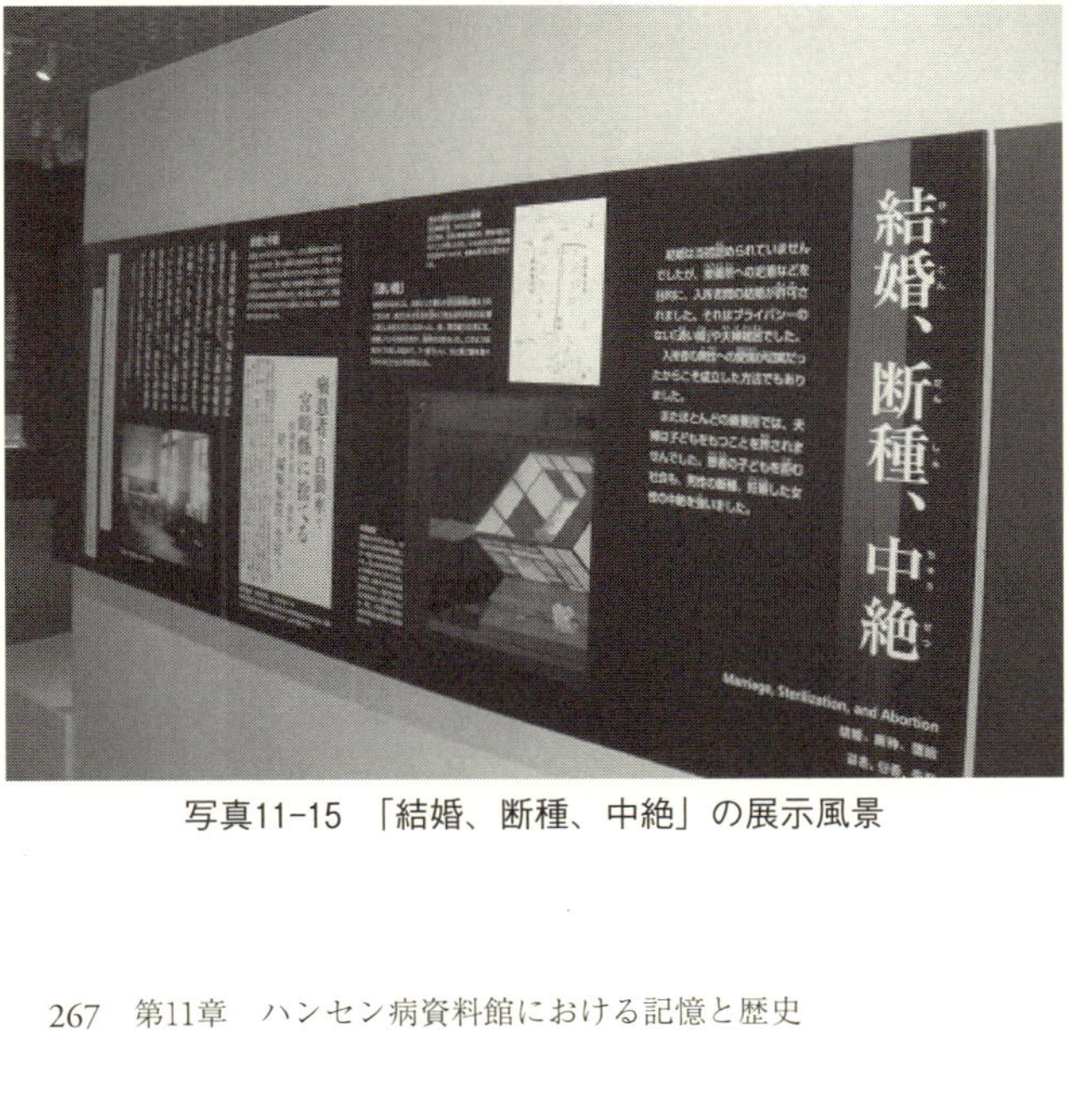

写真11-15　「結婚、断種、中絶」の展示風景

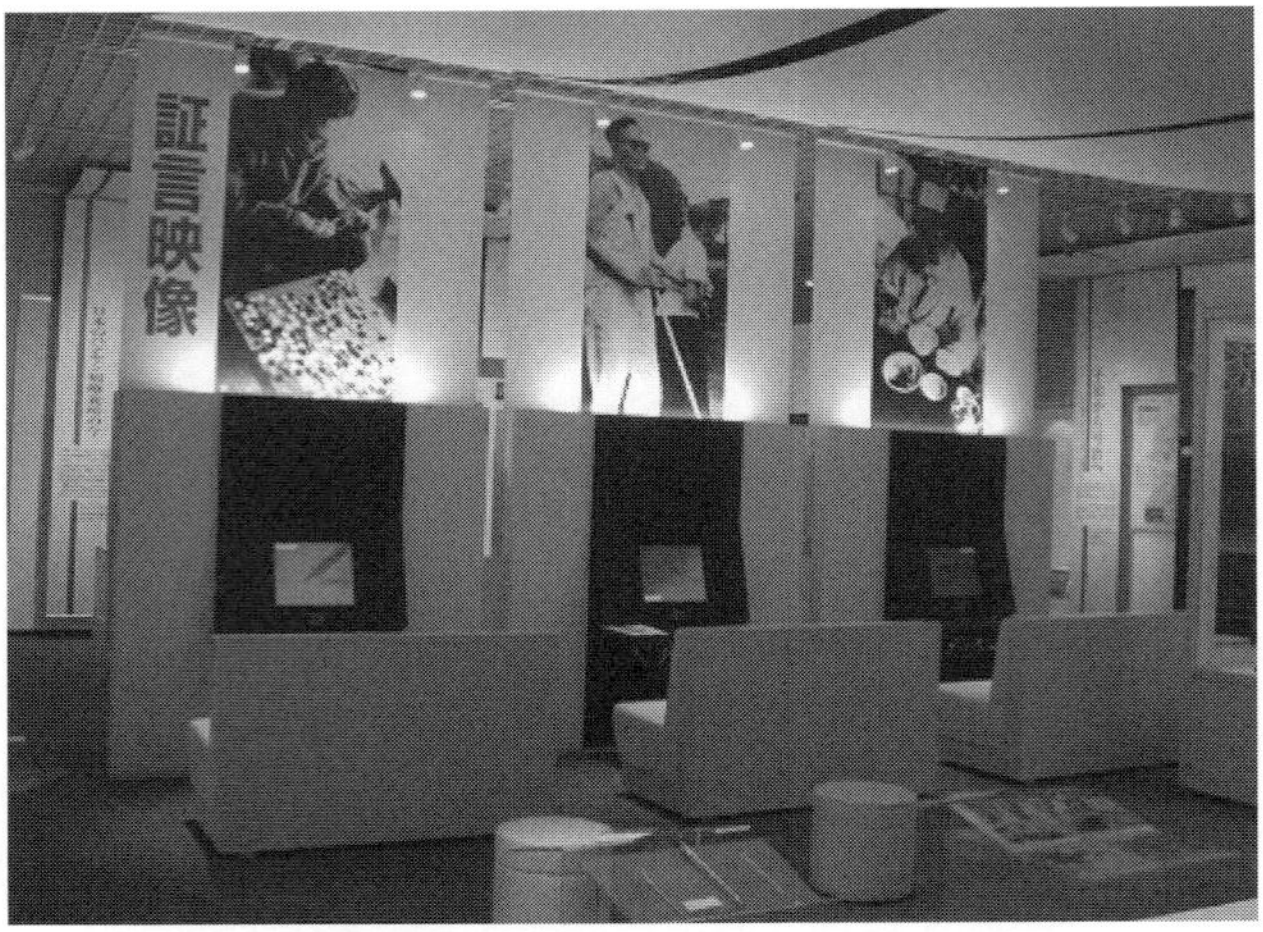

写真11-16　「証言映像」の展示風景

などから紹介している。

「癩療養所」最後は「療養所のなかの死」となり、各療養所の納骨堂の写真とともに位牌が展示されている。ハンセン病患者はいったん入所すると故郷に帰ることなく療養所で最期をむかえる。患者の発病から入所、そして死にいたるまでの過程が時系列的に擬似体験できるという工夫が施されている。そして「証言映像」のコーナーでは、観覧者はブースに座って療養所における人権侵害を証言する語り部たちの語りを視聴できる（写真11-16）。

このようにリニューアルによる展示は最後まで、展示品のひとつひとつに気配りが感じられ、また以前に比べ無駄がない。ブースごとに提示されたメッセージが観覧者へと強く伝えられるような工夫がある。特に映像パネルや写真パネル、展示品、説明文に途切れがなく、メッセージ性の強い空間ができあがっている。そのせいか、展示には一貫したストーリーが存在し、観覧者は順路にそってそのストーリーを受け取ることになる。途中で出ようとしたとき後ろに戻るのではなく、先を急いで出口を探す。入り口はひとつ、出口もひとつという印象を受ける。

2　モノによる展示からストーリーのある展示へ

旧資料館の開館の際には資料館の展示品は約650点に及んでいたが、リニューアルによってモノが少なくなったと残念がるのはSさんである。しかし学芸員による説明では、写真パネルや新聞や法令などのパネルなどを含めると、展示品の数はほとんど変わらないのだという。以前は大工道具の鋸などおなじような展示品が複数個並べられていたため、リニューアルでは似たものがかぶらないように整理したのだと話してくれた。実際以前の展示風景の写真をみると、確かにスペースが許す限り似たものでもかまわずに並べられていた展示であった。リニューアルによって雑然とした展示から一転して、整理された配列になったことがわかる。しかしなぜSさんは展示品が少なくなったと感じるのだろうか。

それはモノに対する意識の違いにある。Sさんたちが全国のハンセン病療養所をまわって集めた品々は、金銭によって売買されたものではなく、所有者の善意によって譲り受けた品々である。持ち帰った彼らは展示する使命が託されたのであり、展示することはその使命を果たすことでもあった。

S：「飾らないなら返してくれ」っていわれちゃって。「飾らないんなら返してくれ」って。提供者から。三上千代[23]さんのモノやそれから井深八重[24]さんのモノなんか、「もう返してくれ」っていわれているから返さなきゃならない。人の紹介も必要なんだけどね、やっぱり。多すぎて。流ればっかりで[25]。

Sさんにとって「流ればっかり」を追うパネルよりも、自分たちとのつながりがわかる展示品の方がはるかに重要であった。彼らにとって展示品に重複など存在しないのである。というのも各療養所から集められた展示品ひとつひとつが自分たちの経験であり、個々の思いが込められたモノは決して同じモノではない。他者が似たものであると認識しようとも、自分たちにとってそれは経験の差異なのであって重複ではないのだ。

また新資料館ではそれが歴史展示である以上、展示品の時代検証は必然である。１９３０年代の療養所生活の再現では、できるかぎりその年代に近いモノが展示対象となった。ところが旧資料館では１９２０年代に使用されたモノであろうと、１９４０年代に使用されていたモノであろうとすべてが同列に配置された。というよりそもそも統一した年代で整理し配置するということはあまり考慮されていなかった。何年に使われていたのかよりも、それを療養所における生活に用いた患者がいれば展示する価値がある。ゆえに年代が若いから展示の価値がないと判断する必要はなかった。すべて同じ療養所の経験として保存する必要があるという思いがそこに読み取れる。

3　メディア効果への批判

新しい資料館が伝えるメッセージは、ハンセン病隔離政策による人権侵害であり、そのために正しい知識を伝えて彼らの名誉を回復することである。新資料館は最新の映像メディアや空間技術を用いて現代的に生まれ変わった。特に展示ブース「癩療養所」では1930年代の療養所を再現することで、ハンセン病患者の人生を一般市民が二、三十分程度で擬似体験できる。観覧者は監房や断種、堕胎など日常とはかけ離れた世界に目を奪われる。多くの人に足を運んでもらい、幼い子供たちにも興味をもってもらうことを目指すとこうした手法はあながち間違いではないだろう。

今日の博物館や美術館あるいは人権資料館においても、こうした擬似体験型の展示手法や映像メディアによる情緒的な効果が求められる傾向にある。ひとりひとりが独自に読み取り考えるのでは、資料館が伝えるメッセージ性が薄れてしまう。こうしたメディアの使用はあるメッセージを強く印象づけるのに効果的であるが、Rさんはこうした手法に憤りを感じると語る。

R：（数十年前に、広島原爆記念館を）見て一番実感したっていうのが、屋根の瓦が溶けて、雨だれのようになって落ちて、それがガマカエルになったというものとね。もうひとつは、8番線って針金の一番太いやつ。こういうふうに道の傍らに片づけられていて、焼け野原で、何もない道路を、少年が大八車を引いていくんですよ。それの上にむしろをひいて、焼け焦げただろうお母さんだと思うけど、お母さんがその上に大八車にひとりで座っている。少年がそれを引いている。そのふたつを見て、他のものはあんまり印象がない。それふたつにやられてしまったっていう感じ。…〈中略〉…それから、よほど何年かたってからもう一回行ったんですよ。今度は新しい建物になっていた。新しい建物になってそれこそ、テレビをおっきくしたもので、どでかい音をたててね。そういう装置ばかりでね。そういうもの（以前の展示品）だけを探してみたけども、もう、すでになかったねぇ。

＊：そうですね。演出みたいなかたち、ライトとか赤々しい色を入り口とかね。

R：だから、なんの感動もなかったし。感動っていうか、むしろ憤りを感じてね。こんなもの、屁みたいなものだって思って。だからそういう形にならないようにってね、意見を求められるたびにいってきたけれども、結果、結局同じですよね。(26)

メディアによる効果は確かに情緒的に観覧者へ訴えかけるが、それはときに演出として映ることもある。自分たちが生きた経験はフィクションではなく現実であった。それゆえにモノが持ち合わせているダイレクトな表象だけで充分なのだとRさんは語る。

第6節　生きられた記憶から国家の歴史へ

1　集合的なシンボルとしての旧資料館

旧資料館で展示手法を任されたRさんは、わかりやすさを求めた展示手法よりも、閲覧者が読み進め自分のペースで理解を深めて帰っていく展示の方がよいのだと主張する。モノであふれていた旧資料館は患者たちの経験の集積である。観覧者はみずからの感性を通して、これだというものを持ち帰ってほしい。場合によって観覧者ひとりひとりの感性にふれたものだけしか残らないかもしれない。断片的でかつ恣意的な経験が伝達されるかもしれない。しかしこうした多様な解釈を観覧者個人個人が行うことがよいのだと語った。

R：私にしてみるとね、きちんと書いて、読みさえすれば、わかるようになっているんだから。読むのがおっくうで、途中までになっているんだったらそれはそれまでね、しょうがないにしても、しかし、自分で結論を得ていくべきだと。どんな段階であっても、どんな程度であっても、自分で読んで見て、結論をだしていくべきだ。それで次に来たときにはもっとこうだってなるかもしれないし。(27)

Rさんがこう語るのも、自分たちの経験はすべてそこにあるのだという自信の表れととることができる。いわば旧資料館は共有された自分たちの経験そのものであり、自分たちの生きてきた記憶のかたちだった。まさに集合的なシンボルとして存在していたのが旧資料館のあり方であった。それゆえに実際に資料館へ足を運ぶ患者は当時から少なかったにもかかわらず、自分たちの過去の経験の集積がそこにあるという意識をもつことができたのである。

さらにRさんは観覧者がどのように展示品を見ればよいのか、「きちんと書いて、読みさえすれば、わかるようになっている」ともいう。旧資料館では一般社会で光田健輔に対する批判がなされても、患者社会での評価を解説文に書いて展示することに後ろめたさはなかった。ある人にとっては光田は隔離政策を推し進めた人でもあり、ある人にとっては人生の恩人でもある。患者としての経験を語る者がいればそれは患者社会の事実である。旧資料館では皇室のご仁慈も、隔離政策を推進した療養所長・光田健輔も、共に支え合ってきた療養所での生活も、癩予防法闘争で立ち上がった患者運動もみな同列で展示されていた。外部世界の理性に照らしてみると内容が矛盾するようなことでも、自分たちの視点でみるとこれが理性なのである。いわばこれがわれわれ患者集団の記憶であり、生きられた歴史なのだと。

しかしこうした患者集団の文化コードを知らない一般観覧者がみると、展示内容は矛盾だらけでしかたない。経験を共有しない者が展示品の意味やそこに書かれてある内容をすべて理解できなかったとしても不思議ではない。特に訴訟後ではハンセン病隔離政策を進めた人物が、なぜ肯定的に展示されているのかと疑問をもつのも当然である。

2　国家の歴史に位置づけられた新資料館

リニューアルした資料館は国による施設と位置づけられた。それゆえに運営方針や展示方法そのものが見直され、再出発したのが2007年4月であった。そしてここで再解釈されたものがハンセン病政策の歴史である。ハンセン病は感染力の弱い伝染病であるにもかかわらず、国は患者たちを隔離し続けた。そして施設運営においては人権侵害が少なからず行われたという内容である。ではこの解釈の主体はどこにあるのだろうか。旧資料館では患者たちの目線で資料館づくりが行われ、彼らの歴史観がふんだんに盛り込まれた。一方新しくなった資料館をみてみると、行為の主体は患者ではなく加害者としての国にあることに気づく。つまり一般社会の歴史のなかでハンセン病政策をいかに意味づけるのか、この点が新しい資料館の課題であった。

そのためには展示における品々や経験に対する解釈は、限定的な特定集団でしか通用しない物語であってはならない。展示品はより広域な領域に通用する枠に沿って陳列される必要がある。上位の枠が広い範囲に流布するためには記憶が特定集団から切り離され、多くの人々が理解できるような形式をもって位置づけられる必要がある（Halbwachs [1950] 1997=1989：93-97)。特に国家の歴史は年代という系統的な配列が形式として採用される（Halbwachs [1950] 1997=1989：47)。それゆえに新資料館における展示品は、この年代検証に耐えうる妥当性をもたなければならなかった。またパネルなどの映像メディアは、上位の枠を観覧者へ明示的・断定的に伝えるために採用された装置のひとつであった。(28) このように新資料館は旧来の患者集団の記憶を切り離し、裁判を通じて形成された新たな枠を反映させた国家の歴史を再生産する場として生まれ変わったのである。つまり新資料館で展示されているハンセン病の歴史は患者集団の記憶に基づかない過去へ、国家の出来事という過去にむけて流れ出したのである。

ただし歴史として日が浅い記憶については、論争の火種はまだ尽きない。それゆえに新資料館におけるハンセン病の歴史には新たな展開が待ち構えていた。

リニューアルしてまもなく新資料館への批判がなされた。上述のように新資料館では人権侵害としてのハンセン病政策の歴史を扱うようになったが、それゆえこの解釈をめぐる主導権争いが生じたのである。批判する側は国が加害者としての責任を回避しようと真実をゆがめ、虚偽の展示をしていると国による歴史の修正を主張した[29]。これは歴史化の過程における主導権の闘争の現れとみることができる。そしてこの論争の焦点は患者集団の経験に基づくかどうかではなく、国による加害とそれによる被害という枠組みにそって展開されている。

ひとつの枠に集約していく力を備えた国家の歴史は、マイノリティ集団の記憶を上書きし自らの歴史へと変えていく。ハンセン病に限らず歴史化という過程においてこうした流れは必然かもしれない。

注

（1）藤楓協会とは1952年に前身の癩予防協会総裁である貞明皇后の崩御にともなって改組された財団法人である。改組にあたって名前も藤楓協会と改め、高松宮殿下を総裁に仰ぎ癩予防協会の活動を踏襲した。

（2）全体の組織図から捉えると、委員会は学識経験者を含めた「ハンセン病資料調査会」の下に位置づけられている。またパネルや年表は当時から博物館や美術館の展示実績のある丹青社に依頼した。丹青社は新資料館の展示にも関わり、新資料館の空間デザインはグッドデザイン賞を、ガイダンス映像「柊の向こう側――ハンセン病患者・回復者の歩み」は教育映像祭優秀作品賞を受賞している。

（3）「ハンセン病資料調査会」「ハンセン病資料館建設促進対策委員会」は解散し、新たに「資料館運営委員会」が設置され、新しい資料館運営に携わることになった。ハンセン病元患者も資料館運営委員として数名が名を連ねた（全国ハンセン病療養所入所者協議会 2001：93）。

（4）写真11-1～11-7は『高松宮ハンセン病資料館10周年記念誌』（国立ハンセン病資料館所蔵）から抜粋している（高松宮記念ハンセン病資料館 2004：74-75）。

（5）光田健輔（1876–1964）は1898年に東京市養育院に勤務し、翌年第一区連合府県立全生病院に医員として着任し、のちに院長となる。その後1931年に国立ハンセン病療養所設置にともない、長島愛生園初代所長として赴任する。ハンセン病への医学的功績のほか、患者救済にも力を注いだとして評価されてきた。近年では患者へ断種を実施したり、隔離政策を積極的に推し進めたとして批判されている。
（6）中条資俊（1872–1947）は1905年に目黒慰廃園に嘱託医として勤務したのち、1909年に北部保養院（現松丘保養園）にて医長、さらには院長を務める。
（7）治らい薬TR製造のために用いられた釜である。TRはカラマツ樹液などを発酵あるいは蒸留したものであるといわれている。
（8）1951年に熊本において起こった傷害、殺人事件である。容疑者の動機が療養所への入所勧告と関係したと解釈されて逮捕にいたったことで、全患協も一緒になって被疑者の無罪を訴えた。
（9）菊池恵楓園（熊本）付属の竜田寮（患者の子供たちが生活していた施設）の児童が地元の黒髪小学校に通うようになったことで、PTAの間から反対の声があがり、彼らの登校を拒否しようとした事件である。
（10）北条民雄（1914–1937）。小説家。1933年に発病し、翌年全生病院に入院した。川端康成に師事し「いのちの初夜」を『文学界』に発表したことで文学界賞を受ける。結核のため23歳で夭折した。代表作に『いのちの初夜』『癩院受胎』『道化芝居』がある。
（11）明石海人（1901–1939）。歌人。ハンセン病と診断され、1932年に長島愛生園（岡山）に入所した。その闘病の歌が『新万葉集』に収録され、歌集『白描』も絶賛されたが37歳で永眠した。
（12）現在では「ハンセン病を正しく理解する週間」とされている。また高松宮記念ハンセン病資料館のオープンに6月25日が選ばれたのもこうした背景がある。
（13）2007年9月5日に行ったRさん（男性、1925年生）へのインタビューに依拠する。
（14）舟越保武のブロンズ像であり、カトリック宣教師であるダミアン神父をモデルとしている。現在も埼玉県立近代美術館で展示されているが、一時ハンセン病社会復帰者からの要望で展示が控えられていた。その後話し合いの機会を経て、ブロンズ像の横にはハンセン病への誤解と偏見を説く解説文が添えられ、作品名は「病醜のダミアン」から「ダミアン神父像」に変更して展示が再開された。
（15）ダミアン・ド・ブーステル（1840–1889）はベルギーのカトリック宣教師である。アメリカ合衆国ハワイ州モロカイ島で当時誰も顧みなかったハンセン病患者たちの救済に生涯をささげ、自らもハンセン病に罹患して命を落とした。
（16）2007年9月5日に行ったRさん（男性、1925年生）へのインタビューに依拠する。
（17）ハンセン病の感染は免疫力が低い幼児期に多く、大人から大人への感染はきわめて稀である。またらい菌と接触する人の約95パーセントは自然免疫で感染・発症を防御できる。ゆえに菌を大量に排出するハンセン病患者（特にLL型）と接触したからといって、高頻度に感染が成立するわけではない。そのため今日の医学的見解から、ダミアン神父のハンセン病発病に関しては諸説唱えられている。

ひとつは幼少期に流行地にてすでに感染しており、モロカイ島にて発症したという説であり、もうひとつは成人の約5パーセントは生来的に免疫力が低いとされており、ダミアン神父もそうしたなかの一人だったとする説である。

(18) 2007年9月5日に行ったSさん(男性、1931年生)へのインタビューに依拠する。

(19) 2007年9月5日に行ったRさん(男性、1925年生)へのインタビューに依拠する。

(20) また資料館の運営はその後も藤楓協会(のちに解散しふれあい福祉協会が設立)が担うことになったが、しかしリニューアルして2年後にハンセン病への歴史認識を批判されて運営から排除された。

(21) 以下の写真は資料館からの許可を得て筆者が撮影したものである。

(22) 時宗の開祖である一遍(1239-1289)の布教活動を示した『一遍上人絵伝(一遍聖絵)』には、乞食や癩者が描かれている。

(23) 三上千代(1891-1978)。草津聖バルナバ医院にて、服部けさ医師とともに患者の治療をはじめた看護師である。服部の死後は全生病院に戻って看護婦長となる。

(24) 井深八重(1897-1989)。ハンセン病と診断され神山復生病院に入院するが、誤診とわかり退院する。看護師資格を取得した後、神山復生病院へ戻ってハンセン病看護に従事する。

(25) 2007年9月5日に行ったSさん(男性、1931年生)へのインタビューに依拠する。

(26) 2007年9月5日に行ったRさん(男性、1925年生)へのインタビューに依拠する。

(27) 2007年9月5日に行ったRさん(男性、1925年生)へのインタビューに依拠する。

(28) 近年ホロコーストや原爆、マイノリティ集団を記憶という視点から研究する試みがあるが、これらの研究の多くはそのテーマやカテゴリーの解釈の正当性や妥当性を、国家の歴史のなかで問うかたちで展開されている。また上記のテーマやカテゴリーに関する博物館や資料館での展示手法が問題視されることがあるが、これは博物館や資料館がどのような過去を再生産させるのかといった文化装置の機能を有しているからである。ゆえに展示手法は単なる技術的なものではなく、多分に意図的で政治的な側面を持ち合わせている。

(29) 新資料館に対する展示への批判には、以下のような新聞記事がある。「『国の責任、説明を』資料展示巡り市民学会」国立ハンセン病資料館(東京都東村山市)の展示内容をめぐり「患者の隔離政策を推し進めた国の責任についての説明が不十分」として、元患者や支援者でつくる「ハンセン病市民学会」分科会は11日、見直しを求める提言書を成田稔館長あてに提出することを決めた。分科会では佐川修・多磨全生園入所者自治会長やジャーナリストらが協議。①社会の差別意識が強調される一方、近代以降の国家的隔離政策をめぐる問題点の指摘が薄い②古くからの差別や病の発見に続いて隔離政策の記述があるので、隔離を正当化しているかのようにみられる―などとした(朝日新聞、2008年5月12日朝刊・大阪版・31面)。

上位の枠を生産し、拡散させる文化装置——第三部をふり返って

ここではアルヴァックスの集合的記憶論に立ち戻り、上位の枠がどのような仕組みのなかで発展し、患者集団の枠や個人に影響を与えるにいたるのかについて分析したい。

アルヴァックスによれば、個人は環境を理解するために様々な枠を借用するのだという。とりわけ借用される枠のなかには個人が直接経験して獲得した枠以外の間接的なものも含まれる。間接的な枠は刊行された書物、演劇、絵画、肖像画といった美術品や人から聞いた話などを通じて人々にもたらされる。そして人は己の経験のなかに間接的な枠につながる痕跡をみつけさえすれば、間接的な枠に違和感を覚えることなく自身の経験の組織化に利用していくのだという（Halbwachs［1950］1997=1989：48, 54–56）。

アルヴァックスはこのような自己の経験に基づかない枠を共同組織体の枠、歴史、集合的な世論あるいは国民精神と関連させて理論的に展開していくが、人々の認知と上位の枠の仕組みについては断片的な記述にとどまり明示的に示されてはいない。そのため本書ではこの議論をアメリカの社会学者C・W・ミルズが提示した「文化装置」概念によって発展させて用いたい。

集団を横断し同一性をもたらす集合表象の働きは、ミルズの文化装置にもみられる議論である[1]。ミルズはシンボルの操作によって伝達される意味に強い関心をもっていたが、彼の知見によると、人が認識の対象としての自然を解釈するために用いる用語は、自分のものと思って継承している他人の用語であることが多いのだという。とりわけ現代社会は文化装置によって作り出された生産物が、決定的な影響を及ぼしていると指摘する。ミルズは芸術や知的、科学的な仕事が進められる組織や環境、さらにはその仕事が広く利用され得るような手段のことをまとめて文化装置と定義している。そしてこの文化装置は支配的で制度的な秩序によって支えられており、唯一の真実や唯一の美を作り出して様々なものを一つに集めていくのだという（Mills &

Horowitz 1967=1971：300-301, 322-324)。

本書は上位の枠を生産し広く社会に拡散させる装置のことを、ミルズが提案する文化装置と同義と位置づけておく。このように捉えておくと、具体的な事象から上位の枠がどのような仕組みのなかで発展するのかを分析することができる。上位の枠は様々な文化装置のなかで生成し拡散されている。それゆえにわれわれは日常の直接的な経験によって形作られた枠だけでなく、文化装置のなかで作り出された上位の枠を理解のパターンとして借用し環境を意味づけるのである。では次に上位の枠の生成・拡散をもたらす文化装置概念を踏まえて、患者集団の枠の変容について分析を行いたい。

第10章で取り上げた訴訟運動には様々な局面があったが、運動の方向性を左右したのは他でもない裁判という場であろう。裁判所はそこに持ち込まれる様々な主張のなかで、どの主張が国家の政治的正当性に対して妥当なのかを判断する機能を備えている。弁護団や原告・被告といった集団、裁判所という機関、さらには法廷での結果を伝達するテレビや新聞といった手段を含めると、訴訟活動とは司法やメディアという文化装置のなかで展開された運動であった。また勝訴という結果によって訴訟運動の枠は上位の枠へと更新されたが、これによってハンセン病問題という新たな意味が一般社会へ広く拡散していくことになった。

第11章ではハンセン病資料館という場が、患者集団の記憶を表象する場から国家の歴史を表象する場へと入れ替わった過程を追った。旧資料館時代、展示物に対して細かい説明はあまり見られず、ある意味で一般の観覧者には理解しづらい説明文も少なくなかった。また患者たちゆかりのモノも含め様々なモノが展示されたが、決して外部世界に向けて強いメッセージが込められていたわけでもなかった。その一方で新しく生まれ変わった資料館は、人権侵害としてのハンセン病問題を、ひろく一般の人々に学習してもらう機関としてリニューアルされた。患者の隔離収容を目指したハンセン病政策が打ち出されていく歴史背景の理解や、療養所の患者たちの生活を擬似体験できる順路設計、隔離収容の過酷さを映し出す映像メディアなど様々な工夫が施された。そして新資料館は一貫性のあるストーリーのなかでモノが展示されていた。訴訟運動の枠が国家の歴史へと更新されたことで、資料館という文化装置は、ハンセン病問題という意味を一般社会へ再生産させる場に生まれ変わったといえるだろう。

注

（1）文化装置をシステムや領域として検討することも可能であるが、ここでは事象を経験的に分析するために、ミルズが定義する文化装置の概念を採用した。また文化装置に含まれる諸機関（機構）には学校、劇場、新聞、人口調査局、スタジオ、図書館、雑誌、ラジオ放送網などが例示されている。

旧図書館。現在は理美容室として使われている

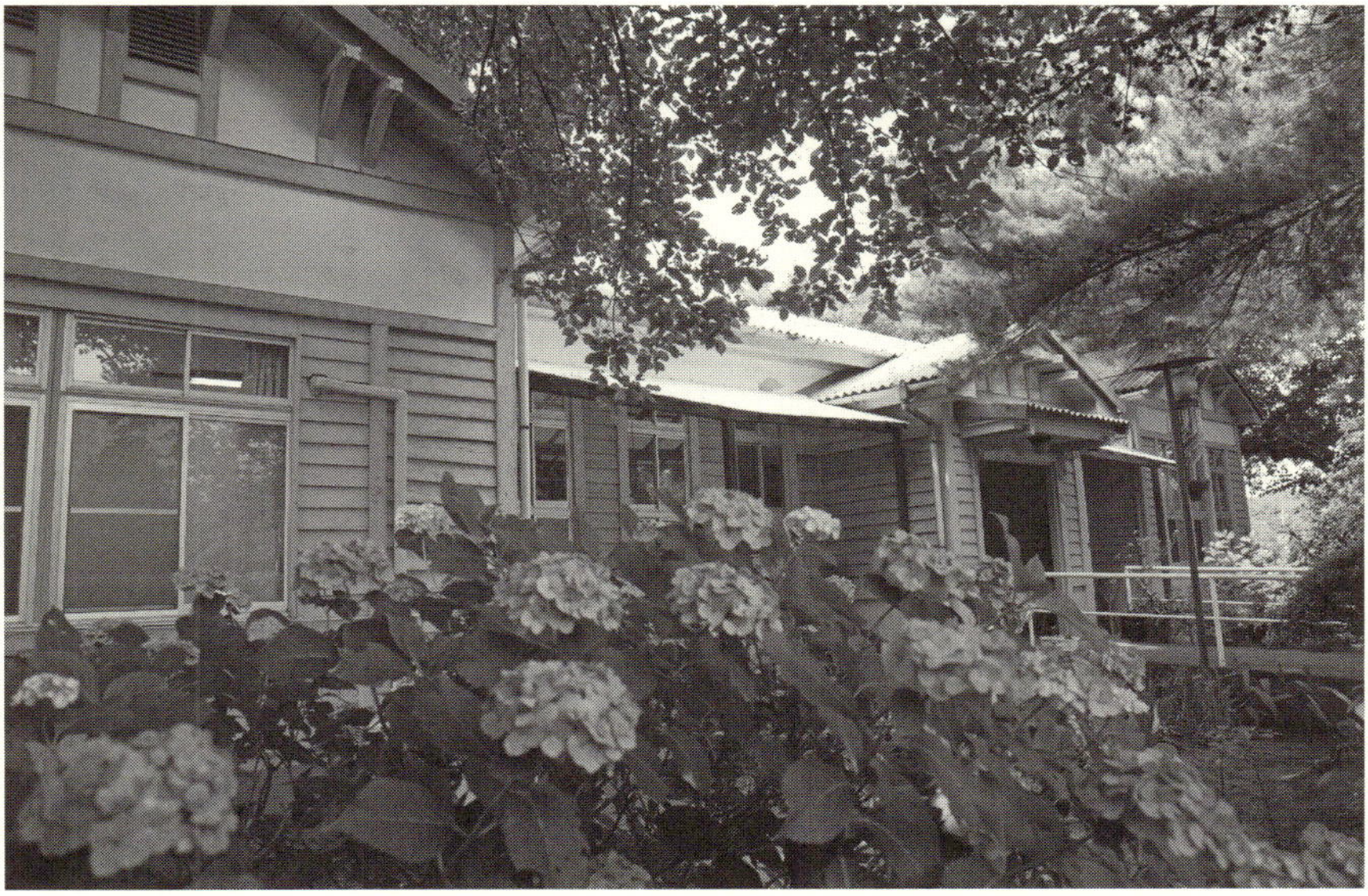

終章

下位集団における文化の創造性

本書ではハンセン病療養所における患者文化を、今も療養所で暮らす人々の語りを通して記述してきた。ここではまとめにかえて、患者集団のような下位集団(1)の文化をいかにして捉えることができるのか、そして下位集団の文化が他の優位な集団あるいは一般社会にどのように影響を与えうるのかについて一定の考察を示しておきたい。

第1節　マイノリティ集団を捉える視点

1　マイノリティ集団の抵抗とはなにか

従来マイノリティ集団(2)を対象とした研究は、彼らを弱者あるいは制度的現実の枠組から外れた逸脱者と位置づけて分析することが多かった。そこで検討される問いは、異なる文化的背景をもつ個人や集団を、一般的な文化や伝統へ適応や同化させるにはどうしたらよいのかといったものであった。ところが近年このような研究姿勢に異議を唱え、マイノリティの声に耳を傾け記述しようとする試みが活発に行われている。この試みは他者とされてきた人々の視点から現実を捉え直すために、彼らの語りをオルタナティブな声として収集したり、またときには社会に変革を求めて立ち上がる運動とも連携して人々の関心を惹きつけている。これらの研究的な試みにおいては一般社会に対するマイノリティ集団の抵抗が強調され、政治的な主体性の形成が重視されることが多い。

ではこのような視点からマイノリティ集団はどのように描かれているのか、竹沢泰子（1994）による補償運動の研究を参照しつつその分析視点について考察してみたい。戦時中アメリカでは、日系アメリカ人に対する強制収容が国家権力のもとで行われた。竹沢の研究は日系アメリカ人コミュニティの絆帯や、日系人個人のアイデンティティに焦点を置いて賠償訴訟運動を分析している。また彼女の研究は調査手法に参与観察とライフヒストリー法が用いられており、本書の調査手法との共通点がある。この研究を概観したのち、運動によって描かれるマイノリティ集団の抵抗について考えてみたい。

日系人への強制収容は1942年に始まり終戦までの3年弱にわたって実施された。その後1970年代から国家に対する賠償を求めて訴訟運動が展開されていった。この運動は年を重ねるごとに盛り上がり、1988年に国家による謝罪と一人2万ドルの賠償金を勝ち取った。竹沢はこの訴訟運動を通じて、世代によってまた個人によって異なった認識で捉えられてきた日系人における強制収容という体験が集合的経験として位置づけられ、彼らの集合体としてのアイデンティティの基盤をより強固なものにしたと分析している（竹沢 1994：220-221）。

次に語りに着目して集団形成について論じる竹沢の分析を紹介しよう。エスニック・コミュニティにおいて収容所体験を語るというのはタブーであり、恥ずべきこととして封印されてきたという。ところが訴訟運動を契機に、強制収容を体験していた2世たちが沈黙を破って語り出した。そのことで彼らの語りが3世など他の世代へと共有されはじめ、収容所における屈辱的な体験が「忍耐や努力、成就」さらには「訴訟問題に立ち上がった勇気に対する賞賛や感謝」といった肯定的な指標へと転換されたと指摘する（竹沢 1994：222-223）。竹沢が指標の転換と捉えている事象を本書における集団の枠の分析視点から考えれば、2世たちの過去の経験が新たな枠によって組織化されて異なる意味を帯びるようになったといい換えることができるだろう。また相互作用を伴う解釈活動は単に事実や出来事の叙述を伝えるだけではなく、他者と連帯させて社会運動を生み出す原動力になりうる（Plummer 1995=1998）（Denzin 1989=1992）。その意味で語りは運動を引き起こす政治的な機能をもち、個人の私的な問題を公的な問題へと橋渡しをする戦術的な手段として意識的に用いられるのである。

竹沢の論考に戻って訴訟運動におけるコミュニティおよび個人への影響についてみていこう。アメリカは建国以来「正義、平等、自由」という社会的イデオロギーをもつ国であるという。訴訟運動はこうした本来アメリカ人なら誰でももつべきはずの権利が、強制収容によって剥奪され否定されたのだと主張した。そしてこうした手法の採用によって運動は広がりをみせていく。まず国家を裏切ることを嫌い当初は訴訟に消極的だった2世を取り込むことに成功し、そのことによって運動がコミュニティの分断をもたらすのではなくより強固な紐帯を生み出した。また賠償請求のための法の制定の要請、決起集会などの様々な場面で不正義の告発といったアメリカ的手段が用いられ、訴訟における一連の運動は参加者たちにアメリカ国民としての意識を再確認させることにつながった。つまり訴訟運動において国家を象徴的に用いたことで、収容体験は反政府的ではない集合的経験として意味づけられ、エスニック・コミュニティの結束力とコミュニティのアメリカ化を強めるという二重の効果をもたらした。そして同時に個人の行動様式、規範、価値、思想の側面から日系人のアイデンティティにおけるアメリカ人化を進行させたと分析した（竹沢 1994：229–239）。

竹沢の論考は同化と社会統合を異なる事象と位置づけており、訴訟運動がエスニック・コミュニティや日系人個人へ持ち込んだアメリカ化を決して否定的に捉えていない。つまり従来の社会的イデオロギーとしてのアメリカ化という枠組が、１９７０年代における公民権運動やマイノリティ運動によって、同化を求めるアングロ・アメリカ化から文化的多元主義に取って代わっていたと考えている。ゆえに訴訟運動によってもたらされたアメリカ化は、旧来のアングロ・アメリカによってもたらされていたスティグマからエスニック・コミュニティや日系人個人を解放したのだと主張する（竹沢 1994：239）。

しかし社会的イデオロギーといったコードの様式は硬直したものではなく、本書第三部で取り上げた事例のように様々な文化装置に支えられながら更新を続け存続していく。竹沢は文化的多元主義が賠償訴訟運動にとどまらず、エスニック・コミュニティや日系人個人を再統合していくプロセスを解放と捉えるが、別の見方をすれば社会的イデオロギーという上位の枠へと成長した文化的多元主義が、唯一の真実として人々の制度的現実を構成するようになったと考えることもできるだろう。

2　文化が交差する活動の場から

マイノリティ集団をいかなる方法によって捉えたらよいのだろうか。この問いに対する答えをイタリアの思想家、A・グラムシから求めてみたい。グラムシは「支配階級の歴史とサバルタン諸集団の歴史」のなかで、マイノリティ集団の存立基盤そのものが従属的であり、自律を描こうとすればそれは断片的にしか取り出すことができず、彼らの歴史を描くことは困難であると指摘する。それゆえに彼らを描く一つのスタイルとして、彼らの社会や規則、価値観を含めてトータルに記述するモノグラフの形式が適していると提案する（Gramsci［1930］1972=1999：110–111）。本書はごく当たり前な患者たちの生活活動から彼らの社会や規則、価値観を記述し、患者文化を捉えようとしてきた。

第一部では患者たちの生活を支えていた患者作業や患者自治会の活動についてみてきたが、これらの活動は確かに管理運営組織の文化コードによって規定されていたといえる。たとえば管理運営組織の文化コードからこれらの活動を意味づけると、前者の患者作業は患者への慰安や小遣いかせぎといった手段の提供として、後者の患者自治会は管理運営組織の補助機関として位置づけられるだろう。しかし活動を共にする相手が施設職員といった他者ではなく同病者である仲間であれば、活動状況のなかで幾度となく患者社会の文化コードに基づいた役割カテゴリーが採用される。つまり活動に従事する者たちが状況に合わせて役割コードを転換すれば、制度的役割コードに異なる文化コードが持ち込まれてゆく。そしてこのような書き換えはマイノリティ集団の営みであるがゆえに一見すると従属的な表出となり、以前のコードとの違いが目にとまりにくい。だからこそ活動を通じたコードの書き換えが日常的に持続可能となる。安定した活動状況によってコードの転換が常態化すればするほど、規範的役割コードは背景へ追いやられて、新たなコードが規範的役割コードとすり替わる。また活動の持続性によって生成されるコードは徐々に強化され、活動を共にする諸個人へ深い影響を及ぼしてゆく。本書が患者たちの歴史的な抵抗やメルクマールとなる出来事を扱うのではなく、取るに足らないと思われる生活活動に焦点をあてるのは、そこに本質的な抵抗をもたらす可能性があると思うからである。集団の自律性は日常を通じて脅かされるのであるが、一方で集団の創発性も何げない人々の活動から芽生えている。日常的な活動は他者を巻き込み、互いに影響しあって新たな関係を形成していく。

そしてこうした関係のスパイラルは人というメディアを通じて、一集団内に限定した現象にとどまらず、時間をかけてさらに広範囲へ浸透していく。なぜなら日常的な営みは特定集団内で排他的に完結するものではなく、他集団との分業のもとに営まれることが多いからであり、このことは必然的に両集団の枠の相互浸透をもたらすことになるからである。それゆえに生活を支える活動も患者集団に限定して捉えるのではなく、他集団およびさらに広域の社会などとともに重層的に捉えることが必要であろう。

次に紹介するのはある男性の園内結婚に関する語りである。Pさんは1953年に園内結婚をした。患者社会の結婚式では内輪で祝いを催すことが一般的であり、彼もそれにならってささやかな祝いの席を設けた。

＊：一応、あれでしょ。（患者作業の）製菓部が結婚式に出す、お菓子を作ってくださって、

P：そうそうそう。作るっていったって、しれたもんでしょ。

＊：媒酌人、

P：媒酌人、私はね、媒酌人いるんですよ。私、こういうことがあった。斉藤（仮名）さんっていう栄養士がいたんですよ。それで、その時分にね、私、自治会の書記にいた、農事部にいた時分ですから、野菜納めて、お金

のあれをやったりしてた時分ですから。それでね、落雁って。落雁だったな。あの、鯛の、みんな製菓部でね、饅頭のひとつやふたつお茶請けに作ってもらって。それでお茶を飲んで、それでま、結婚式っていうことでおしまいにしたわけだけど。私はその落雁を、折りに入れて、斉藤さんが「いや、そんなおめでたいことなんだから」、私安く、「原価でいいよ、仕入れてやるから」って。それをやってみんなに配ったわけ。あげたわけ。その時分自治会に私も書記に行ってたんだけど、自治会でごたごたいわれて。フハハハ。

＊：あの、自治会の力でどうのこうのって？

Ｐ：いや、そうじゃなく、じかにいる者がそんなこと、規則をやぶっちゃ、どうのこうのって。

＊：ハハハハハ。

Ｐ：フフフ。そんな記憶があります。(3)

この語りを解釈するために、患者自治会の療養所内での位置づけや、Ｐさんが担っていた役職の仕事内容について触れておきたい。当時Ｐさんは自治会農事部の書記として働いていた。この農事部は第3章で取り上げたように、患者たちが園内で作る農作物に対して助言や管理を行ってきた部署であった。特に患者たちが作った作物を給食用に市値の一割引で買いあげることも農事部の仕事のひとつだった。こうした施設運営にかかわる仕事内容を通じて職員である栄養士と親しい間柄になっていた。落雁の件は栄養士がＰさんの結婚式という「おめでたい」席に少しでも花を添えてやりたいという気配りによる計らいだった。彼の配慮によってＰさんは通常よりも安い値段でお披露目に集う患者たちに落雁を提供することができた。しかし患者自治会で働いていたＰさんは職務から派生する利権を自分の利益のために利用してしまった。Ｐさんのこの語りは自らの行為が患者社会の規範から逸脱していたという告白のエピソードであるが、この語りに出てくる職員も、自らの職務範囲を逸脱してＰさんのために一肌脱いだのである。

療養所は確かに患者たちにとっての生活の場であるが、一方職員にとってもそこは働く場として日常の多くの時間を費やすところであった。職員と患者とのあいだには役割機能からみると乗り越えられない大きな隔たりがあるにしても、療養所という場において管理する人々と患者たちは相互に複雑な関係を結んでおり、その実態は簡単に割り切って説明できるものではなかった。特に職員と患者との相互関係がより親密になっていく発端は、運営財政の疲弊にあったといえるだろう。患者たちが作業などを通じて施設運営そのものに関与するようになる一方で、職員たちも患者社会のしきたりに非公式ながらも関与する機会は増えていったと考えられる。このようにある活動は背景を異にするメンバーとのやりとりが含まれるようになるにつれて、その活動を規定するコードはひとつとは限らなくなる。特に両集団の相互依存関係が深まれば、自集団の文化コードは他集団の文化コードの影響を強く受けるようになる。またあるときは従属的な意味を帯びる活動が、別の文脈では自立的な意味を帯びる活動にもなる。

第2節　下位集団がもたらす文化のダイナミズム

1　患者文化の限界性

本書で取り上げてきた事例を振り返りながら、下位集団における文化の創造性について検討したい。

まず確認するとハンセン病療養所は一般社会とは異なる空間であり、閉鎖的で形式的に管理された日常を送る場所、つまりゴフマンによって考察されたように全制的施設としての特徴をもつ環境であった。全制的施設であるからにはフォーマルな組織としての管理運営組織が存在し、この組織の目的は施設職員による患者への管理的な介入であった。たとえばハンセン病療養所は公衆衛生というコードの形式にそって、患者の隔離収容を実施する組織であり、患者への介入とはすなわち終生隔離を前提とするハンセン病患者としての自覚を促すことであった。この点は療養所が全制的施設である以上、こうした組織目的にそって合目的的に運営されることは必然である。

一方外に出すことを前提としていない全制的施設において、患者たちによる第一次集団は施設目的に抵触しない範囲で形成が可能であった。たとえば第2章でとりあげた患者作業は外部世界の職能における文化コードが持ち込まれ、円滑な相互扶助関係の形成に寄与していた。また園内結婚でも外部世界の結婚におけるコードが用いられて夫婦関係や擬似的家族関係の形成に役立っていた。このように患者たちは外部世界でなじみのある様々なコードを理解のパターンとして持ち込み、療養所という今の環境に適応しようと試みていたといえる。そして最初患者集団の文化コードは小さな領域でしか通用していなかったが、管理運営組織の無視と無関心によって、療養所という環境におけるコードの空白域に増殖し、自らのコードを埋め込んでいったのである。ただしここで注意しておきたいことは、理解のパターンとして持ち込まれたコードは外部世界のものであっても、別の環境に適応する過程においてコードはその都度再構成され、従来のコードとは異なる新たなコードへと生まれ変わっているという点である。

ところで環境は患者たちの生活活動に大きな影響を与える。この環境に着目して患者たちの生活活動を分析すると、1930年頃からの収容患者数の増大と施設運営の経済的な困窮はひとつの転換点であったといえるだろう。近代化の途上にあった国家にとって、療養所運営に充分な予算を計上する経済的なゆとりはなく、施設職員たちは限られた範囲で施設運営を行わなければならなかった。救貧から公衆衛生へハンセン病政策の視点が移り、療養所の患者収容力は増大したにもかかわらず、職員数はそれに比例することはなく、患者たちの労働力に頼らざるを得なかった。このことは集団間の相互依存関係の深化につながり、これによって従属的な患者集団は新たな力を得ることになった。

たとえば第2章で示したように、患者の生活にかかわるあらゆることが患者自治会に持ち込まれ解決されていた。部屋の割決めや患者同士の仲違いの仲裁、不自由者への介護、患者作業の人員配置、新しい患者作業の企画・立案、慰安畑の管理・指導など、自分たちの生活を自らの責任の範囲内で処理していた。これらの活動を療養所の管理運営という文脈からながめると、彼らの活動そのものが療養所の管理運営であったといえる。また第4章で示した生産を伴う労働の事例をみてみよう。そこであがってくる農作物の分配には独自の分配ルールが存在し、そのルールを患者たちは自分たちのルールと捉えていた。そして互恵会は独立採算制に基づいて患者たちによって運営されており、コミュニティ内のどのカテゴリーの者を弱者として救済するのかなど、その判断から事業計画までを一任されていた。このように患者集団は管理運営組織との相互依存関係を逆手にとり、施設運営組織に交渉を求め自治活動を承認されるまでに至っていた。彼らは療養所という場をただ与えられるままに受け入れたのではなく、助け合い連帯する仲間を見つけだし、共に新たな価値や規範をつくり出していった。活動による自らの文化の形成、このことが患者集団の連帯を形作り維持させてきたといえるだろう。

つまり彼らは活動を通して自らの文化コードを形成し、それをインフォーマルな領域からそして次第にフォーマルな領域にまで少しずつ組み込んでいったのである。はじめは断続的で限定的な範囲でしか通用しないコードだったとしても、常態的な活動に支えられることによって規則性をもって機能するようになる。コードがこのような働きを示すようになれば、それは患者集団が集団としての自律性を獲得した証とみなすことができるだろう。

一方施設運営組織はどのように療養所という環境のなかで存続していたのだろうか。基本的に管理運営組織は患者への介入を目的に作られた組織であるからには、当然のように患者集団の文化形成に対して外から規制する力を働かせる。その働きは彼らの文化形成を抑圧的に押しとどめようとすることもあれば、逆に密輸入して積極的に活用することもある。

たとえば患者同士の男女関係を最初は規制していたにもかかわらず、のちに断種を暗黙の前提とした肯定へと転じて園内結婚を認めていく。これは患者管理のために患者たちの男女関係を管理運営組織の文化コードへと転用した事例であった。あるいは施設は療養所を患者たちの終の棲家と位置づけ、相互扶助・同病相憐を患者たちの文化的気風として扇動したり、また患者自治会の例にみるように、施設運営のために患者たちの生活組織をフォーマルな組織へ格上げするなどもこうした一例と考えられる。管理運営組織は患者集団の文化コードの力点を微妙に置き換え、内容をねじ曲げながらたくみに自らの文化コードのなかへ取り込んでいく。いずれの場合も施設運営や患者管理という管理運営組織の目的を達成しその状態を維持させるために、被収容者に対して弾力ある対応をみせるのである。

ただし管理運営組織におけるこのような干渉は、常に細部まで徹底するものではない。彼らは管理運営の安定性が維持できる程度に患者集団の文化形成に外枠をはめるのである。それ以上に過度な干渉はむしろ管理運営の合理性に欠ける。患者たちはそこにできた管理空間の隙間をぬって独自の文化コードを産出していったが、管理運営の視点から見れば想定された範囲内での事象だったといえる。第3章のLさんは入所したときすべてが患者自治会によって運営されているようだったと語ったが、形式的であっても隔離という前提に関して患者たちが服従を示している以上、管理運営の活動のほとんどすべてが患者集団の文化コードによって占められていても問題はなかったのである。逆に捉えればこのかぎりにおいて患者集団の文化コードは、管理運営組織の文化コードに対して自発的に従属しているという限界性をもっていたともいえる。

仮にこのような限界性を強調する立場に立つなら、患者集団と管理運営組織との相互依存関係をなれ合い的な惰性関係と位置づけ、これが長期隔離政策を助長させたひとつの要因だったとして批判することも可能であろう。このような論では、そこで花開いた患者文化は隔離収容を是とする国家や管理運営組織による文化コードを受け入れた結果の産物であり、患者たちはこれらの文化コードをただ内面化したにすぎないという結論が導き出されることになる。

しかし抽象性の高いコードの形式を用いて自らを社会統合へと導く運動や、力ずくでコードの形式を書き換えようとする革命や蜂起といった、自集団より上位に位置する枠への直接的な働きかけが認められなければ、それは敗北として位置づけられてしまうのだろうか。必ずしもそうではないはずである。

本書は患者たちの語りによって表出する集団の枠に着目してきた。彼らの口から語られたものは、いつまでも自己を卑下し続け、同じ境遇の者たちと安住の地に逃げ込むしかなかったとするような敗北者の語りではなく、困ったときには助け合い苦楽をともにしてきた生活の語りであり、その営みを通じて培ってきた仲間たちとの誇りに満ちた記憶であった。そしてこのような患者文化は自集団内でしか表現方法を見いだせないまま終わったのではなく、微細な次元ではあるものの管理運営組織や一般社会に対し確実に文化が浸透していたと考えられる。

2　患者集団の文化コードの痕跡

生活を支える活動は相互作用をともなう社会的行為である。ゆえに生活活動はある集団のメンバー同士からなる閉じた環境で行われるのではなく、他集団に属するメンバーとの相互作用をともなうことの方が普通である。たとえばそれは全制的施設である療養所であっても例外ではない。患者たちが療養所を運営しているようだったと語られてはいるものの、彼らの生活のすべては患者集団だけで成りたっていたわけではなく、医師や看護師、施設職員といった管理運営組織メンバーとのやりとりが日常的に見受けられた。さらに施設経営費から両者の相互依存関係が深まれば両集団の文化コードが交差していく機会はますます増えていっただろう。ゆえに本書で取り上げてきた患者たちの生活活動をある集団内で完結していたものとして捉えると、かえって患者文化の全体像がつかめなくなる。療養所における両集団の複雑な相互依存関係は、両メンバーが互いに働きかける活動を通じて一方の文化コードが相手の文化コードへ割り込み、コードを局所的に上書きしていった結果であると読み解いた方が自然である。

たとえば第5章で示した保護者制度を振り返ってみよう。保護者制度とは当時の療養所長によって提案されたものであったが、この制度は従来の患者たちの私的な看取りを管理運営組織の責任の下で管理しようとしたものである。きっかけは故人の遺産金をめぐって親族とトラブルになった事件であり、制度化は管理運営組織がこの問題への解決に向けて打ち出した方針といえる。保護者制度の経緯について語ってくれたRさんは、私的な看取りを制度として明文化しなければ滅びてしまう相互扶助などあってもしかたない、他の療養所の患者たちから笑われると語り、この事態を嘆いていた。このことはわれわれが培ってきた相互扶助関係は本物なのだとする自信の表れであると同時にこれは自然発生的なものであるがゆえに作為的な延命措置を施しても仕方ないというあきらめの気持ちも含まれるのではないかと思われる。一方90年代といえば、すでに看護や介護の職員化は完了しており、いまさら患者たちの相互扶助関係を利用しなくても、施設の管理運営に支障をきたすわけではなかった。ゆえに管理運営組織が患者たちの文化コードを読み替えて管理運営に利用しようとしたとする従来通りの解釈がここでは成り立たない。では療養所長はどのような目的で保護者制度を導入しようとしたのだろうか、問題に立ち戻って考えてみたい。

そもそもこのトラブルの本質的な要因は療養所の閉鎖性が徐々に解かれ、遺産の相続権は親族にあるとする一般社会の文化コードが内部世界に浸透し始めたことにあったといえる。そしてその際療養所長がトラブルの介入に打ち出した方針は、一般社会の文化コードにそって患者たちに金銭に関する私的な看取りを禁止するものではなく、私的な看取りの制度化という療養所長自らの責任の範囲で解決しようとするやり方であった。つまり患者社会の私的な看取りの危機に管理運営組織の文化コードを用いて支えようとする療養所長の意図が働いたのである。

このような職務の範囲を超えた行為は、場合によっては自らの職を脅かす可能性がある。そうした認識をもちつつ、職員が患者個人や患者文化に有利に働くように配慮して行動したというエピソードは決して珍しいことではなかっただろう。もちろんこうしたエピソードも職員が個人的な裁量のもとで行った営みに過ぎないという批判も考えられる。しかしこれは決して個人の営みに限定された事象ではないことをフィールドワークの過程で知ることになった。

筆者が多磨全生園に調査に入ったのは2001年からである。調査協力者への不作法な接し方を避けるためにも、3か月ほど施設側が提供する所内行事の手伝いなどして、看護職員から色々と意見を聞くことにした。特に保健課や第一・第二センターの看護職員からこの病気のこと、入所者たちの日常の過ごし方や療養所の歴史などを教えてもらっていた。このような時期における観察で気づいたことは、入所者と職員とのやりとりが一般的な病院や介護施設でみるものよりも近い距離感で行われているという点であった。まるで娘や孫と接しているかのようなフレンドリーな雰囲気がそこにあり、療養所の雰囲気に慣れていなかった私にとって、そのやりとりの様子は新鮮に映った。しかしその一方で、この様子を一般社会は否定的に捉えるのではないかと少し不安にもなった。

またこのように過ごしていた時期に見せてもらったのが「介護・看護手順」マニュアルであった。マニュアルの内容は当施設で決められた業務内容の範囲や作業規則であり、さしずめ介護・看護の行為コードといったものである。介護・看護マニュアルであるからには、ハンセン病固有の後遺症や高齢化に伴う介護方法に多くの紙幅が割かれていたが、私の目にとまったのはこれらの作業を支える基礎知識に関する記述であった。療養所における介護・看護の起源が入所者たちの患者作業にあること、また入所者たちには療友という概念があり、他人同士であっても親密な関係を築いていること、そしてこのような患者文化への配慮を示して介護・看護にあたることが記されていた。このマニュアルは訴訟を機に書き換えられたものではなく、以前から使われてきたものだと聞いている。またマニュアルは寄せ集め的な体裁の冊子で、該当箇所がいつ頃作成されたのかは特定できなかったが、文字がつぶれるなどしてコピーによる劣化が他よりも激しく、作成年数の古さが推測された。

確かに療養所の介護・看護は長い間患者作業によって実践されてきた。戦後における施設の近代化にともない、1954年に病棟看護の職員転換が行われ、1960年から段階的に不自由舎介護の職員化が始まった。そして今では療養所の介護・看護はすべて施設職員が従事するようになっている。第5章でKさんがマニュアル通りにやる看護を揶揄しつつ同病者同士が行う看護のすばらしさを語っていたが、患者作業の職員化によって療養所の介護・看護はすべて一般人から採用された介護員や、看護学校などで専門的な教育を受けた看護師によって担われるようになった。そのため介護や看護が行われる場面で一般社会の文化コードが採用されてもおかしくないはずだ。しかし前述のマニュアルの記載や看護職員と入所者とのやりとりをみていると、療養所の介護・看護は患者集団の文化コードから多分に影響を受けていることが理解できる。

一度形成された患者文化を無視して施設運営を行うなど不可能である。このように管理者たちに認識させることで、患者集団の文化コードは管理運営における意志決定にも一定の拘束性を発揮していたのである。また患者文化の影響力がすでに衰えた今日にあっても、介護・看護という管理運営システムのなかにそのコードの痕跡を見つけだすことができた。このようにして患者集団の文化コードは、ある管理運営組織における特定個人の限定的な行為にのみ影響を与えていたのではなく、管理運営システムそれ自体へ影響を及ぼし反作用を引き出していた。つまりこのことは患者たちの文化コードが、管理運営組織の文化コードのうちに入り込んで、その形式に作用しうることを示すものであり、そしてここに下位集団における文化の創造性が見出されるのである。

さらに下位集団の文化コードに対する反作用は、療養所という局所的な現象にとどまるものではなかった。今一度戦後のハンセン病政策を振り返ってみよう。1960年代以降患者の隔離収容に対する行政的立場は揺らいでいた。政府は社会復帰政策に積極的な姿勢をみせなかったが、その一方で患者の減少を見込んだ療養所の統廃合や再編成が幾度となく議論されていた。その目的は施設運営の経済的な合理化にあったが、結局この計画は実行に移されることはなく立ち消えになってしまった。強い権限をもった中央省庁さえも、一般社会の文化コードを患者たちに強制することはできなかったのである。

このように下位集団における文化の創造性は、従属そのものによる相互依存の深化を通じて発揮され、時に一般社会の文化コードにも影響を及ぼしていく。ハンセン病療養所の患者文化は、下位集団の従属性と創造性の弁証法による活動の力を私たちに示していると考える。

注

（1）本書では諸集団の上や外に位置している共同組織体を上位集団とし、相互作用を通じて形成される諸集団を下位集団と位置づける。

（2）マイノリティ集団を示すにあたってサバルタンという言葉がある。植民地主義を批判的に分析した歴史学者たちがサバルタンという言葉に着目して研究したことで脚光を浴びることになった。また文芸評論家、G・スピヴァクは「サバルタンは語ることができるか」と大胆な問いを提示し、結論において「語れない」という悲観的な考察で終わっているために物議をよんだ。その後の発言において彼女が補足しているとおり、彼らはもちろん自分たちの言語を用いてその状況や生活を説明することは可能である。彼女が語れないと結論づけた文脈は、サバルタンに属する人々が自らの立場を自覚して語るようになると、その主体はすでにサバルタンではなくなってしまうためにサバルタンは語れないとする。ゆえにスピヴァクのたてた論理のなかにおいて、サバルタンは語ることができるかという問いは語れないとする答えに整合性が生じるのである（Spivak 1988=1998）。本書は立場を自覚して語らずとも、生活のなかで行われるやりとりのなかにマイノリティ集団における表現の可能性があるとみている。

（3）2002年4月26日に行ったPさん（男性、1932年生）へのインタビューに依拠する。

おわりに

本書は筆者の博士論文をもとに、全面的に改稿してまとめたものである。本書の舞台となった多磨全生園でのフィールドワークを計画したのは、２００１年4月だった。まだ医学系研究科健康社会学教室の博士課程に在籍していた頃で、その年の夏休みには夏期ハンセン病講座に参加し、秋頃から多磨全生園でフィールドワークを始めた。その頃はスティグマとアサイラムについて研究的な関心をもっており、ゴフマンの精神病院における患者たちの「裏面生活」の観点から療養所での患者生活を捉えようとしていた。しかし目の前に広がる療養所の姿は、精神病院でのフィールド調査に基づいてなされたゴフマンの知見とはなにかが違った。そのなにかを探るために、なかの人たちがどんな人生を歩み、いかに生活をしてきたのかを知りたいと思った。すとんと理解できるようになるまで動きながら考えるたちで、当時はとにかくほぼ毎日のように全生園に通っていた。

結局、博士課程を満期退学してからもまだフィールドワークを終えることができずにいた。その頃、２００３年から参加した「ハンセン病問題に関する検証会議」で桜井厚先生にお会いした。桜井先生とは「輸入血液製剤によるＨＩＶ感染問題調査研究」での共同研究の機会にも恵まれ、インタビューやフィールドワークをご一緒することがあった。質的調査に関する手順やテクニックなどは教科書で学ぶことはできるが、研究者個人によって異なる調査フィールドや対象者との関係づくりはなかなか定型的なものはない。先生との出会いによってこれまではただ無我夢中でやっていた質的調査の方法論を初めて体験的・組織的に学ぶことができた。そしてこの頃から療養所の生活を個人からではなく集合的な視点から捉えた方が、私の知りたいなにかに近づけるのではなかろうかと思うようになった。しかしそうなってみると大幅に論文を書き直す結果となり、一度は書いた論文を実質的に最初からやり直すことになった。われながら人から見れば本当に能率の悪い仕事を続けてきたと思う。

一度はまとめた博論を直している間にまた何年もの時間が過ぎ、課程博士として学位論文を提出することを断念することになった。論文博士としての学位論文の提出先を探しているとき、幸いにも学部学生のときにゼミを指導していただいた長田攻一先生のご厚意で指導を仰ぐことができた。これまでの調査研究では行動することばかりが全面に出て、落ち着いて事象について考える時間が正直少なかった。長田先生にご指導をいただくなかで、生活を集合的に捉える理論的な枠組みを整理する必要があることに気づかせていただいた。そして生活を集合的に捉えるにあたって浮かんできたのは経験、記憶、文化といった言葉であり、これらの言葉から理論的な枠組みを検討するにはどうしたらよいのか、自分はこんなふうに考えているが論理的に妥当だろうかなど、先生は根気よく議論につきあってくださった。

このように一つの論文を書くにあたって、あまりにも時間をかけすぎてしまったかもしれない。療養所でかかわった方たちとは毎年、年賀状や暑中見舞いのやりとりを続けているが、調査に入って5年ほどした頃、療養所の事務方から葉書に「死亡されました」と一言だけ書き添えられて返送されてきたことがあった。時が経つうちに手書きだった添え書きがゴム印になり、毎年何通かは返送されてくるようになった。また葉書のやりとりだけでなく時折は訪問させていただくなど、調査ばかりでなくお世話になった方々がいる。彼らにとって私は不器用に見えるのか、私の人生や生活のことまで心配してくださった。そうした方々のお顔が何かにつけて思い浮かぶが、すでに亡くなられた方も少なくない。もっと早く完成させて報告したかったとの思いがあるが、今となってはどうにもならないことである。

本書を書くなかで納得がいくまで調査フィールドと向き合うということの大切さを学んだ。もちろん一時期かかわって離れていくフィールドもあるだろうが、自分の研究の枠組みそのものをつくり上げていく時期にかかわった大切なフィールドは、一生かけてつきあっていくものなのではないかと思う。

本書に何か見るべきものがあるとすれば、博論をご指導くださった桜井先生、長田先生のおかげであり、そして何よりも何もわからない若者だった筆者を温かく見守ってくださった多磨全生園で暮らす皆さんのおかげである。それから本書で使用している写真の多くは写真家・黒崎彰さんによるものであり、提供をお願いしたところ快諾してくださった。ほぼ同じ頃に多磨全生園にかかわってフィールドをともにしてきた仲間として感謝の言葉を贈りたい。また早稲田大学第一文学部、法政大学大学院社会科学研究科、東京大学大学院医学系研究科と、回り道の多い筆者の研究生活のなかでご指導いただいた多数の先生方、諸先輩、同僚の皆さんのご厚意に感謝したいと思う。

私の粗忽のためにおそらくは本書にも大小の誤りや未熟さがあるに違いないと恐れるが、それらはすべて筆者の責任によるものである。また末筆ながら本書が成立したのは、新曜社および編集者の田中由美子さんのご尽力によるものである。言葉足らずの文章を書く筆者によって言語表現が不十分な箇所が散在していたが、田中さんの優れたセンサーによる発見にて加筆を促され、なんとか人様にお見せできる形になった。ここに記して感謝の印としたい。

青山　陽子

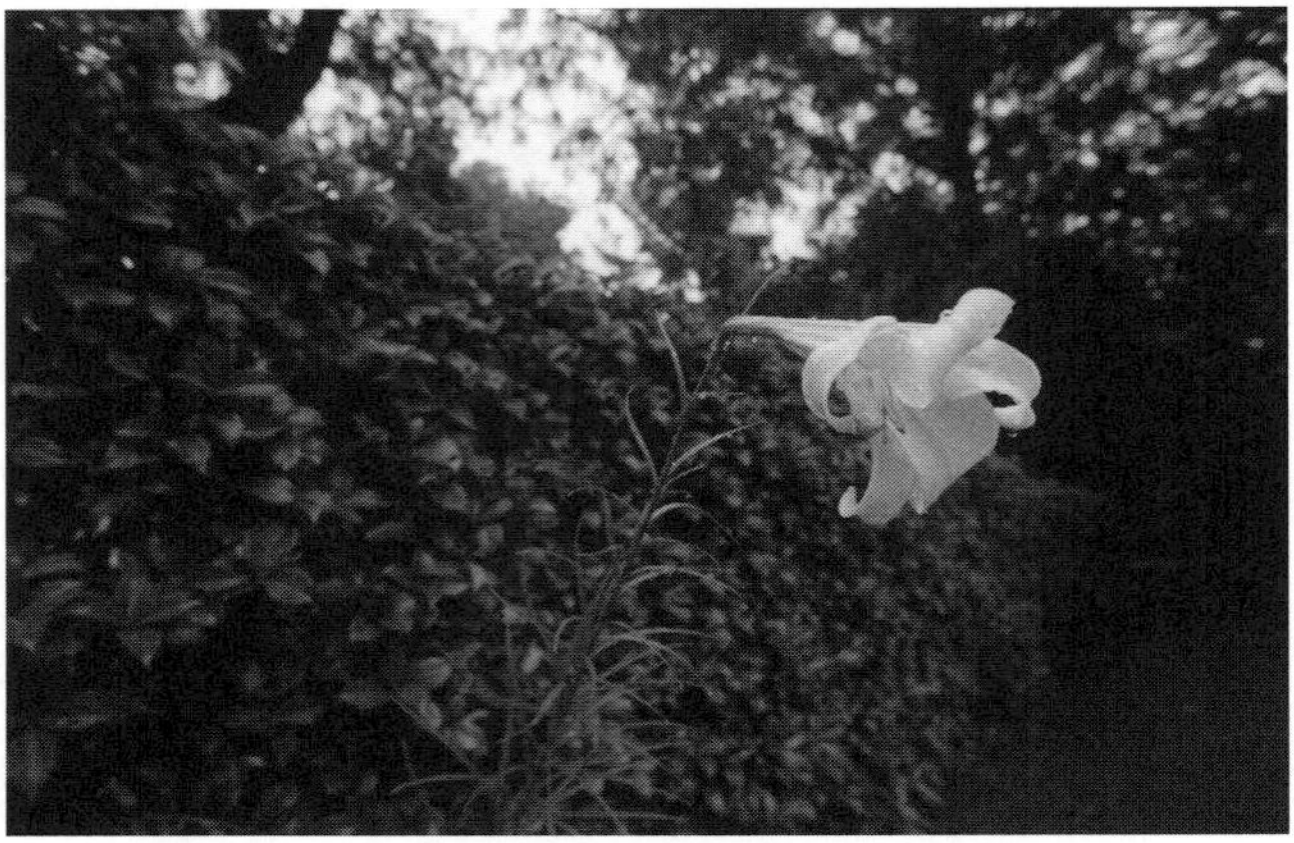

著者紹介
青山　陽子（あおやま・ようこ）
成蹊大学他非常勤講師。東京大学大学院医学系研究科博士課程単位取得退学。博士（文学）早稲田大学。
主要研究分野：スティグマの社会学、質的調査。
主要論文・著書：「ハンセン病療養所の患者社会における共同的な営み」『年報社会学論集』23号、2010年。「地域生活支援の現場で働く」『ライフストーリーの社会学』（共著）北樹出版、2005年。

新曜社

病いの共同体
ハンセン病療養所における
患者文化の生成と変容

初版第１刷発行　2014年11月13日

著　者　青山陽子
発行者　塩浦　暲
発行所　株式会社 新曜社
〒101-0051 東京都千代田区神田神保町３－９
第一丸三ビル
電話（03）3264-4973・Fax（03）3239-2958
E-mail：info@shin-yo-sha.co.jp
http://www.shin-yo-sha.co.jp/
印刷所　亜細亜印刷
製本所　イマヰ製本所

ISBN978-4-7885-1412-6　C1036

索　引

【さ行】

【ま行】

【や行】

【ら・わ行】

引用文献

天田城介, 2003,「沖縄におけるハンセン病恢復者の〈老い〉と〈記憶〉：辺境におけるアイデンティティの政治学」『社会福祉研究所報』(31)：163-194.

蘭由岐子, 2004,『「病いの経験」を聞き取る：ハンセン病者のライフヒストリー』皓星社.

有園真代, 2008,「国立ハンセン病療養所における仲間集団の諸実践」『社会学評論』59(2)：331-348.

有賀喜左衛門, 1966a,『有賀喜左衛門著作集１　日本家族制度と小作制度（上)』未来社.

——, 1966b,『有賀喜左衛門著作集２　日本家族制度と小作制度（下)』未来社.

——, 1969,『有賀喜左衛門著作集８　民俗学・社会学方法論』未来社.

朝日新聞, 2008年５月12日朝刊・大阪版・31面.「『国の責任，説明を』資料展示巡り市民学会」

Becker, H. S., 1963, *Outsiders: Studies in the sociology of deviance*, New York: Free Press. (=1993, 村上直之訳『アウトサイダーズ：ラベリング理論とはなにか』新泉社.)

中国「残留孤児」国家賠償訴訟弁護団全国連絡会編, 2009,『政策形成訴訟』中国「残留孤児」国家賠償訴訟弁護団全国連絡会.

Denzin, N. K., 1989, *Interpretive interactionism*, London: Sage Publications.（=1992, 片桐雅隆訳『エピファニーの社会学』マグロウヒル出版.)

Durkheim, É., 1897, *Le suicide: Étude de sociologie*, Paris: Les Presses universitaires de France.（=1985, 宮島喬訳『自殺論』中公文庫.)

藤野豊, 2001,『「いのち」の近代史』かもがわ出版.

福武直, 1959,『日本村落の社会構造』東京大学出版会.

Geertz, C., 1973, *The interpretation of cultures,* New York: Basic Book.（=1987, 吉田禎吾・柳川啓一・中牧弘允・板橋作美訳『文化の解釈学Ⅰ・Ⅱ』岩波書店.)

Goffman, E., 1961a, *Asylums: Essays on the social situation of mental patients and other inmates,* New York: Doubleday.（=1984, 石黒毅訳『アサイラム：施設被収容者の日常世界』誠信書房.)

——, 1961b, *Encounters: Two studies in the sociology of interaction,* The Bobbs-Merrill. (=1985, 佐藤毅・折橋徹彦訳『出会い：相互行為の社会学』誠信書房.)

——, 1974, *Frame analysis: An essay on the organization of experience*. Boston, MA: Northeastern University Press.

——, 1981, *Forms of talk*. Philadelphia, PA: University of Pennsylvania Press.

Gramsci, A., [1930]1972, “Alcuni temi della questione meridionale”, Felice, F. and V. Parlato, eds., *La Questions Meridionale,* Rome: Riuniti, 131-160.（=1999, 上村忠男編訳『知識人と権力：歴史的－地政学的考察』みすず書房.)

Halbwachs, M., [1925]1952, *Les Cadres sociaux de la mémoire*, Paris: Albin Michel. (=1992, Coser, L. A., trans., *On collective memory*, Chicago: University of Chicago.)

——, [1938]1955, *Esquisse d'une psychologie des classes sociales*, Paris: Rivière.（=1958, 清水

義弘訳『社会階級の心理学』誠信書房.)
――, [1950] 1997, *La mémoire collective*, Paris: Albin Michel.（=1980, Ditter, F. J. and Y. D. Ditter, trans., *The collective memory*, New York: Harper & Row.)（=1989, 小関藤一郎訳『集合的記憶』行路社.)
浜日出夫, 2000,「記憶のトポグラフィー」『三田社会学』（5）: 4-16.
ハンセン病違憲国賠訴訟弁護団, 2003,『開かれた扉：ハンセン病裁判を闘った人たち』講談社.
ハンセン病違憲国賠裁判全史編集委員会編, 2006,『ハンセン病違憲国賠裁判全史　第1～第9巻』皓星社.
ハンセン病問題に関する検証会議編, 2005,『ハンセン病問題に関する検証会議最終報告書』日弁連法務研究財団.
原田樫子, 1959,「大正時代の全生病院」『多磨』40（10）: 2-17.
林三郎, 1957,「記憶の社会性：モーリス・アルバックスの場合」『社会学評論』8（1）: 2-17.
林芳信, 1955,「戦後十年をかえりみて」『多磨』36（9）: 2-4.
本多康生, 2011,「ハンセン病療養所退所者の生の経験：社会生活における実存の位相から」『ソシオロジ』56（2）: 57-75.
稲葉上道, 2008,「ハンセン病資料館が持つ意義（小特集 国立ハンセン病資料館リニューアル）」『博物館問題研究』(31): 6-13.
金子淳, 2003,「歴史展示の政治性」国立歴史民俗博物館編『歴史展示とは何か』アム・プロモーション, 49-77.
片桐雅隆, 2003,『過去と記憶の社会学』世界思想社.
金瑛, 2010,「アルヴァックスの集合的記憶論における過去の実在性」『ソシオロゴス』(34): 25-42.
金永子, 1999a,「全患協ニュース（第1号～第700号）に掲載された在日朝鮮人ハンセン病『患者』等に関する記事」『四国学院大学論集』(100): 69-98.
――, 1999b,「国民年金法成立とハンセン病療養所の在日朝鮮人」『四国学院大学論集』(101): 1-18.
――, 2003,「ハンセン病療養所における在日朝鮮人の闘い：『互助会』（多磨全生園）の活動を中心に」『四国学院大学論集』(111・112): 107-138.
清瀬・教育ってなんだろう会編, 1995,『はじめに差別があった：「らい予防法」と在日コリアン』現代企画室.
小林洋司, 2008,「ハンセン病訴訟運動のオルタナティヴストーリー」『障害学研究』（4）: 135-161.
Kornhauser, W., 1959, *The politics of mass society*, New York: Free Press.（=1961, 辻村明訳『大衆社会の政治』東京創元社.)
厚生省監修, 石井則久・中嶋弘・長尾榮治・尾崎元昭編, 1997,『ハンセン病診断・治療指針』藤楓協会.
好善社, 1978,『ある群像：好善社100年の歩み』日本基督教団出版局.
久保紘章・石川到覚編, 1998,『セルフヘルプ・グループの理論と展開』中央法規出版.

國本衛, 2000,『生きて，ふたたび：隔離55年ハンセン病者半生の軌跡』毎日新聞社.
――, 2003,『生きる日，燃ゆる日』毎日新聞社.
桑畑洋一郎, 2005,「ハンセン病者の〈生活をつくる実践〉：戦後復興期の沖縄愛楽園を事例として」『保険医療社会学論集』16（2）：66-78.
松本馨, 1979,「創立七十周年に寄せて」『多磨』60（9）：8-12.
松岡弘之, 2005,「ハンセン病療養所における患者自治の模索：第三区府県立療養所外島保養院の場合」『部落問題研究』(173)：2-21.
――, 2009,「戦前期ハンセン病療養所における作業制度と患者自治：一九三二年外島保養院作業改革について」『大阪の歴史』(72)：59-81.
Mills, C. W. and I. L. Horowitz, 1967, *Power, politics, and people: The collected essays of C. Wright Mills*, London: Oxford University Press.（=1971, 青井和夫・本間康平監訳『権力・政治・民衆』みすず書房.）
光田健輔, [1916]2002,「保健衛生調査会委員光田健輔沖縄県岡山県及台湾出張復命書」『近現代日本ハンセン病問題資料集成（編集復刻版 戦前編 第2巻)』不二出版, 74-96.
中村文哉, 2008,「ハンセン病罹患者の〈居場所〉：沖縄社会と〈隔離所〉」『山口県立大学学術情報』（1）：41-65.
小川政亮, 1960,「第三編産業資本確立期の救貧体制」日本社会事業大学救貧制度研究会編『日本の救貧制度』勁草書房, 101-152.
翁川景子, 2006,「記憶の共有可能性：M.アルヴァックスにおける集合的記憶論の再構成」『ソシオロジスト』（8）：123-144.
岡知史, 1999,『セルフヘルプグループ』星和書店.
大野道邦, 2011,『可能性としての文化社会学』世界思想社.
大竹章, 1996,『無菌地帯：らい予防法の真実とは』草土文化.
Plummer, K., 1995, *Telling sexual stories*, London: Routledge.（=1998, 桜井厚・小林多寿子・好井裕明訳『セクシュアル・ストーリーの時代』新曜社.）
立教大学史学科山田ゼミナール編, 1989,『生きぬいた証に：ハンセン病療養所多磨全生園朝鮮人・韓国人の記録』緑蔭書房.
境野健太郎, 2007,「ハンセン病療養所の施設構成と居住環境の変遷に関する研究」京都大学博士学位論文.
坂田勝彦, 2007,「〈隔離〉を構成する装置とまなざし：戦前期ハンセン病療養所における『作業』制度・『相愛互助』理念・機関誌の位置」『社会学ジャーナル』(32)：111-130.
――, 2012,『ハンセン病者の生活史：隔離経験を生きるということ』青弓社.
Spivak, G. C., 1988,"Can the subaltern speak?" Nelson, C. and L. Grossberg eds, *In Marxism and the interpretation of culture*, Illinois: University of Illinois Press, 271-313.（=1998, 上村忠男訳『サバルタンは語ることができるか』みすず書房.）
Stein, S., 1963, *Alone no longer: The story of a man who refused to be one of the living dead*, New York: Funk & Wagnalls.（=2007, 勝山京子監訳『アメリカのハンセン病：カーヴィル発「もはや一人ではない」：真実がつかんだ勝利の光』明石書店.）
高松宮記念ハンセン病資料館編, 2004,『高松宮記念ハンセン病資料館10周年記念誌』ふれあ

い福祉協会.
竹沢泰子, 1994,『日系アメリカ人のエスニシティ』東京大学出版会.
多磨全生園, 2012,「入所者数」『桜並木』(21):4.
多磨全生園自治会『多磨』編集委員会, 1999,『多磨　創立90周年特集号』80 (10):1-216.
多磨全生園患者自治会, 1947,『多磨全生会記録』国立ハンセン病資料館所蔵.
多磨全生園患者自治会, 1951,「多磨全生会規約」国立ハンセン病資料館所蔵.
多磨全生園患者自治会編, 1979,『倶会一処:患者が綴る全生園の七十年』一光社.
盾木弘, 1959,「全生常会の誕生から終戦まで」『多磨』40 (10):48-55.
鳥越皓之, 1985,『家と村の社会学』世界思想社.
——, 1994,『地域自治会の研究』ミネルヴァ書房.
瓜谷修治, 2000,「書評『生きて, ふたたび』」『ハンセン病・国家賠償請求訴訟を支援する会会報』(7):19-22.
Wieder, D. L., 1974, "Telling the code," Roy Turner ed., *Ethnomethodology*, Harmondsworth: Penguin, 144-172. Originally published by The Hague: Mouton as Language and Social Reality: The Case of Telling the Convict Code, 1974. (=1987/2004,「受刑者コード:逸脱行動を説明するもの」山田富秋・好井裕明・山崎敬一編訳『エスノメソドロジー:社会学的思考の解体』せりか書房.)
山本俊一, 1997,『増補 日本らい史』東京大学出版会.
山本須美子・加藤尚子, 2008,『ハンセン病療養所のエスノグラフィ』医療文化社.
吉原直樹, 1980,『地域社会と地域住民組織』八千代出版.
全国ハンセン病療養所入所者協議会編, 2001,『復権への日月』光陽出版社.
全国ハンセン氏病患者協議会編, 1977,『全患協運動史』一光社.
全国ハンセン氏病患者協議会編, 1987,『炎路:全患協ニュース縮刷版(1号-300号)』全国ハンセン氏病患者協議会.
全生互恵会, 1941,「多磨全生常会規約」『山桜』23 (4):38-40.

参考文献

阿部安成, 2010,「だって, 当事者がそう言うものですから:ハンセン病療養所における聞き取りの手立て」『滋賀大学経済学部 Working Paper』(142):1-20.
有賀喜左衛門, 1967,『有賀喜左衛門著作集3　大家族制度と名子制度』未来社.
——, 1968,『有賀喜左衛門著作集5　村の生活組織』未来社.
朝日新聞大阪厚生文化事業団編, 1998,『遥けくも遠く:ハンセン病療養所在園者の聞き書き集』朝日新聞社大阪厚生文化事業団.
Berger, P. L. and T. Luckmann, 1966, *The social construction of reality: A treatise in the sociology of knowledge*, New York: Anchor Books. (=2003, 山口節郎訳『現実の社会的構成:知識社会学論考』新曜社.)
Bertaux, D., 1997, *Les récits de vie: Perspective ethnosociologique*, Paris: Nathan Université.

(=2003, 小林多寿子訳『ライフストーリー：エスノ社会学的パースペクティブ』ミネルヴァ書房.)
Blumer, H. G., 1969, *Symbolic interactionism: Perspective and method*, California:California University Press. (=1991, 後藤将之訳『シンボリック相互作用論：パースペクティヴと方法』勁草書房.)
Bruner, E. M., 1984, *Text, play and story: The construction and reconstruction of self and society*, Washington D. C.: American Anthropological Association.
Coser, L. A., 1992, "Introduction: Maurice Halbwachs 1877-1945", Coser, L. A., trans., *On collective memory*, Chicago: University of Chicago, 1-36.
Denzin, N. K., 1992, *Symbolic interactionism and cultural studies: The politics of interpretation*, Massachusetts: Blackwell.
Flick, U., 2009, *An introduction to qualitative research*, London: Sage Publications. (=2011, 小田博志・山本則子・春日常・宮地尚子訳『質的研究入門：〈人間の科学〉のための方法論』春秋社.)
藤野豊, 1993,『日本ファシズムと医療：ハンセン病をめぐる実証的研究』岩波書店.
――, 1998,『日本ファシズムと優生思想』かもがわ出版.
福田アジオ・上野和男・高桑守史・野村純一・宮田登, 1978,『民俗研究ハンドブック』吉川弘文館.
Goffman, E., 1963, *Stigma: Notes on the management of spoiled identity*, New Jersey: Prentice-Hall. (=1987, 石黒毅訳『スティグマの社会学』せりか書房.)
Gubrium, J. and J. A. Holstein, 1990, *What is family? Mountain view*, California: Mayfield. (=1997, 中河伸俊・湯川純幸・鮎川潤訳『家族とは何か：その言説と現実』新曜社.)
――, J. A. Holstein and D. Buckholdt, 1994, *Constructing the life course*, New York: General Hall.
――, 1995, *The active interview*, California: Sage Publications. (=2004, 山田富秋・兼子一・倉石一郎訳『アクティヴ・インタビュー：相互行為としての社会調査』せりか書房.)
服部正, 1988,「ハンセン病と保育：日本保育史の落丁」『障害児保育論：その理論と方法：待井和江先生古稀記念論文集』全国社会福祉協議会, 286-288.
間宏, 1989,『日本的経営の系譜』文眞堂.
氷上恵介, 1985,『オリオンの哀しみ』氷上恵介遺稿集出版委員会.
石川准, 1992,『アイデンティティ・ゲーム：存在証明の社会学』新評論.
伊藤勇, 2003,「シンボリック相互行為論からカルチュラル・スタディーズへ：N.K.デンジンの転回」『社会学研究』(74)：83-104.
――, 2007,「シンボリック相互行為論の生かし方をめぐって：N.K.デンジンの批判的評価から」『社会学研究』(82)：55-76.
柿崎京一・黒崎八州次良・間宏編, 1988,『有賀喜左衛門研究』御茶の水書房.
金賛汀, 1997,『在日コリアン百年史』三五館.
Kleinman, A., 1988, *The illness narratives: Suffering, healing, and the human condition*, New York: Basic Books. (=1996, 江口重幸・五木田紳・上野豪志訳『病いの語り』誠信

書房.）
小平尚道, 1980,『アメリカ強制収容所：戦争と日系人』玉川大学出版部.
谺雄二・福岡安則・黒坂愛衣編, 2009,『栗生楽泉園入所者証言集 上・中・下』創土社.
Kogon, E., 1974, *Der SS-Staat: Das System der Deutschen Konzentrationslager*, Munchen: Kindler.（=2001, 林功三訳『SS国家：ドイツ強制収容所のシステム』ミネルヴァ書房.）
国立療養所史研究会編, 1975,『国立療養所史：らい編』厚生省医務局国立療養所課.
小杉敬吉, 1998,『あの人・この人：ハンセン病療園に60年 今はなき療友たちに捧げる追憶の記』[自費出版].
河野和子・外口玉子編, 1980,『らい看護から』日本看護協会出版会.
厚生省大臣官房統計調査部, 1962.2-1996.10,『優生保護統計報告』[公文書版].
厚生省医務局編, 1955,『医制八十年史』印刷局朝陽会.
栗岡幹英, 1993,『役割行為の社会学』世界思想社.
栗生楽泉園患者自治会, 1982,『風雪の紋：栗生楽泉園患者50年史』栗生楽泉園患者自治会.
Labov, W. and J. Waletzky, 1967, "Narrative analysis". Helm, J. ed., *Essayson the verbal and visual arts*, Washington: University of Washington Press, 12-44.
松原洋子, 2002,「母体保護法の歴史的背景」齋藤有紀子編『母体保護法とわたしたち：中絶・多胎減数・不妊手術をめぐる制度と社会』明石書店, 35-48.
Mead, G. H., 1934, "Mind, self and society: From the standpoint of a social behaviorist", Morris, C. W. ed., *Works of George Herbert Mead, Vol. 1*, Chicago: University of Chicago Press.（＝1995, 河村望訳『デューイ＝ミード著作集 6　精神・自我・社会』人間の科学社.）
ミンツ, S. W. ・藤本和子編訳, 2000,『聞書：アフリカン・アメリカン文化の誕生』岩波書店.
Morris-Suzuki, T., 2005, *The past within us: Media/memory/history*, London: Verso.（＝2004, 田代泰子訳『過去は死なない』岩波書店.）
村上絢子, 2004,『もう，うつむかない：証言・ハンセン病』筑摩書房.
村上義彦, 1992,『博物館の歴史展示の実際』雄山閣出版.
中野卓, 1964,『商家同族団の研究』未来社.
――・桜井厚編, 1995,『ライフヒストリーの社会学』弘文堂.
NHK, 2002,「津軽・故郷の光の中へ」『にんげんドキュメント』NHK 総合，2002年 2 月14日放映.
野村芳太郎, 1974,『砂の器』松竹ホームビデオ.
沖縄楓の友の会編, 1999,『ハンセン病回復者手記』沖縄県ハンセン病予防協会.
大谷藤郎監修，斎藤肇・牧野正直・長尾栄治・村上国男編, 1997,『ハンセン病医学：基礎と臨床』東海大学出版会.
Oscar, L., 1959, *Five families: Mexican case studies in the culture of poverty*, New York: Basic Books.（=2003, 高山智博・宮本勝・染谷臣道訳『貧困の文化』筑摩書房.）
――, 1961, *The children of Sánchez: Autobiography of a Mexican family*, New York: Random House.（=1986, 柴田稔彦・行方昭夫訳『サンチェスの子供たち』みすず書房.）
朴慶植, 1989,『解放後在日朝鮮人運動史』三一書房.

Parsons, T., 1951, *The social system*, New York: Free Press.（=1974, 佐藤勉訳『現代社会学大系14　社会体系論』青木書店.）
Plummer, K., 1994, Review of N.K. Denzin's symbolic interactionism and cultural studies, *The Sociological Review*, 42(1):154-156.
Portelli, A., 1990, *The death of Luigi Trastulli and other stories: Form and meaning in oral history*, New York: State University of New York Press.
「らい予防法」違憲国家賠償請求西日本弁護団編, 1999,『九〇年目の真実：ハンセン病患者隔離政策の責任』かもがわ出版.
Ricoeur, P., 2000, *La mémoire, l'histoire, l'oubli*, Paris: Editions du Seuil, Collection Points Essais.（=2004・2005, 久米博訳『記憶・歴史・忘却 上・下』新曜社.）
佐川修・大竹章編著, 1995,『ハンセン病資料館』高松宮記念ハンセン病資料館運営委員会.
崔碩義, 2001,「在日朝鮮人ハンセン病者たちの歴史」在日朝鮮人運動史研究会編『在日朝鮮人史研究』(31)：41-56.
坂田勝彦, 2009,「戦後日本の社会変動とハンセン病者による現実の意味構成」『社会学評論』59（4）：769-786.
桜井厚, 2002,『インタビューの社会学：ライフストーリーの聞き方』せりか書房.
――, 2005,『境界文化のライフストーリー』せりか書房.
――・小林多寿子編著, 2005,『ライフストーリー・インタビュー』せりか書房.
――・山田富秋・藤井泰編, 2008,『過去を忘れない』せりか書房.
――, 2010a,「ライフストーリーの時間と空間」『社会学評論』60（4）：481-499.
――, 2010b,「『事実』から『対話』へ」『思想』(1036)：235-254.
――, 2012,『ライフストーリー論』弘文堂.
桜井徳太郎, 1962,『講集団成立過程の研究』吉川弘文館.
佐々木雅子, 2003,『ひいらぎの垣根をこえて：ハンセン病療養所の女たち』明石書店.
島比呂志, 1993,『「らい予防法」と患者の人権』社会評論社.
――, 1996,『増補版　片居からの解放』社会評論社.
白井昇, 1981,『カリフォルニア日系人強制収容所』河出書房新社.
鈴木広・高橋勇悦・篠原隆弘編, 1985,『リーディングス日本の社会学7　都市』東京大学出版会.
橘偉仁, 1968,「犯罪者の処遇：プリズンコミュニティの諸問題」那須宗一・橋本重三郎編『犯罪社会学』川島書店, 197-213.
竹内利美, 1969,『家族慣行と家制度』恒星社厚生閣.
田中重好, 1990,「町内会の歴史と分析視点」倉沢進・秋元律郎編『町内会と地域集団』ミネルヴァ書房, 27-60.
Turner, G., 1996, *British cultural studies: An introduction*, London: Routledge.（=1999, 毛利嘉孝・鶴本花織・大熊高明・成実弘至・野村明宏・金智子・溝上由紀訳『カルチュラル・スタディーズ入門：理論と英国での発展』作品社.）
藤楓協会編, 1983,『創立30周年誌』藤楓協会.
徳田治子, 2006,「"人生被害"はいかに聴き取られたか?：ナラティヴ実践としてのハンセン病国賠訴訟における弁護士の聴き取りプロセス」『心理学評論』49（3）：497-509.

徳永進, 2001,『隔離：故郷を追われたハンセン病者たち』岩波書店.
冨山一郎編, 2006,『記憶が語りはじめる』東京大学出版会.
鳥越皓之, 1982,『トカラ列島社会の研究』御茶の水書房.
つむらあつこ, 1999,「検証・ハンセン病隔離の歴史：未来への証言：第10回『らい予防法』と共に消えた『優生保護法』戦後，女性を直撃した優性政策」『ヒューマンライツ』(135)：20-25.
Willis, P. E., 1977, *Learning to labour: How working class kids get working class jobs*, New York: Columbia University Press.（=1996, 熊沢誠・山田潤訳『ハマータウンの野郎ども』筑摩書房.）
八尋光秀, 1998,「特別企画ハンセン病患者の人権回復を：総論ハンセン病問題を考える視点」『法学セミナー』(524)：18-19.
矢野敬一・木下直之・野上元・福田珠己・阿部安成, 2005,『浮遊する「記憶」』青弓社.
Yoneyama, L., 1999, *Hiroshima traces: Time, space, and the dialectics of memory*, California: University of California Press.（＝2005, 小沢弘明・小澤祥子・小田島勝浩訳『広島記憶のポリティクス』岩波書店.）